金匮要略

【白话精解】

王竹星 申海莉 王翔艳 主编

天津出版传媒集团

天津科学技术出版社

本书具有让你"时间花得少,阅读效果好"的方法

◀ 建议配合二维码一起使用本书 ▶

我们为本书特配了智能阅读助手,他可以为你提供本书配套的读者权益,帮助你提高阅读效率,提升阅读体验。

针对本书,你可能会获得以下读者权益:

微信扫码
添加智能阅读助手

线上读书群
为你推荐本书专属读书交流群,入群可以与同读本书的读者,交流本书阅读过程中遇到的问题,分享阅读经验。

另外,还为你精心配置了一些辅助你更好地阅读本书的读书工具与服务,比如,阅读打卡、读书卡片等。

阅读助手, 助你高效阅读本书, 让读书事半功倍!

图书在版编目(CIP)数据

金匮要略白话精解/王竹星,申海莉,王翔艳主编.-- 天津:天津科学技术出版社,2010.5(2020.6月重印)

ISBN 978-7-5308-5364-1

Ⅰ.①金… Ⅱ.①王… ②申… ③王… Ⅲ.①金匮要略方论—研究 Ⅳ.①R222.39

中国版本图书馆CIP数据核字(2010)第048839号

金匮要略白话精解
JINGUI YAOLÜE BAIHUA JINGJIE
责任编辑:孟祥刚
责任印制:王 莹

出 版	天津出版传媒集团 天津科学技术出版社
地 址	天津市西康路35号
邮 编	300051
电 话	(022)23332402
网 址	www.tjkjcbs.com.cn
发 行	新华书店经销
印 刷	三河市宏顺兴印刷有限公司

开本 710×1000 1/16 印张 19.75 字数 336 000
2020年6月第1版第4次印刷
定价:69.80元

前　言

　　人生活在社会,实质上仍寄生于自然界。人类的衣食住行、生老病死无不与自然界密切相关。自然环境和自然条件是人类赖以生存的物质基础,人与自然界是一个有机的整体。自然界的各种变化,又直接或间接地影响着人体,这种影响直接反映在人类机体因其变化而产生的一系列链条式的反应上。属于生理范围的,即是生理的适应性;超越了这个范围,即是病理性反应。

　　古书上说:天以五气饲养人,臊气凑肝,焦气凑心,香气凑脾,腥气凑肺,腐气凑肾;地以五味饲养人,酸入肝,辛入肺,苦入心,咸入肾,甘入脾。人处于自然界,五脏外应五时,机体只有与自然界和谐统一,才能维持其生命。若自然界气候反常,或是人体本身情志刺激太过,破坏了人与自然的和谐统一性,使人的五脏之气的协调受到侵扰,疾病便会接踵而来。

　　一年四季的气候各不相同。春温、夏热、秋凉、冬寒,这是一年四季中气候变化的一般规律。人体在四季气候的规律性影响下,以不同的生理功能来适应。在病理上,也同样受自然界气候变化的影响。当气候变化过于剧烈,超过了机体调节功能的一定限度,或由于机体本身不够健全,不能与外在的变化相适应时,则会产生疾病。如春天多温病,夏天多热病,秋天多燥病,冬天多伤寒。

　　人体不仅与自然界是一个有机的整体,而且人体本身也是一个有机的整体,如人脏腑之间、经络之间、脏腑与经络之间,既相互依存,又相互制约。它们在生理上相互资生,又在病理上相互影响,相互制约,相互发生传变,即一脏有病或先病,可传变他脏或使其后病。《黄帝内经》认为,人体是一个以脏腑为核心的有机整体,这个有机整体的平衡关键在于五脏的平衡。人体所有的病症,其根源离不开心、肝、脾、肺、肾五大循环系统的范畴。

　　人体五脏更有不同的分工,使其平衡协调则无病,否则就会产生疾患。"心者,君主之官。"为高级中枢神经活动的主宰,是五脏六腑四肢百骸之君王,是一身之主;肝主藏血,有贮藏和调节血液的功能,故有"肝主血海"之说;脾主运化水谷精微,输布全身,维持生命。脾与胃互为表里。脾胃为人体气血生化之源,被称为后天之本;肺朝百脉,主一身之气,司呼吸,吸入清气与脾运化的水谷精微结合,化为元气,维持生命;肾主藏精,包括生殖之精和五脏六腑的精华,故肾被称为先天之本。且肾与膀胱相表里,其作为先天之本在养生中非常关键。肾气旺,人耳聪目明,精力充沛,皮肤亮润,可延缓衰老达数十年之久。

古人以"天、地"概观整个自然界,"天地一体"即谓自然界是一个统一的整体,正如"天地者,万物之上下也。""天有四时五行,以生长化收藏,以生寒暑燥湿风。人有五脏化五气,以生喜怒悲忧恐",即天地万物之间都是互相影响的、相互作用、相互联系、相互依存,而非孤立地存在。天地之间有四时五行的变化,不同的气候下,一切生物有生长、发展、消亡的过程,人体五脏也随之有所变化,产生喜怒悲忧恐五态。"…

本书从不同的角度阐述了人与自然、人的五脏间的关系,以及对其所产生的病理、病机、疗法加以阐释说明。使大家更好地了解人与自然、人与地域之间和谐统一的关系,即人类能够很好地适应周边环境的变化,则不会产生疾患,若无法适应其变化,就会产生疾患。还从人体五脏之间相生相克的规律入手,阐释其相互滋长、相互搏击的辩证关系,给读者以启示、沉思。

目 录

1	脏腑经络先后病脉证第一
14	痉湿暍病脉证治第二
27	百合狐惑阴阳毒病脉证治第三
37	疟病脉证并治第四
42	中风历节病脉证并治第五
53	血痹虚劳病脉证并治第六
64	肺痿肺痈咳嗽上气病脉证治第七
76	奔豚气病脉证治第八
79	胸痹心痛短气病脉证治第九
91	腹满寒疝宿食病脉证治第十
112	五脏风寒积聚病脉证并治第十一
126	痰饮咳嗽病脉证并治第十二

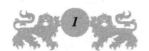

目 录

153	消渴小便利淋病脉证并治第十三
162	水气病脉证并治第十四
192	黄疸病脉证并治第十五
203	惊悸吐衄下血胸满瘀血病脉证治第十六
209	呕吐哕下利病脉证治第十七
229	疮痈肠痈浸淫病脉证并治第十八
235	趺蹶手指臂肿转筋阴狐疝蚘虫病脉证治第十九
240	妇人妊娠病脉证并治第二十
250	妇人产后病脉证治第二十一
260	妇人杂病脉证并治第二十二
275	杂疗方第二十三
283	禽兽鱼虫禁忌并治第二十四
298	果实菜谷禁忌并治第二十五

脏腑经络先后病脉证第一

本篇论述人体脏腑、经络先后发病的病因、病机以及临床所表现的脉象、症状，是全书的概论部分，具有提纲挈领的意义。篇中对疾病的预防、病因、病机、诊断、治则、护理、预后等方面，皆进行举例说明，作出原则性的提示，其内容非常广泛，但全篇的主旨则重在以整体观念为指导，强调人体不仅与自然界是一个有机的整体，人体本身也是一个有机的整体，如脏腑之间、经络之间、脏腑与经络之间，既相互依存，又相互制约。它们在生理上有相互资生的作用，而在病理上又相互影响，相互制约，相互发生传变，即一脏有病（先病），他脏也会发生相应传变（后病）；一经有病（先病）可传变他经（后病）；经络受邪，可传入脏腑；脏腑的病变，又可反映到经络的循行部位。因本篇为全书的开篇之作，且着重阐述了"见肝之病、知肝传脾"，和"经络受邪入脏腑"等有关脏腑经络先后发病的病理传变规律，故题篇名为"脏腑经络先后病脉证第一"。

问曰：上工①治未病②，何也？师曰：夫治未病者，见肝之病，知肝传脾，当先实脾③，四季脾旺④不受邪，即勿补之。中工不晓相传，见肝之病，不解实脾，惟治肝也。

夫肝之病，补用酸，助用焦苦，益用甘味之药调之。酸入肝，焦苦入心，甘入脾。脾能伤肾⑤，肾气微弱⑥，则水不行；水不行，则心火气盛；心火气盛，则伤肺；肺被伤，则金气不行，金气不行，则肝气盛。故实脾，则肝自愈。此治肝补脾之要妙也。肝虚则用此法，实则不在用之。

经曰："虚虚实实⑦，补不足，损有余"，是其义也。余脏准此。（一）

注释　①上工：工，指医生，古时从医疗技术上区分，把治病效果能愈十分之九的称为上工，十分之七为中工，十分之六为下工。

②治未病：古代所说的治未病，主要是指预防疾病。这里所说的治未病，是指先治未病的脏腑，以防止病邪的传变。

③实脾：即补脾之意。

④四季脾旺：脾属土，土寄旺于四季，故云四季脾旺。（参见《素问·太阴阳明论》）这里可理解为一年四季脾气都很旺盛。

⑤脾能伤肾：伤，作制约解，按五行相克的规律，即脾土能制肾水。

⑥肾气微弱：指肾中阴寒水气不致亢而为害。（参见本书《水气病篇》第二十一条）

⑦虚虚实实：据王冰引《灵枢经》为"无实实，无虚虚"，这里是告诫治虚证不可用泻法，治实证不可用补法，以免犯虚其虚、实其实的错误。

语译 问:"怎么理解'上工治未病'这句话?"老师回答道:"治未病的意义,在于医生见到肝病,知道肝会影响到脾,就应当提醒病者先补脾。但一年四季中,脾气旺盛的时候,脾就很难受到肝邪的侵袭,那时就不必补脾。但如果医生不了解这种肝脾相传的道理,见到肝病,也不知道应当先实脾的方法,只知道一味治肝。治肝虚病,要用酸味药来补已病的肝,加上焦苦味的药以扶助不病的心,再用甘味药来调和其脾。原因是,酸味药入肝,焦苦味入心,甘味入脾,若脾气旺盛便能制肾,肾受到保护,肾中阴寒水气便不会亢而为害,于是可保持心火旺盛,而心火旺盛又可制约肺金,肺气受制,则肝气便可逐渐旺盛,所以,肝病先补脾,这是用补脾来治疗肝病的一种重要方法。但这种方法只能用在肝虚病,肝实病则不适用。正如医经上说:'虚证用泻药,则虚证愈虚,实证用补药,使实证更加重,只有不足的病用补法,有余的病用泻法才是恰当的',即虚,为不足,应该补,而实为余,应该用泻,就是这个道理。其余脏腑的治法,均可按照此例一一类推。

阐述 本条的基本精神,可以归纳为以下三方面。

(1)举肝病传脾为例,揭示脏腑病理传变规律,提示我们,某一脏腑病变时,应注意照顾未病的脏腑,以预防疾病的传变。仲景治未病为何突出肝脾为例?这是因为四季之气始于春,人体五脏之气始于肝,而脾为后天之本,生化之

源,疾病过程中,如果脾脏受损,气血营卫的补给之源就会缺乏,而导致病情恶化。另外,临床上肝木克脾土,最为常见的病就是肝脾失衡,故肝病传脾具有很大的代表性。

(2)治病当分虚实,仍以肝病为例来说明。治肝虚:"补用酸,助用焦苦,益用甘味之药调之。"即酸入肝,肝虚当补之以本味,所以补用酸;焦苦入心,心为肝之子,子能令母实,所以助用焦苦;甘味药能够和中补脾,所以"益用甘味之药调之。"而肝实病症,以上方法就不宜用,而是泻肝顾脾。其中,"酸入肝……此治肝补脾之要妙也"一段文字,历来是注家争论的焦点,主要是对文中"伤"字的理解各持己见。《说文解字段注》云:"山海经谓木束为伤",是说"伤"字不单作伤害、损伤解释,还有管束、制约等意。程林云:"伤字当作制字看,制之,则五脏和平,而诸病不作矣。"(《直解》)按程林此说,颇有见地,《素问·六微旨大论》说:"亢则害,承乃制,制则生化,"意指五行(五脏)相互牵制,才能维持人体生理平衡状态,才能生化不息。如果五脏之间失去了相互制约的生理功能,就会发生病变,可见五行生克制化规律是十分重要的。故仲景据此立论,重视调整脏腑失衡病变,使之归于平衡,以达到治愈疾病的目的。并以肝虚为例,提出味具酸甘焦苦,功兼调补助益的具体治法,以恢复脏腑相互制约的生理平衡,显而易见,这是根据五行相制理论来调理五脏失调的治法的范例,具有重要的指导意义。

(3)本条最后引用经文对肝病的

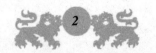

脏腑经络先后病脉证第一

虚、实异治作出结论：虚证不能泻，实证不能补，否则虚者愈虚，实者愈实。必须虚者补之，实者泻之，补其不足，损其有余，才是正确的治法。肝病如此，其他诸脏也可类推，故云："余脏准此。"

夫人禀五常①，因风气②而生长，风气虽能生万物，亦能害万物，如水能浮舟，亦能覆舟。若五脏元真③通畅，人即安和。客气邪风④，中人多死。千般疢难⑤，不越三条：一者，经络受邪，入脏腑，为内所因也；二者，四肢九窍，血脉相传，壅塞不通，为外皮肤所中也；三者，房室、金刃、虫兽所伤。以此详之，病由都尽。

若人能养慎，不令邪风干忤⑥经络；适中经络，未流传脏腑，即医治之。四肢才觉重滞，即导引⑦、吐纳⑧、针灸、膏摩⑨，勿令九窍闭塞；更能无犯王法⑩、禽兽灾伤，房室勿令竭乏，服食节其冷、热、苦、酸、辛、甘，不遗形体有衰，病则无由入其腠理。腠者，是三焦通会元真之处，为血气所注；理者，是皮肤脏腑之文理也。（二）

注释 ①五常：指五行之常理。

②风气：此泛指自然界的气候，包括风、寒、暑、湿、燥、火等六气。

③元真：指元气或真气。

④客气邪风：外来曰客，不正曰邪，此处泛指能令人致病的不正常气候。

⑤疢难：疢，音趁，疢难，指疾苦。

⑥干忤：干，干犯；忤，逆忤。干忤，意即触犯或侵犯。

⑦导引：是古代活动筋骨、调节呼吸的一种养生方法。《一切经音义》云："凡人自摩自捏，伸缩手足，除劳去烦，名为导引，若使别人握搦身体，或摩或捏，即名按摩也。"

⑧吐纳：口吐浊气曰吐故，鼻纳清气曰纳新。吐纳，是通过调整呼吸而达到养生却病的一种方法。

⑨膏摩：用药膏摩擦体表一定部位的外治方法。

⑩无犯王法：即不要违反国家法令，免受刑法。

语译 生活在自然界的人们，要遵循五行的常理，这和自然气候息息相关。自然气候既能助长万物，亦能伤害万物，就如水能行船，也能覆船。若人的五脏元真之气通畅，就不易生病。不正常的风邪伤害人体，严重的可能使人致命。疾病的种类虽多，但归纳起来不出三大类：第一是经络受邪，传到脏腑，因而引起内部疾病；第二是四肢九窍与血脉互相传变，阻塞不通，这是外部皮肤所引起的疾病；第三是房事过度、创伤和虫兽咬伤所引起的病痛。从这三方面去归纳，可概括一切疾病。

如果人能内养正气，外防风邪，使风邪无法侵犯经络，就不会生病。即使偶然经络受邪，趁邪气尚未深入之时，及时医治，不久便会痊愈。如刚刚感觉四肢重着不舒，就用导引和吐纳，或针灸和膏摩的方法治疗，而待九窍闭塞不通时，已晚矣。更不要触犯国家法律、法规。还要避免虫兽灾害，房事不可过度，以免精气耗竭，起居、饮食要冷暖合宜，五味也应调和恰当，使人体不会出现衰变现象。久而久之，病邪就不易侵袭人体肌表腠理而产生疾病。所谓"腠"，是皮肤

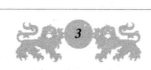

的毛窍,即周身气血、津液通汇贯通的地方,"理",指皮肤与脏腑中间的纹理。

阐述 本条以"夫人禀五常"至"客气邪风,中人多死"为第一段,指出人与自然界息息相关,人的生长发育离不开自然气候,但自然气候又常有变,若自然气候反常,则伤害万物,人在气交之中,若不能相适应于反常的气候,就容易生病。客气邪风虽然是致病因素,但引发疾病与否的关键因素,仍是人体正气的盛衰、适应能力的强弱,如果五脏元真之气充实,营卫通畅,能与反常的自然气候相适应,人体就会平和无病。反之,如正气虚弱,适应能力减弱,不能抵抗外邪,邪气便乘虚而入,人体就会生病,甚至死亡。此理即《素问·评热病论》所云:"邪之所凑,其气必虚",故曰:"客气邪风,中人多死。"

自"千般疢难"至"以此详之,病由都尽"为第二段,指出病邪侵袭人体,其传变规律一般是由表入里,由经络入脏腑。但由于病邪特性的不同,体质强弱的差异,疾病的发生、发展情况也不尽相同。疾病的种类,归纳起来,也就三条:其一是脏腑正气不足,邪气乘虚侵袭人体,由经络传入脏腑,即人体内有空疏亏虚之处,邪气才趁机而入,故称"内所因也。"其二是邪气侵犯皮肤,仅在血脉传注,壅塞四肢九窍,使气血失于通畅,即外邪由皮肤侵入,传注血脉,阻塞四肢九窍,故称"为外皮肤所中也。"其三是房室、金刃、虫兽所伤,即后世所谓的外因致病。故原文说:"以此详之,病由都尽。"

自"人能养慎"至"病则无由入其腠理"为第三段,主要阐释养生的重要性,强调疾病要早期治疗,并提出具体的预防措施。如节制房事,以免损耗精气;起居饮食适当,以保持形体不衰;此外,还应防备意外的金刃、虫兽咬伤等伤害,更不要违背国家的法律、法规,使形体免受刑役之苦。总而言之,若能做到养、慎,病邪就不易侵入腠理。"适中经络,未流传脏腑,即医治之"一句,强调发现疾病,要及时就诊,以防病邪深入。故当经络开始受邪,尚未深入脏腑之际,便及时治疗,四肢才觉重着不适,就用导引、吐纳、针灸、膏摩等方法,使机体气血通畅,驱邪外出,使疾病早愈。否则,错过早期的最佳治疗期,病邪就会发生传变,产生"九窍闭塞",甚至"流传脏腑",病情进一步加重、恶化,这时治疗就比较困难了。"不遗形体有衰,病则无由入其腠理",是本段总的要求,无论是养慎防病,还是发现疾病及时就诊,都是为了"不遗形体有衰"。

原文末尾一段,仲景对腠理作出解释,阐明腠理为三焦所主,密切相关联于皮肤、脏腑,既是元真相会之处,又是血气流注的之地,如果人体抵抗能力降低,它即可成为外邪侵入人体的通道。

问曰:病人有气色见于面部,愿闻其说。师曰:鼻头色青,腹中痛,苦冷者死;一云腹中冷,苦痛者死。鼻头色微黑者有水气[①];色黄者,胸上有寒;色白者,亡血也,设微赤非时者死;其目正圆者痉,不治。又色青为痛,色黑为劳,色赤为风,色黄者便难,色鲜明者有留饮[②]。(三)

脏腑经络先后病脉证第一

注释 ①水气:病名,指体内有蓄水。
②留饮:病名,属于痰饮病,详见本书痰饮咳嗽病篇。

语译 问:听说,病人的气色是可以从面部显现出来的。老师回答道:鼻头色青的,主腹中疼痛,若还怕冷的,可能会死亡。若鼻头色微黑,是内有水气;色黄是胸上有寒邪;色白的是失血;若鼻头在不应该出现红色的时候,而发微红色,病人很有可能会死亡。再者,从眼睛上看,直视、转动不灵的是痉病,且不易治疗的。又察其色,青色主疼痛;黑色主劳损;红色主风热;黄色主便秘,而面色鲜明的人,即面部发亮者,则体内有留饮病。

阐述 人体脏腑的精气,藏于内的为气,露于外的为色。因此,观察人的面部气色在诊断上有重要意义。原文中首先提出鼻头部的望诊,鼻属脾,青为肝之色,即鼻部见青色,为腹中痛,肝乘脾,若病者还极度怕冷,说明体内阳气急剧衰败,寒气旺盛,不易治疗。如鼻部色现微黑,黑为水色,是肾水反侮脾土之徵,故病者体内有水气。其次是望诊眼睛,眼睛直视、转动不灵的是痉病。再者是望诊面色,色黄是指面色黄,不单指鼻部。面色黄分两种情况:一是脾病不能散精四布,因而水饮停于胸膈之间,故色黄者,胸上有寒;二是湿热蕴结,脾气郁滞,不能运化津液,故症见便秘。面色白是血色不能上荣于面,故症为贫血,或失血过多之症。若失血者面色反现微赤,又是在不适宜之时,此为血去阴伤,虚阳上浮之象,说明病者已病入膏肓。面色青,是因血脉凝滞不通,故主疼痛。黑为肾之色,劳作过度,就会引起肾精不足,其色显露在脸上,故色黑为劳。风为阳邪,易从火化,火色赤,故面赤为风。面色鲜明是体内水饮停积,上泛于面引起面目浮肿,反见明润光亮之色。须指出的是,本书各篇中所称"死"或"不治",是表示疾病已陷于危笃,并非绝对的无药可救。

师曰:病人语声寂然①喜惊呼者,骨节间病;语声喑喑然②不彻者,心膈间病;语声啾啾然③细而长者,头中病。一作痛。(四)

注释 ①寂然:病人安静无语声。
②喑喑然:形容语声低微而不清澈。
③啾啾然:形容声音细小。

语译 老师说:病人平时很安静,但会突然惊叫者,是关节有病;语声微弱说话不清晰者,是心膈有病;声音细小而长的,是头痛病。

阐述 我们知道,人的声音是由喉咙而发,但却与人的五脏密切相关,正常人语声虽有高、低、急、徐之异,但声音自然、均匀、和畅,一旦出现异常,便是病音。不同病音反映出不同的病变,这一重要理论,对诊断脏腑气血津液的盛衰,不同性质疾病的病变部位及病人病情变化情况等,具有重要的参考价值。本条仅举例从语声的改变以测知病变部位,例如:①病在骨节间,是指关节疼痛的一类病症,由于病在关节,则体位转动不利,动则作痛,故病人常处于被迫的安静体位,若偶一转动,则疼痛加剧,便突然发出惊叫声。②原文中所谓心膈间病,是指结胸、心痞、懊憹一类病症。由于邪气闭塞心胸,致气道不畅,故语声低微而不清澈。③头中病多指偏头痛、巅顶痛之类疾病,由于病在头中,如大声说话就会带动头部震动,引起剧痛,故其声不敢扬,而胸膈气道无病,故声音虽细小,但能保持清长。

师曰:息摇肩者,心中坚①;息引胸中上气者,咳;息张口短气者,肺痿②唾沫。(五)

注释 ①心中坚:心中,指胸中,心中坚,即胸中坚满,多由实邪阻滞所致。
②肺痿:病名,详见本书第七篇。

语译 老师说:病人呼吸时,易摇晃肩部的,是胸中有实邪阻滞;呼吸时引起胸中气往上冲的是咳嗽病,呼吸时张口气短的,是肺痿吐痰沫的病。

阐述 呼吸方面的病变,不仅在病音的改变上有所表现,同时病者的姿态也会有所变化,据此帮助临床诊断。本条举出了呼吸异常的三种情况,说明不同疾病的呼吸改变可伴见不同的姿态特征。"息摇肩"是呼吸时两肩上耸的状态,意指呼吸困难,在病情上有虚实之分。"心中坚",则是内蕴痰热实邪,阻塞在胸,以致肺气不宣,呼吸困难,常伴

有鼻翼扇动,属胸闷咳喘等兼症。而呼吸困难的虚证,则是肾不纳气,元气耗散所导致的喘息摇肩,多伴见肤冷汗出,切不可误诊为实证。"息引胸中上气者咳",为胸中有邪气,阻塞气道,以致肺气不利,呼吸时气上逆而为咳,多见于感冒咳嗽的病例。"息张口短气者,肺痿唾沫",是肺脏萎弱,不能正常呼吸,张大口呼吸者,仍感吸气不足,故形成张口短气状态。由于长期咳喘,肺气萎弱不振,不能敷布津液,体内津液化为痰涎,随肺气而上逆,病人吐出大量痰沫。

师曰:吸而微数,其病在中焦,实也,当下之即愈;虚者不治。在上焦者,其吸促①,在下焦者,其吸远②,此皆难治。呼吸动摇振振者,不治。(六)

注释 ①吸促:指吸气浅短急促。
②吸远:指吸气深长而困难。

语译 老师说:患者吸气较为浅短急促,若是病在中焦有阻滞的实证,当用攻下法就可以治愈。但同样的病,同样的方法不宜用于体虚者。病在上焦而吸气急促,或病在下焦吸气深长而困难的,皆为难治之症。如呼吸时全身不断摇动的,就更不易治疗。

阐述 吸而微数,是指吸气微弱,次数增加,如病由中焦邪气盛实所致,则当下其实邪,实去则气机自能通畅,即可痊愈。但如不是邪实而属正虚者,则为无根失守之气,难于接续,反映病情危笃,

故云"不治"。即使中焦正实而正气虚弱的,因不能忍受攻下,下之则伤正气,不下又邪无出路,同样亦属不治之症。在上焦主要指病在胸肺,气入而随即外出,故吸气短促,是肺气大虚,吸气乏力所致。在下焦主要指病在肾,病在下焦,气欲下达而不能骤至,故吸气深长困难,是元气衰竭,肾不纳气,吸气无权所致。慢性病的后期,患者大多呼吸时浑身不断振振动摇,是虚弱已极,形气不能相保的严重现象,说明阳已脱而气已散失,无论病位在中、在下,皆属"死症"。

师曰:寸口①脉动者,因其旺时而动,假令肝旺色青,四时各随其色②。肝色青而反色白,非其时色脉,皆当病。(七)

注释 ①寸口:指两手寸关尺部位。
②四时各随其色,指春青、夏赤、秋白、冬黑。

语译 老师说:寸口脉的搏动,随着五脏所旺季节的不同而有所不同的。例如肝旺的季节颜色是青色,五脏中的其他脏腑,亦然。春季是肝旺的时候,颜色应见到青色,若反见到白色,就不是肝所旺季节应有的颜色与脉象,则是有病的迹象。

阐述 人体五脏之气各有旺时,与季节、气候变化息息相关,脉象和色泽理应随着春、夏、秋、冬季节的更替,发生有规律的变化,如肝旺于春,其脉弦;心旺于夏,其脉洪,其色赤等。若时令与色脉相应,即为正常无病。反之,则为有病之迹象。如肝气旺于春时,色应为青而不是白,脉应弦而不是浮;心旺于夏时,色应赤而不是黑,脉应洪而不是沉等。故"非其时色脉,皆当病"。本条举肝为例,其理相同于首条。

问曰:有未至而至①,有至而不至,有至而不去,有至而太过,何谓也? 师曰:冬至②之后,甲子③夜半少阳起④,少阳之时阳始生,天得温和。以未得甲子,天因温和,此为未至而至也;以⑤得甲子,而天未温和,为至而不至也;以得甲子,而天大寒不解,此为至而不去也;以得甲子,而天温如盛夏五六月时,此为至而太过也。(八)

注释 ①未至而至:前面的至字指时至,后面的至字指气至。以下"至而不至","至而不去","至而太过",义同。

②冬至:古历二十四节气之一。
③甲子:是古代用天干、地支配合起来计算年月日的方法。天干十个,即甲、乙、丙、丁、戊、己、庚、辛、壬、癸。地支十二个,即子、丑、寅、卯、辰、巳、午、未、申、酉、戌、亥。天干和地支相互配合,始于甲子,终于癸亥,共六十个,甲子是其中的第一个。这里所说的甲子是指冬至之后六十日第一个甲子夜半,此时正当雨水节,非指甲子日。
④少阳起:少阳,是古代用宋代表时令的名称。少阳起,是说一阳从东方初起而出于地上。(详见《难经·七难》)。
⑤以:音义同已。

语译 问:有未至而至,有至而不至,有至而不去,有至而太过,作何解释? 老师回答道:冬至节以后的第一个甲子日的夜半少阳起始,少阳的时候阳气开始生长,气候逐渐温暖,即为正常规律。若冬至后未到甲子日,而气候早已变暖,即"未至而至";若冬至后已到甲子日,气候仍不见变暖,即"至而不至";若冬至后已到甲子日,气候仍旧非常寒冷,即"至而不去";若冬至后已到甲子日,气候却像夏季五、六月那样炎热,即"至而太过"。

阐述 节令与气候变化,理应相当,正如春温、夏热、秋凉、冬寒的正常自然规律,这是有利于万物生长的条件。本条所说"冬至之后,甲子夜半",即冬至后六十天的雨水节,此后,阳气开始从地面生发,气候渐转温和,故称"少阳之时,阳始生",为正常气候现象。原文中从"以未得甲子"之后,主要对时令与气候不应的情况加以阐述,包括太过与不及,如未到雨水节,气候却早已变暖,即所谓"时未至而气已至";如已到雨水节,气候仍然寒冷,即所谓"时已至而气未至";如已到雨水节,气候尚未温暖,即所谓"时令已至,而严寒气候当去不去";如刚到雨水节,气候却像盛夏一样炎热,即所谓"气候至而太过"。上述的太过或不及,都属于反常现象。总之,非其时而有其气,就容易引发疾病,正如《素问·六微旨大论》云:"应则顺,否则逆,逆则变生,变生则病。"

师曰:病人脉浮者在前①,其病在表;浮者在后②,其病在里,腰痛背强不能行,必短气而极③也。(九)

注释 ①前:指关前寸脉。
②后:指关后尺脉。
③极:指短气之甚,濒于危候。

语译 老师说:病人脉浮见于关前寸部,病在表;脉浮见于关后尺部,则病在里,故出现腰酸背痛、行动不便以及气短等症状。

阐述 关前寸脉,属阳主表,故寸脉浮,病邪在表层;关后尺部,属阴主里,浮脉见于尺部,病在于体内,一般是肾阴不足,虚阳外浮的迹象。尺部属肾,肾藏精主骨,腰为肾之外府,其脉贯脊,肾虚精髓不充,腰脊失养,故腰背疼痛、骨痿,直至不能行走,甚者不能纳气归源,呼吸短促,殃及生命。

问曰:经①云:"厥阳②独行",何谓也?**师曰:**此为有阳无阴,故称厥阳。(十)

注释 ①经:指古代医经,何书失考。
②厥阳:厥,上逆之意,厥阳指阳气偏盛,孤阳上逆。

语译 问:何为古代医经上的"厥阳独行"?老师回答道:就是指只有阳没有阴,阳气独行于上,故为厥阳。

阐述 人体阴阳,相互资生,相互牵制,处于相对平衡协调状态,为正常生理现象。若生理上的相互平衡遭到破坏,就会形成病理上的不协调。"厥阳独行",是阳气偏胜,阳无阴涵的结果。阳气偏胜,孤阳上逆,有升无降,故谓其病

脏腑经络先后病脉证第一

机为"有阳无阴"。

问曰：寸脉沉大而滑，沉则为实，滑则为气，实气①相搏，血气入脏即死，入腑即愈，此为卒厥②，何谓也？师曰：唇口青，身冷，为入脏即死；如身和③，汗自出，为入腑即愈。（十一）

注释 ①实气：实，指血实；与，指气实。实气，是说邪气实于气血，而非正常的气血充实。

②卒厥：卒，同猝，卒厥，是突然昏倒的一种病证。

③身和：身体温和。

语译 问：何为"寸口脉象沉大而滑，沉为血实，滑为气实，血实和气实相互搏结，血气入脏即死，入腑就容易治愈，此为卒厥"？老师回答道：口唇呈现青色，身体厥冷，这是入脏的表现，病人片刻就会身亡。如全身温和有汗，即是入腑的表现，较易治愈。

阐述 "寸脉沉大而滑，沉则为实，滑则为气。"脉沉为血实，脉滑为气实，脉大为邪盛。邪在于血则血实，邪在于气则气实。若寸脉沉大而滑，说明气血俱病。

"实气相搏"，指血实与气实相并，可以引起血气并走于上的"卒厥"证。此意义相同于《素问·调经论》所说的："血之与气，并走于上，则为大厥，厥则暴死，气复反则生，不反则死。"

"血气入脏即死，入腑即愈"：五脏主藏而不泻，血气并入以后，不能自还，神明昏愦，卒倒无知，出现唇口青，身冷等症。唇口青是血行不利，身冷是阳气衰微，此时元真之气不行，升降、出入道路阻绝，故"入脏即死。"六腑主泻而不藏，血气同时进入，易外出。故邪入于腑，虽有卒然昏仆，手足逆冷等症，但与脏气欲绝者不同，只是暂时现象，少顷阳气外达，邪气随之外泄，即可气返血行，使身体温和，汗自出，而病愈，故"入腑即愈。"

问曰：脉脱①入脏即死，入腑即愈，何谓也？师曰：非为一病，百病皆然。譬如浸淫疮②，从口起流向四肢者可治，从四肢流来入口者不可治，病在外者可治，入里者即死。（十二）

注释 ①脉脱：指脉乍伏不见，是邪气阻遏正气，血脉一时不通所致。

②浸淫疮：是一种皮肤病，能从局部浸淫全身。详见本书《疮痈肠痈浸淫病》。

语译 问：为何脉脱这种病，邪气入脏会引起死亡，而邪气入腑则容易治愈呢？老师回答道：不仅是脉脱这种病，多种疾病都是如此。比如浸淫疮，从口发生蔓延到四肢的就容易治疗，从四肢发生蔓延到口部的就不易治疗，是因为病尚在外部的，就易治疗，病陷入里的，就不易治疗。

阐述 本条所指脉略症，是承上条卒厥一病而言。与血气入脏即死，入腑即愈的病理相同。以浸淫疮的病理变化为例，从口向四肢蔓延的，是毒气由内向外，病位由深转浅，故云"可治"；若从四

脏腑经络先后病脉证第一

肢逐渐蔓延到口,是毒气由外渐归于内脏,病位由浅入深,故云"不可治"。用以说明病由内向外者可治,由外向内者难治。这是认识疾病传变的一般规律,所以说"非为一病,百病皆然"。

本条的精神一致于上条提出的病邪"入脏即死,入腑即愈"的规律,以及《素问·阳明脉解篇》"厥逆连脏则死,连经则生"和《难经·五十四难》"脏病难治,腑病易治"的精神,是指导临床判断转归和预后的基本原则。其中的"脏"与"腑",用以表明疾病位置的浅深,并非某一脏腑的具体病变情况。

问曰:阳病①十八,何谓也?师曰:头痛、项、腰、脊、臂、脚掣痛。阴病②十八,何谓也?师曰:咳、上气、喘、哕、咽③、肠鸣、胀满、心痛、拘急。五脏病各有十八,合为九十病,人又有六微,微有十八病,合为一百八病,五劳④、七伤⑤、六极⑥,妇人三十六病⑦,不在其中。

清邪居上,浊邪居下,大邪中表,小邪中里,𩞄饪⑧之邪,从口入者,宿食也。五邪⑨中人,各有法度,风中于前⑩,寒中于暮,湿伤于下,雾伤于上,风令脉浮,寒令脉急,雾伤皮腠,湿流关节,食伤脾胃,极寒伤经,极热伤络。(十三)

注释 ①阳病:属表而在经络的病症。
②阴病:属里而在脏腑的病症。
③咽:同噎,指咽中梗塞。
④五劳:《素问·宣明五气》及《灵枢·九针》均以久视伤血、久卧伤气、久坐伤肉、久立伤骨、久行伤筋五劳所致。《诸病源候论》及《千金方》以志劳、思劳、忧劳、心劳、疲劳为五劳。《诸病源候论》又有肺劳、肝劳、心劳、脾劳、肾劳之说。

⑤七伤:《诸病源候论》以大饱伤脾;大怒气逆伤肝;强力举重、久坐湿地伤肾;形寒饮冷伤肺;忧愁思虑伤心;风雨寒暑伤形;大恐惧不节伤志为七伤。本书《虚劳病篇》大黄䗪虫丸条,有食伤、忧伤、饮伤、房室伤、饥伤、劳伤、经络营卫气伤,共为七伤。

⑥六极:《诸病源候论》、《千金》均以气极、血极、筋极、骨极、肌极(《千金》作髓极)、精极为六极。

⑦妇人三十六病:《诸病源候论》、《千金》均作十二癥、九痛、七害、五伤、三痼。

⑧𩞄饪:𩞄音义同谷。饪,熟食也。𩞄饪之邪,即饮食之邪。又陈念祖云:《康熙字典》𩞄字注云,读与馨同。吴医唐立三云:饪为烹调生熟之节。则𩞄饪句,为馨香可口过食之而停滞也。其说亦可参考。

⑨五邪:即风、寒、湿、雾、饮食之邪。
⑩前:此指午前。

语译 问:阳病十八种,阴病十八种分别指什么?老师回答道:阳病十八种为:头痛、项、腰、脊、臂、脚掣痛。阴病十八种为:咳、上气、喘、哕、咽、肠鸣、胀满、心痛、拘急。五脏病各有十八种,合为九十种病。人又有六微,各有十八种病,合为一百零八种病。但不包括五劳、七伤、六极和妇女的三十六种病。

清邪就是指清晨的雾、露所带来的邪气,多伤人上部;浊邪即水湿之邪,多伤人下部。大邪即风邪,多伤于表;小邪即寒邪,多伤于里。饮食失节从口而入,这是食积为病。风、寒、湿、雾、饮食五种病邪伤人,各有一定的规律,风邪伤人多在上

脏腑经络先后病脉证第一

午,寒邪伤人多在下午,湿邪易伤人体下部,雾邪易伤人体上身,风邪使人脉浮,寒邪使人脉紧,雾邪伤人皮肤腠理,湿邪则易流入关节,饮食失节伤人脾胃,寒气盛伤经,热气盛伤络。

阐述 本条可分为两段解析。

第一段论古代对疾病的分类和计数,阳病是指头痛、项、腰、臂、脊、脚掣痛等六种在肌表经络的病症,因阳病又分为营病、卫病、营卫合病三种,故为十八种。阴病是咳、上气、喘、哕、咽、肠鸣、胀满、心痛、拘急等九种在脏腑的病症,因又有虚实的不同,故合为十八种。五脏病各有十八种,是说五脏受风、寒、暑、湿、燥、火六淫之邪而为病,又有气分、血分、气血兼病之分,故为十八种,五个十八,合为九十种病。六微谓六淫之邪中于六腑,腑病较脏病为轻,故称为六微。六微亦有气分、血分、气血兼病之分,合为十八种。而六个十八,合为一百零八病。至于致病因素不属六淫外感的五劳、七伤、六极以及妇女的三十六病,不在其中。

第二段论述五种病邪的特性及伤人的规律。清邪为雾露之邪,故居于上;浊邪为水湿之邪,故居于下。风邪散漫,多中肌表;寒邪紧束,常中经络之里。饪之邪即宿食,从口而入,损伤脾胃。根据五邪自身不同的特性,我们可以发现一些可循的规律,如风为阳邪,多中于午前,病在肤表,脉多浮缓;寒为阴邪,多中于日暮,病位偏里,脉多紧急。湿为重浊之邪,易伤及下身而流入关节,故有腿痠、脚软、麻痹不仁等症。雾为轻清之邪,易伤及上身而连及皮腠。脾主体内运化,若饮食没有规律,则易伤脾胃。经脉在里为阴,络脉在外为阳,寒气归阴,故"极寒伤经",热气归阳,故"极热伤络"。本条中的大、小、表、里、上、下、前、暮等,都是相对而言,并非绝对之词,是古人对病邪变化的认识。

问曰:病有急当救里救表者,何谓也?师曰:病,医下之,续得下利清谷①**不止,身体疼痛者,急当救里;后身体疼痛,清便自调**②**者,急当救表也。(十四)**

注释 ①清谷:指大便完谷不化。
②清便自调:指大小便已恢复正常。

语译 问:为什么有的病应当先救里,而后治表呢?老师回答道:若病人其病在表,医生误用攻下法,造成顽固不化的腹泻,此时,应赶快救治腹泻的里症,然后救治身体疼痛的表症。服药后,待大小便已经恢复正常,即可再用治表的方法治疗表症。

阐述 本条的主要精神,就在于说明表里同病时,不可拘泥先表后里之说,要辨虚实,分缓急,先治里后治表。若病邪在表,本当发汗,而医者却误用下法,至脾胃受伤,形成里虚证状,下利清谷不止,此时虽有身体疼痛的表症存在,仍须以里症为急,待里证解除,二便恢复正常,尚有身体疼痛的表证,则当再治其表。故凡是表里同病,属里实者,应先解表,后攻里;

属里虚者,应先救里,后解表。

夫病痼疾加以卒病,当先治其卒病,后乃治其痼疾也。(十五)

语译 患者素有痼疾,若又得了新病,应当先治新病,然后,再治原有的疾病。

阐述 痼疾,即旧病;卒病,指新病。意思是说,病者本来就有缠身多年的旧疾,现在又得了新病,这时应根据二者孰缓孰急来确定治则,一般而言,旧病当以为本、为缓;新病为标、为急。新旧病相并时,先治新病,后治旧病。新病势急,不容缓图,必须急治,恐迟则生变。旧病日久势缓,不容急治,必须缓图,欲速反而不达。且急则治标,缓则治本。另外,痼疾时间久远,不易医治,而新病邪浅易除。所以应先治新病后治旧病,尽量避免新邪深入与旧疾纠合,更应注意因新病加重旧疾的情况发生。

师曰:五脏病各有所得①者愈,五脏病各有所恶②,各随其所不喜者为病。病者素不应食,而反暴思之,必发热也。(十六)

注释 ①所得:指适合病人的饮食居处。
②所恶:指病人所厌恶的饮食居处。

语译 老师说:五脏的病,各有它所适宜、不适宜的饮食、住居,能得到其病所适合的饮食、住居,病就很容易痊愈。反之,病情就会加重。若病人忽然想食他平素里不喜欢的食物,很可能引起发热。

阐述 所得、所恶,这里均指符合自己病情的饮食、居处条件。还包括时令、气候、精神情志和药物性味等方面,这些都有关于五脏的生理特性和病理特点,因此在疾病治疗和护理中应加以重视。得者,即相合之意,如《素问·五脏生成篇》云:"心欲苦,肺欲辛,肝欲酸,脾欲甘,肾欲咸",这就是五味各有所合于五脏。五脏疾病各有所得,足以安脏气而去病邪,故曰:"五脏病各有所得者愈"。"五脏病各有所恶,各随其所不喜者为病。"如心恶热,肺恶寒,脾恶湿,肝恶风,肾恶燥。由于五脏以上不同的特性,因而治疗时,其疗法也不尽相同。如肝体阴用阳,肝病阴虚喜酸收,肝病气郁则欲辛散。再如脾恶湿,脾为湿困则恶肥甘而喜辛开。在安排病人饮食居处等护理方面,也应注意到这些特点,如心主血,心病血热,禁热衣热食;肺主气,肺病气虚,禁寒饮食寒衣。五脏病如此,六腑病,乃至肢体经络病,也可依此一一类推,如湿痹患者应居住在干燥居所,寒痹患者应该注意保暖,只有护理恰当,疾病才能得到有效治疗。"病者素不应食,而反暴思之",是说病者突然想食病前从不喜欢的食物,这是脏气为邪气所改变的缘故,食后很可能助长病气而引起发热,应当予以克制。综上所述,何种疾病,不论是治疗,还是护理,皆应根据"五脏病各有所得者愈"的理论,按照"远其所恶,近其所喜"的原则治疗。

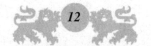

脏腑经络先后病脉证第一

夫诸病在脏①,欲攻②之,当随其所得③而攻之,如渴者,与猪苓汤。余皆仿此。(十七)

注释 ①在脏:泛指在里的疾病。
②攻:作"治"字解。
③所得:指病邪与有形之邪如痰、血、水、食等相合。

语译 凡是病在内脏,治疗时,必须因病施救,如水停于里的口渴症,就可给予猪苓汤,其余可依此类推。

阐述 诸病在脏,是泛指一切在里的疾病。体内的病邪锢结不解,往往与体内的痰、水、瘀血等有害物相结合,医者应当随症下药。例如体内有水,仍感口渴者,若为热与水结而伤阴者,应服猪苓汤,其育阴利水,水去热除,渴亦随之而解。他症亦可依此类推,如热与食纠合,应服大、小承气汤,热与血纠合,服桃仁承气汤,故曰"余皆仿此"。

痉湿暍病脉证治第二

痉，《广雅·释诂》："恶也"，似与本篇内容欠符。成无己认为："痉"当作"痓"，属传写之误。对"痓"字的考究，《说文》云："强急也。"与该病以筋脉强急为主症吻合，故从成氏之说。痉病一类的病症，是以项背强急，口噤不开，甚至角弓反张为主症。外感、内伤皆可导致此病。但本篇所述以外感风寒致痉为主，也涉及误治伤津成痉者。《内经》中亦有关于痉病症候及成因的零星记载，但关于外感风寒而导致的痉病的辨证论，仲景首当其选。

湿病有内、外之分，本篇论述主要是外湿。由外感湿邪而引发的病，常挟风挟寒。病位在肌肉关节，常见发热、身重、骨节疼痛等症状，如小便不利，即兼内湿。治湿还应顾护阳气，外湿宜微微发汗，内湿应当利小便。《内经》中虽提及湿邪致病途径及症状，但是对湿病的辨证治疗仍始于《金匮》。

暍，又称中热，主要是夏月外感暑热所致，还易兼寒挟湿。起初多见表症，但到气阴两伤时，便虚实挟杂。以发热自汗，烦渴尿赤，主症为气少脉虚。《金匮》暍病与《素问·刺志论》"气虚身热，得之伤暑"含义相同，但与《诸病源候论》所说"夏月炎热，人冒涉途路，热毒入内，……故奄然闷绝，谓之暍"者不尽相同。

以上三种病症，主要都是因外邪而发病，且皆从太阳表症开始，故合为一篇论述。

太阳病，发热无汗，反恶寒者，名曰刚痉。（一）

语译 太阳病者若出现发热无汗、恶寒等太阳表实证状，而项背又强急不舒，口噤不开，甚至角弓反张者，称为刚痉。

阐述 太阳控制人身的表面，是外邪侵袭人体的首害，外邪致病，必然不离太阳之表。外来风寒的袭击，正气与之抗衡，正邪相争，故发热；寒邪外束，卫阳不通于表，腠理闭郁，故恶寒而无汗。风寒邪气干忤太阳筋脉，津液的输布受到影响，加上内在的津伤不足，遂致筋脉失养而挛急，故项背强急、口噤不开，甚者角弓反张，形成痉病。本症是主症痉病兼见太阳表实，故称为刚痉。

太阳病，发热汗出，而不恶寒，名曰柔痉。（二）

语译 病人有发热出汗症状，而不恶寒等太阳表虚证状，且项背强急不舒服，口噤不开,甚至角弓反张者,称为柔痉。

阐述 始于太阳的外邪致痉,故有太阳病症状。风邪袭表,正气与之抗争则发热;风邪伤卫,卫外失固,腠理疏松,故汗出,恶寒。外邪阻塞太阳筋脉,津液的输布受到妨碍,并伴有素体津伤不足者,以致筋脉失养而挛急,所以项背强急、口噤不开,甚至角弓反张。由于本证是主症痉病兼太阳表虚,故称为柔痉。

太阳病,发热,脉沉而细者,名曰痉,为难治。(三)

语译 有太阳表证,如发热,而脉沉而细,若为痉病者,则不易治疗。

阐述 外感致痉,邪实为主,有项背强急、背反张及发热、恶寒等太阳病症候,其脉一般为沉弦有力,若反而沉细脉象,表明正气已伤,内亏阴液。正虚邪实,泻补两难,故不易治疗。

太阳病,发汗太多,因致痉。(四)

语译 太阳病,太多发汗,而导致痉病。

阐述 太阳病的病患在人体表层,虽该发汗,但不应发汗过多,故桂枝汤解肌发汗是以"微似有汗者益佳,不可令如水流漓",麻黄汤开表发汗也以"覆取微似汗"为度。因为汗由津液所化生,发汗太多,必然伤津耗液。损伤津液,筋脉失

其营养致挛急,导致痉病生成。

夫风病,下之则痉,复发汗,必拘急。(五)

语译 外感风邪的病症,理应不当下,如误用攻下,耗伤阴津,可能发生痉病,若再用汗法,必津液重伤,筋脉拘急。

阐述 "风病"的具体涵义,注家见解分歧:一种认为是外风为患,如曹家达、魏荔彤等;一种认为是指内风为患,如黄元御等。结合仲景对风病(包括太阳中风与杂病中风)病因的认识,前者更加符合原意。风邪为病,治当疏散,若误用攻下,造成阴液下夺,筋脉失濡,便可形成痉病。若见风邪未解,再发其汗,则重伤津液,筋脉失养,必然出现四肢拘急挛缩的症状。

疮家①虽身疼痛,不可发汗,汗出则痉。(六)

注释 ①疮家:指久患疮疡或被金刃创伤之人。

语译 久患疮疡或被金刃创伤的人,尽管有身体疼痛的表症,也不能单独使用汗法,汗出之后,更伤津液,则可传变为痉病。

阐述 久患疮疡的病人,因经常流脓,故津血必然亏损,金刃所伤,失血过多,亦必阴血亏耗。故他们虽然出现身

体疼痛的表症,也不能单独使用汗法,因津血同源,若发汗不当则重伤津血,血燥筋急,便可传变为痉病。故对疮者兼有表症者,可酌情使用扶正托里兼以解表的方法,用微汗解表,避免伤正。

病者身热足寒,颈项强急,恶寒,时头热,面赤,目赤,独头动摇,卒口噤①,背反张者,痉病也。若发其汗者,寒湿相得,其表益虚,即恶寒甚。发其汗已,其脉如蛇。一云其脉浛浛。(七)

注释 ①卒口噤:卒(cù),同猝,突然之意。卒口噤,即突然牙关紧闭,不能说话。

语译 病人身体发热,脚部发冷,颈项强直,转动不灵活,不喜欢寒冷,且伴有头部发热,面红目赤,而头部常不自主地摇动,突然牙关紧闭,不能说话,腰、背强直反张,属于痉病。若误用汗法,则汗出之湿与外来寒邪相互抗衡,在肌表滞留。而出汗导致卫表更虚,故恶寒加重。发汗以后,其脉亦会相应发生变化,呈现沉伏不利,屈曲如蛇的脉象。

阐述 原文可分两部分理解。第一部分:从"病者身热足寒"至"背反张者,痉病也"。主要说明外感风寒之邪入里化热致痉的症候。由于风寒外袭,侵犯太阳之表,卫气与邪相争,故身热、恶寒;表邪未解迅速化热入阳明,邪热熏蒸于上,则头热,面赤目红;阳气闭郁不能下达,故足寒。热盛动风,见独头动摇;热盛灼津,筋脉失养,拘急不舒,故见颈项强急、卒口噤、背反张。

第二部分:从"若发其汗者"至"其脉如蛇"。

此部分为本条的疑点,后世注家对这部分文字的认识各有不同。主要有两种看法:一是认为此属误汗后的脉证,如赵以德、徐忠可等。认为上述症候属于表邪入里化热,伤津动风之象,理当采取清热生律,兼解表邪,表里同治。若此时误用辛温发汗法,不仅去不了表邪,反致汗出表虚,汗液之湿与外寒之邪相互抗衡,导致恶寒加重。由于汗出之后,正气虚而邪未去,故脉屈曲如蛇行,沉伏不利。二是认为此节文义不符,如吴谦、曹颖甫等。仔细分析上下文,后者的看法似乎更有考究价值。既然本症是因外感风寒入里而化热成痉之症,表明素有阳气偏盛或津伤不足的内因。那么误用辛温发汗以后,为何化燥伤津的病理变化未加重,而导致出汗伤阳的后果?此外,原文"其表益虚",亦提示发汗之前已存在"表虚",否则"益虚"就无从解释了,但这种情况又与前述症候的病机不太吻合。因此,此节文义不符的观点是有一定道理的。此部分原文,有待进一步更加确凿的考证。

暴腹胀大者,为欲解。脉如故,反伏弦者,痉。(八)

语译 痉病患者,腹部若突然胀大,预示病情有所好转。但若脉象依然无变,而伏弦之象更明显者,说明仍无好转。

阐述 对原文"暴腹胀大者,为欲解"一句,注家也是各持己见,归纳起来,主要分为两种:一种是随文衍义,如徐忠可从邪由经入腑而有出路进行阐释,赵以德从五行生克关系去解析等;一种是将此条与原文第七条下半节结合起来进行解释,如《金鉴》、唐容川等。上述观点虽仁者见仁、智者见智,各持己见,但终觉不甚妥贴。然赵以德的看法可以借鉴,其指出"此条暴胀之先,不见叙证,遽曰欲解,必有所解之病在也"。故尚应结合神色脉等,方可作出正确判断。"脉如故",即痉病的主脉,乃下文"按之紧如弦"之象,若虽腹部肿胀,但其脉仍然紧弦,且由沉转至伏,表明未解筋脉强急之势,乃邪气未衰,津伤未复之象,痉病仍有可能复作。

夫痉脉,按之紧如①弦,直上下②行。一作筑筑而弦。《脉经》云:痉家其脉伏坚,宜上下。(九)

注释 ①如:犹"而"也。古"如"与"而"可互相通用。
②上下行:"上"指脉的寸部,"下"指脉的尺部,上下行,即自寸部至尺部。

语译 痉病的脉象表现为,由寸部到尺部俱紧而弦。

阐述 痉病无论外感,还是误治所致,都有可能导致筋脉强急失柔,即痉病的主脉表现为强直弦劲之象。"按之"之"按",即"举按寻"之"按",表明其部位沉而不浮。"紧"是强劲有力,"弦"为端直之象,"直上下行"指寸、关、尺三部都呈弦直紧张之脉。所以,痉病的主脉为沉紧弦。

痉病有灸疮①,难治。(十)

注释 ①灸疮:因火灸所致的疮。

语译 平时,患有灸疮的人,如又患痉病,将会比较难治。

阐述 灸疮,就是由烧伤的肌肤,溃脓而成。因灸疮脓液久渍,导致病者津血不足,若再患痉病,其治疗就会较困难。此条关于痉病与灸疮发生的先后问题,后世注家意见不一:有者认为先有灸疮,后有痉病,如尤在泾、章虚谷等;有者则以为先有痉病,而后又误用火灸,如赵以德等。依前者之观点,大都痉病患者本来有津血不足的内因,故其愈后往往欠佳。后者之观点,则痉病不宜用灸法。但据临床实验,痉病患者除热极阴竭者外,不必一概禁灸。如《金匮要略阐释》指出:"一般痉病配合针刺及灸法,则疗效更好。"书中举实例论述,所以,我们应从先有灸疮,后患痉病理解本条原文。

太阳病,其证备,身体强,几几然①,脉反沉迟,此为痉,栝蒌桂枝汤主之。(十一)

栝蒌桂枝汤方

栝蒌根 二两　　桂枝 三两　　芍药 三两

甘草二两　生姜三两　大枣十二枚

上六味，以水九升，煮取三升，分温三服，取微汗。汗不出，食顷，啜热粥发之。

注释　①几几然：几（shū 舒）本指小鸟伸颈欲飞，而不能飞的样子，此处形容病人身体强直，而俯、仰、转、侧不能自如。

语译　若病者出现太阳病的症状，身体出现强直，且转、侧、俯、仰不能自如、脉沉迟者，此属痉病，应用栝蒌桂枝汤主治。

阐述　所谓"太阳病，其证备"，是指具有太阳中风发热、汗出、恶风、头项强痛等症状；"身体强，几几然"乃伴有全身强急、转、侧、俯、仰不能自如等症候。太阳病其脉当浮，此处却反见沉迟之脉。沉，即病邪已由太阳之表进而痹阻其筋脉；迟，则为津伤不足，营卫运行不畅之迹象。但既属痉病，筋脉强急，故必于沉迟之中带有弦紧之象。病由外邪痹阻太阳筋脉，兼津伤不足，筋脉失养所致，故用栝蒌桂枝汤主治，以解肌祛邪，生津滋液。方中栝蒌根生津滋液，以舒缓筋脉；桂枝汤调和营卫，以解肌祛邪。

太阳病，无汗而小便反少，气上冲胸，口噤不得语，欲作刚痉，葛根汤主之。（十二）

葛根汤方

葛根四两　麻黄三两（去节）　桂枝二两（去皮）　芍药二两　甘草二两（炙）　生姜三两　大枣十二枚

上七味，㕮咀，以水一斗，先煮麻黄、葛根，减二升，去沫。内诸药，煮取三升，去滓，温服一升，覆取微似汗，不须啜粥，余如桂枝汤法将息及禁忌。

语译　有发热、恶寒的太阳表症，且无汗而小便量少，气上冲胸，牙关紧急，不能言语等症者，是将要发生刚痉的征兆，当用葛根汤主治。

阐述　"太阳病"三字，既提示此为外感痉病，也概括说明了本症有发热、恶寒等表象。"无汗"属太阳表实之征，因风寒外束，肌腠郁闭所致，本症此处说明为刚痉。既无汗出、津液外泄，小便不应量小，而本症却小便反少，是由于外邪束表，肺失宣肃，津液转输不利所致。无汗而小便少，表气则不宣，里气不行，表里之气不能宣通，势必逆而上冲，病人必感气上冲胸。邪气痹阻太阳，波及阳明，导致阳明筋脉不利，故口噤不得语。若病情继续恶化，就有可能出现项背反张，四肢强直等症状，故称"欲作刚痉。"本症大都由外邪阻滞太阳阳明，营卫三焦气机不畅所致。祛邪宜发汗，调和营卫，升津舒筋，用葛根汤即可。

方中葛根升津舒筋为主，麻黄开泄腠理为辅，桂枝、芍药、生姜、大枣以调和营卫，炙甘草与芍药又能缓筋脉之急。全方达到升津发表，舒筋缓急的目的。

痉为病，一本痉字上有刚字。**胸满，口噤，卧不着席①，脚挛急②，必齘齿③，可予大承气汤。**（十三）

大承气汤方

大黄四两(酒洗)　厚朴半斤(炙去皮)
枳实五枚(炙)　芒硝三合

上四味,以水一斗,先煮二物,取五升,去滓,内大黄,煮取二升,去滓,内芒硝,更上火微一二沸,分温再服,得下止服。

注释　①卧不着席:形容背反张的程度。由于背反张较重,身躯反折如弓,以致平卧时脊背不能接触床面。

②脚挛急:脚,《说文》"胫也"。此指小腿肌肉痉挛的症状。

③齘齿:齘(xiè 械),《说文》"齿相切也"。此指上下牙紧咬,甚或切齿有声。

语译　痓病发作时,胸部胀满,牙关紧闭,角弓反张,以致脊背不能接触床面,小腿肌肉痉挛,上下牙关紧咬,甚者切齿有声,可用大承气汤治疗。

阐述　本条中"本痓字上有刚字",意指本症可由葛根汤症进一步发展而来。若病邪在表失治,化热入里,可传变至阳明。热壅气滞,故胸满。阳明之脉入齿中,挟口环唇,阳明邪热上迫,故口噤,齘齿;里热炽盛,熏灼阴津,筋脉失濡而拘急痉挛,故角弓反张,卧则躯体不能平着于床面,小腿肌肉痉挛。乃阳明热盛气壅,阴伤筋挛的痉病,治当急泄里热以救其阴,应选大承气汤,釜底抽薪,急下存阴。

方中大黄、芒硝泄其实热;枳实、厚朴出其滞气,冀其热去阴复,痓病自解。

太阳病,关节疼痛而烦①,**脉沉而细**一作缓。**者,此名湿痹**②。《玉函》云中湿。湿痹之候,小便不利,大便反快,但当利其小便。(十四)

注释　①烦:此引申为剧烈之意,形容关节疼痛的程度。如《周礼·秋官·司隶》"邦有祭祀宾客丧纪之事,则役其烦辱之事",唐·郑玄注:"烦,犹剧也"。

②湿痹:痹,《说文》"湿病也"。湿痹,即湿病。

语译　具有太阳表症的患者,且骨节疼痛剧烈,脉沉而细者,称为湿痹。其主要症候是小便不利,大便溏薄而易于排解,其治法应当通利小便。

阐述　湿为六淫之一,湿从外入,则先伤太阳而见表症。湿邪为患,易于流注关节,阻遏阳气,致血行不利,故关节疼痛而剧烈;湿为阴邪,其性濡滞重浊,湿邪为患,营卫气血的运行受到影响,因而脉沉而细。若湿从内生,影响脏腑的气化功能,则小便不利;湿盛于里而下趋,故大便溏薄且排解畅快。对于里湿症,应当因势利导,采取通利小便之法,使湿有去路。小便通利,湿从下出,阳气宣通,其病而愈。

湿家①**之为病,一身尽疼**一云疼烦。**发热,身色如熏黄**②**也。**(十五)

注释　①湿家:指患湿病的人。
②熏黄:形容色黄而晦暗,犹如烟熏之状。

语译　湿病患者,浑身疼痛、发热,

面黄而暗,犹如烟熏。

阐述 患有外湿者,全身皮肉筋脉麻痹,湿阻气滞,表气不通,故全身疼痛;湿邪滞留,郁遏气分,久必化热,湿热交蒸,且湿重于热,故皮肤色黄且晦暗,如烟熏一般。

湿家,其人但头汗出,背强,欲得被覆向火①。若下之早则哕②,或胸满,小便不利,一云利舌上如胎③者。以丹田④有热,胸上有寒,渴欲得饮而不能饮,则口燥烦也。(十六)

注释 ①被覆向火:用病人想盖被、近火等取暖的欲望,形容其恶寒较重。
②哕(Yuě 郁):呃逆。
③舌上如胎:胎与苔通。此指舌上湿润白滑,似胎非胎。
④丹田:穴名,在脐下三寸,这里泛指下焦,与胸上对举。

语译 湿病患者,身体发冷,唯头部出汗,且脊背强滞不舒,有盖被、近火以取暖之举。此症若过早使用攻下法,则会出现呃逆或胸中满闷、小便不利,舌上湿润白滑,似胎非胎,是下焦有热,上焦有寒所致。另外,渴欲饮水而又咽不下去,乃口燥严重。

阐述 寒湿在表,阳气受到阻遏,卫阳不得外达,肌表失于温煦,因此,病人有盖被、近火取暖的行为;阳气被郁,不得外达遂逆而上越,故病人唯有头出汗;寒湿滞留太阳经脉,经气不利,则项背强

滞不舒。故寒湿在表,法当温散寒湿,宣通阳气。若误用攻下之法,不仅病邪难去,反而伤其阳,致变症迭出。苦寒攻下,使中阳受损,胃气虚逆,则呃逆;寒湿滞于上焦,肺失宣肃,通调失职,故感胸中满闷,小便不利。下焦郁热熏蒸、上焦寒湿,升腾于上,故舌上湿润白滑,似胎非胎。由于此为上焦有寒,水津失布,不属津液不足,故病人虽觉口渴,有饮水之欲却又饮不下去,感到口燥。

湿家下之,额上汗出,微喘,小便利①一云不利者死;若下利不止者,亦死。(十七)

注释 ①小便利:此指小便清长而频数。

语译 患湿病者,若误用下法,额上汗出,息微气喘,小便清长而次数繁多者,不易治疗;或大便泻下不止者,预后不良。

阐述 湿邪在表,法当微汗;湿邪在里,当利小便。如果非化燥成实,不可用下法。若误用攻下,阳气重伤,虚阳上越,额上出汗,息微气喘,肾阳衰惫。故小便不利。上述症候为阳气衰微,其预后不佳。若误下后,大便泻痢不止者,不仅阴液将竭,而且脾肾已衰,属危候。另外,必伴有脉沉微、肢厥、神疲欲寐等脉证。

风湿相搏,一身尽疼痛,法当汗出而解,值天阴雨不止,医云此可发汗,汗之病不愈者,何也?盖发其汗,汗大出者,

但风气去，湿气在，是故不愈也。若治风湿者，发其汗，但微微似欲出汗者，风湿俱去也。（十八）

语译 风与湿相互抗衡，周身疼痛者，应用汗法而愈。若适逢阴雨连绵之节，大夫云：风湿可以发汗。但发汗之后，病却不愈的，又是为什么呢？这是发汗太过的缘故，导致汗出过急、过多，以致风邪虽外泻，但湿邪仍存，故病不愈。所以，风湿病使用汗法，理当是使全身微微湿润，似有汗出，才能使风与湿邪俱除。

阐述 风、湿之患相互抗衡，侵入肌表，全身筋骨、关节、皮肉俱麻痹，阻遏阳气，而周身疼痛，为风湿在表也，理应使用汗法，使风湿之邪从汗而解。若正逢阴雨连绵的节气，虽用汗法，而病未愈者，是由于发汗不当的缘故。因为风为阳邪，其性轻扬，易于表散；湿为阴邪，其性黏滞，难以速去。若发汗不当，以致汗出操之过急，结果只能祛除风邪，湿邪依然存在。而连日阴雨，空气中湿度较大，也会妨碍体内湿邪的排除；汗出肌腠空疏，外湿又易乘虚而入，故病不能愈。所以，风湿在表，使用汗法，须掌握要点，使全身有微微湿润之感，似有汗出。这样才能使阳气内蒸，而不随大汗而骤泄，渐周流于肌肉关节之间，湿邪自无容留之处，即可与风邪俱除。

湿家病身疼发热，面黄而喘，头痛鼻塞而烦，其脉大，自能饮食，腹中和无病，病在头中寒湿，故鼻塞，内药鼻中则愈。《脉经》云：病人喘，而无湿家。病以下至而喘十一字。（十九）

语译 患湿病者身体疼痛，发热，脸色发黄，且气喘、头痛、鼻塞不通、脉大，而饮食常，表明内脏无病，脾胃调和，只是寒湿之邪伤于头部，引起鼻塞，将药纳入鼻孔，即可痊愈。

阐述 外受寒湿，湿邪滞留肌肉筋骨，则身体疼痛；寒束肌表，郁遏卫阳，所以发热；湿郁不去则面黄；寒湿郁闭肌腠，肺气失宣，故气喘；寒湿在上，清阳不升，故头痛、鼻塞不通。此乃寒湿伤于上部，清窍不利，其病偏表，但肠胃调畅，里和无病，所以其脉大，饮食正常。症以鼻塞为主，治宜宣泄在上之邪，可将辛香之药纳入鼻中，俟寒湿宣散，肺气通利，清阳上达，诸证遂除。

湿家身烦疼，可与麻黄加术汤发其汗为宜，慎不可以火攻①之。（二十）

麻黄加术汤方

麻黄三两，去节　桂枝二两，去皮　甘草一两，炙　杏仁七十个，去皮尖　白术四两

上五味，以水九升，先煮麻黄，减二升，去上沫，内诸药，煮取二升半，去滓，温服八合，覆取微似汗。

注释 ①火攻：指用火法外治，迫使发汗。古代火法约有熏蒸、热熨、艾灸、温针等。

语译 湿病患者，若身体疼痛剧烈的，

应该用麻黄加术汤发汗,而火攻法慎不可用。

阐述 寒郁肌腠,湿滞筋骨,表阳被遏,营卫运行不利,患者身体倍感疼痛。可用麻黄加术汤发汗以散寒祛湿。但火法迫汗要慎用,因火法取汗较暴急,易致大汗淋漓,而湿性黏滞,不易骤除,故湿邪不得去,病者不愈。此外,火热内攻,如果与湿相合,可能引起发黄、发痉、衄血等变证。所以,寒湿在表之表实证,慎用火攻。

方中麻黄汤发汗散寒,白术除湿。本方妙在麻黄与白术的配伍,麻黄汤本为发汗之峻剂,而得白术相配,发汗而不大汗淋漓;白术善驱里湿,与麻黄为伍,便能去除表里之湿。

病者一身尽疼,发热,日晡所①剧者,名风湿。此病伤于汗出当风,或久伤取冷②所致也。可与麻黄杏仁薏苡甘草汤。(二十一)

麻黄杏仁薏苡甘草汤方

麻黄(去节)半两(汤泡)　甘草一两(炙)　薏苡仁半两　杏仁十个(去皮尖炒)

上剉麻豆大,每服四钱匕,水盏半,煮八分,去滓,温服,有微汗,避风。

注释 ①日晡所:晡(bū),申时,即下午三至五点。所,不定之词,表约数。日晡所,指下午三至五时左右。

②久伤取冷:即过度贪凉。

语译 浑身疼痛,发热者,且每到下午三至五时左右便疼痛加剧,即风湿病。这种病是由于汗出之际受风,或者长期过度着凉所引起的,麻黄杏仁薏苡甘草汤即可治疗。

阐述 本症既名"风湿",说明其病就又风湿引起的。风湿侵袭,滞留肌表,邪正相争,引起周身疼痛,发热。且其发热于"日晡所剧",对此观点,后世注家见解不一,如赵以德认为邪在肌肉,与脾胃有关,日晡为阳明所主,邪正相争,故病剧;徐忠可认为邪在皮毛,与肺金有关,日晡为肺金所主,此时"助邪为虐",故病剧;曹家达认为病属风湿,而日晡属太阴湿土,此时湿气加重,故病剧。三者虽各持己见,但与邪正消长有关的观点却是统一的,由此可明其理,即风为阳邪,易于化热化燥,湿虽为阴,但与风邪相互搏结则欲将化热,而阳明为燥土,所以日晡阳明主旺之时助其燥热,而"日晡所剧"。本病的成因,原文指出是"伤于汗出当风,或久伤取冷",也就是因汗出腠理空疏之时感受风邪,使汗液之湿与风相合;或由于炎热之时过度着凉,如久居阴冷之处,或时常饮冷等,导致湿从外入。故当用麻黄杏仁薏苡甘草汤解表除湿,即可。

方中麻黄解表发汗,以宣散肌表的风湿;杏仁宣利肺气,以助麻黄之力;苡仁甘淡,微寒,既可渗利除湿,又制约麻黄之温性,以免其助热化燥之势,甘草和中。共用诸药,轻清宣化,致风湿之邪从微汗而解。

风湿,脉浮、身重,汗出恶风者,防己黄芪汤主之。(二十二)

防己黄芪汤方

防己一两　甘草半两(炒)　白术七钱半　黄芪一两一分(去芦)

上剉麻豆大，每抄五钱匕，生姜四片，大枣一枚，水盏半，煎八分，去滓，温服，良久再服。喘者加麻黄半两，胃中不和者加芍药三分，气上冲者加桂枝三分，下有陈寒者加细辛三分。服后当如虫行皮中，从腰下如冰，后坐被上，又以一被绕腰以下，温令微汗，差。

语译　风湿病，呈现脉浮，身体沉重，汗出恶风的症状，防己黄芪汤主治其病。

阐述　风侵入表层肌肤，令脉浮；湿郁肌腠经络，故身体沉重，乃外受风湿之症。风湿在外，理应汗解，但是还未发汗而汗已出，并伴恶风，显为肌腠疏松，卫阳素虚之象。对此风湿表虚之症，已不是一般汗法所能愈，应益气固表除湿，用防己黄芪汤主治。

方中防己除湿祛风，黄芪补气固表，二者共用，祛风而不伤正，固表而不留邪。白术健脾胜湿，既能协防己除湿，又可助黄芪固表。生姜与大枣调和营卫，甘草培土和中，共用诸药，使卫阳振奋，运行周身，风湿外达，因此，服药后出现"如虫行皮中"的感觉。"从腰下如冰"是湿欲下行而卫阳仍无力振奋，因此，当"令患者坐被上，又以一被绕腰以下"，旨在温暖助阳，使其蒸蒸发越，借微汗以驱除湿邪。方后加减：若风邪犯肺，致肺气失宣而喘者，加麻黄宣肺平喘；湿困脾胃，血脉不畅致脘腹疼痛者，加芍药以行痹缓痛；苦下焦阳虚，气逆上冲者，加桂枝温阳化气，降逆平冲；下焦素有寒湿痹着者，加细辛以温散陈寒。

伤寒八九日，风湿相搏，身体疼烦，不能自转侧，不呕不渴，脉浮虚而涩者，桂枝附子汤主之；若大便坚，小便自利者，去桂加白术汤主之。（二十三）

桂枝附子汤方

桂枝四两(去皮)　生姜三两(切)　附子三枚(炮去皮，破八片)　甘草二两(炙)　大枣十二枚(擘)

上五味，以水六升，煮取二升，去滓，分温三服。

白术附子汤方

白术二两　附子一枚半(炮去皮)　甘草一两(炙)　生姜一两半(切)　大枣六枚

上五味，以水三升，煮取一升，去滓，分温三服。一服觉身痹，半日许再服，三服都尽，其人如冒状，勿怪，即是术、附并走皮中，逐水气，未得除故耳。

语译　外感表症已八九天时，但风与湿仍相互抗衡，故身体仍感剧烈疼痛，转侧不利，不呕也不渴，脉象浮虚而涩者，主治宜用桂枝附子汤；如果大便坚硬，小便通利的，主治则用上方除桂枝加白术汤。

阐述　本条应分作两部分理解，第一部分自"伤寒八九日"至"桂枝附子汤主之"，阐释表阳虚风湿在表且风偏胜的症治。"伤寒八九日"是指患者出现恶寒、发热等表证已八九天,身体仍感疼痛者,表明邪还没有离表,这是由卫虚无力祛邪外出所致。风邪与湿邪相互搏结,滞留于肌表经络,痹阻阳气,故全身疼痛剧烈,转侧艰难。然表虽不足,里气充足,故邪未入里,既无邪传少阳之呕,亦无邪传阳明之渴。邪还在表层,所以脉浮;表阳不足,故脉虚;风湿痹阻,营卫不利,所以脉涩。乃属表阳已虚,风湿在表的症候,应当温经助阳,祛风除湿,当用桂枝附子汤主治。方中桂枝祛风邪,并与甘草辛甘助卫阳;附子温经以逐寒湿,生姜、大枣调营助卫。共用诸药,卫阳则可振奋,风湿之邪由表而解。

第二部分:"若大便坚,小便自利者,去桂加白术汤主治",乃风湿在表,表阳已虚,且湿胜伤脾的症治。对这部分内容,后世注家意见不一,一种认为"大便坚"是正常现象,该句与前第十四条"湿痹之候,小便不利,大便反快"正相对应,表明"表里无病,病在躯壳",如徐忠可等;一种认为"大便坚"指大便坚硬,此句为脾土已虚,健运不行,膀胱气化正常的反应,如柯韵伯、黄树曾、陶葆荪等。据仲景的写作手法,后说更加符合原意。如《五脏风寒积聚病》篇第15条脾约证中"大便坚"与《消渴病》篇第8条"大便必坚"皆指大便坚硬。但本条大便坚硬并非胃热津伤,因湿胜伤脾,而致脾土虚,健运不行;因膀胱气化正常,故小便自利。本症仍属风湿在表,表阳不足,但湿气偏胜,脾土已虚,所以要用温经助阳,健脾胜湿的"白术附子汤"主治。方中白术既培土胜湿,又可与附子并驱表湿;附子温经驱逐寒湿,炙甘草健脾益气,生姜、大枣调营助卫。因本证较桂枝附子汤湿气偏胜,阴湿之邪难以骤除,故小制其方。除白术外,其余药量均较上方少一半,服药量亦小,意在缓除其湿。而方后注云"一服觉身痹"及"其人如冒状",是因服药后阳气鼓动,是湿欲外出的反应,不必惊慌。

风湿相搏,骨节疼烦掣痛①,不得屈伸,近之则痛剧,汗出短气,小便不利,恶风不欲去衣,或身微肿者,甘草附子汤主之。(二十四)

甘草附子汤方

甘草二两(炙)　白术二两　附子二枚(炮,去皮)　桂枝四两(去皮)

上四味,以水六升,煮取三升,去滓。温服一升。日三服,初服得微汗则解,能食,汗出复烦者,服五合。恐一升多者,服六七合为妙。

注释　①掣痛,掣(chè)牵拉之意。掣痛,即牵引作痛。

语译　风邪与湿邪相互搏结,故牵引骨节作痛,且屈伸不便,一旦触碰到患处则疼痛加剧。小便不利,怕风,不敢脱、减衣服,有的还会出现肢体轻度浮肿,出现上述症候者可用甘草附子汤主治。

阐述　风、湿相互抗衡,经肌腠入经络关节,经脉不利,气血不畅,骨节牵引

就会作痛,不易屈伸,触按则更加疼痛。表阳虚,失于卫外,故汗出恶风,不让脱减衣服;里阳虚,气化失常,因此小便不利;气虚不足,故短气。湿邪郁滞于肌肤,出现肢体轻度浮肿。病属风湿并重,表里阳气皆虚之症,所以当温经助阳,祛风胜湿,用甘草附子汤主治。方中甘草缓急、补中;桂枝走表祛风,通阳化气,二药共用,辛甘助卫阳;附子温经助阳除湿;白术健脾益气肤湿,二者共用,温助脾肾之阳也。且桂、附之辛散得白术,炙甘草之配而不致太过。共用诸药,表里阳气可振奋,风湿之邪便微汗而解。因本症表里阳气皆虚,故服药时要注意因人、随症而变化剂量。故方后注云"恐一升多者,服六七合为妙",此句理应置于"温服一升,日三服"后解释,于理更通。乃一般情况,一日服三次,每次服一升;若情况有变,怕前剂量偏大者,亦可每次服六七合。如果服药后有汗出、心烦的情况出现,其量则应减至五合。

太阳中暍①,发热恶寒,身重而疼痛,其脉弦细芤迟。小便已,洒洒然毛耸②,手足逆冷,小有劳,身即热,口开③前板齿④燥。若发其汗,则恶寒甚;加温针,则发热甚;数下之,则淋甚。(二十五)

注释 ①暍(yē):《说文》:"伤暑也";《玉篇》"中热也"。

②洒洒然毛耸:洒(xiǎn)洒,寒慄貌;耸,高也,直立;全句形容小便后有寒慄感而毫毛竖起。

③口开:此指暑热内扰,气逆张口作喘之状。

④板齿:即门齿。

语译 发热恶寒,身体沉重而疼痛,脉沉细中空而迟者,即太阳中暑病。小便有寒慄感而毫毛竖起,手足发冷,稍作劳作便觉身热,张口气喘,门牙干燥,此病若误用发汗,便会加重恶寒;若用温针,则发热加重;反复攻下,就会引起小便短涩疼痛的淋病。

阐述 中暍,即伤暑。暑为六淫之一,暑邪伤人,同样始于肌表而见发热恶寒;暑大多挟湿,湿郁肌腠,故身重且疼痛;暑,是指夏季炎热之气,其性开泄,易出汗,汗多便会耗伤气阴,气伤就会卫外不固,故小便后因阳气下泄出现寒慄而毫毛竖起,手足一时发冷,稍劳作者便虚阳浮越,所以感觉身热,张口气喘;热盛津伤,失于濡润,所以"前板齿燥"。脉弦细为阳虚气耗之象,芤迟为津伤阴虚之症,病情的偏重会出现不同的相应表现,并非一人一时同时出现此四脉。总之,暍病属于暑热内盛,气阴两虚之症,治当解暑清热,益气养阴,汗、下、温针决不可妄施也,不然迭出变症。若误发其汗,势必使阳气随汗泄而更虚,故"恶寒甚";若误用温针,则助热伤阴,故"发热甚";若攻下数次,重竭其阴津,则致小便短少、涩滞、难出的淋病。

太阳中热者,暍是也。汗出恶寒,身热而渴,白虎加人参汤主之。(二十六)

白虎加人参汤方

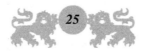

知母六两　　石膏一斤(碎)　　甘草二两

粳米六合　人参三两

　　上五味，以水一斗，煮米熟汤成，去滓，温服一升，日三服。

语译　太阳中热，即暍病，有汗出症状、恶寒、发热而口渴者，用白虎加人参汤主治。

阐述　中暍，即中热，由外暑热、感冒而病。暑热为六淫之邪，其伤人致病，始于肌表，先见外感表症，故称"太阳中热"。暑为阳邪，暑热熏蒸，迫津外泄，必致汗出；汗出腠理空疏，故恶寒，此与外寒束表，卫阳被郁，或里阳不足，失于温煦而致恶寒（或畏寒）而不尽相同。暑热炽盛，耗伤阴津，故身热而口渴。症属暑热伤津之症，治当清热解暑，益气生津，用选白虎加人参汤主治。

方中石膏辛寒用来清泄暑热，知母凉润以清热生津，人参益气生律，甘草、粳米益胃和中，诸药合用，解暑热，复气阴，暍病便自愈。

　　太阳中暍，身热疼重，而脉微弱，此以夏月伤冷水，水行皮中所致也。一物瓜蒂汤主之。（二十七）

一物瓜蒂汤方

瓜蒂二十个

　　上剉，以水一升，煮取五合，去滓，顿服。

语译　太阳中暍，发热、身体疼痛沉重、脉微弱者，是因夏季过度贪凉，或饮冷或沐冷水浴，以致水湿侵淫于肌肤，用一物瓜蒂汤主治。

阐述　暑邪伤人，自表而入，所以称"太阳中暍"。暑热郁蒸肌表，故身热；伤暑挟湿，湿郁肌腠，阻遏卫阳，故身体疼痛且沉重；湿盛遏阳，故脉微弱。上述脉证，是由夏日炎热之际贪凉饮冷，或出汗之际沐浴冷水，受到了暑湿之邪，湿邪郁遏，表气不宣，暑热不得外泄造成的。理应祛湿清热，用一物瓜蒂汤便愈。

瓜蒂性苦寒，《本经》载其"主大水，身面四肢浮肿，下水。"故瓜蒂既能宣发上焦，又可行水化湿，此病用其方，意在开泄腠理，宣通阳气，使湿邪得除，暑热自解。

百合狐蟚阴阳毒病脉证治第三

蟚字篆文似惑,《公羊传》谓"惑之犹言蟚也。"《金匮要略浅注补正》曰:"狐惑二字对举,狐字着实,惑字托空……虫蚀咽喉,何惑之有?盖是惑字之误耳。"今以《补正》将"惑"改为"蟚",下同。

百合病是因伤寒热病之后,余热伤阴;或情志不遂,郁火伤阴,症状为神志恍惚不定、口苦、小便赤、脉微数。本篇阐述了该病的脉证特点、治疗法及预后法,并对典型症候与误治诸症辨证施治。

狐蟚病是因湿热毒邪内蕴而致,临床特征为目赤,咽喉及前后二阴同时或交替蚀烂。其上部咽喉溃烂者,称为蟚;下部前后二阴蚀烂者,名为狐。应清热除湿解毒,当内外兼治。

阴阳毒,即阴毒和阳毒,实属一病两症,皆因疫毒而病。本病以面部发斑、咽痛为的临床特征。以清热解毒透邪,养阴行血散瘀主治。

上述三症虽各具特征,但因其发病大多相关联于外感热病,某些症状方面也有相似之处,如百合病与狐蟚病均为睡眠失常,狐蟚病与阴阳毒均有咽喉部的病变,故将三病合篇论述。以便于大家识别。

论曰:百合病者,百脉一宗①**,悉致其病也。意欲食复不能食,常默默**②**,欲卧不能卧,欲行不能行,欲饮食,或有美时,或有不用闻食臭时,如寒无寒,如热无热,口苦,小便赤,诸药不能治,得药则剧吐利,如有神灵者,身形如和,其脉微数。**

每溺时头痛者,六十日乃愈;若溺时头不痛,淅然③**者,四十日愈;若溺快然,但头眩者,二十日愈。**

其证或未病而预见④**,或病四、五日而出,或病二十日或一月微见者,各随证治之。(一)**

注释 ①百脉一宗:"宗",《广雅·释诂》卷三下曰"聚也","本也",即归聚、本源之意。百脉一宗,是指人身的血脉分之为众,合之同出一源,皆归心肺所主。

②默默:指病人精神不振,沉默不语的样子。

③淅然:淅(xī息)形容怕风、寒栗之状。

④预见:见(xiàn)同"现",显露之意。

语译 人身血脉,有百种,但合之皆源于心肺,源病则百脉皆病。百合病症状为想进食又吃不下,易感精神不振而沉默不语,想睡而睡不着,想走而走不动,有时想进饮、进食,且感其味馨香,而有时却不愿意闻见该食物的气味,好像寒症却无明显的寒征,像热症却无明显的热征,唯独口苦、小便黄赤,一般的汗、吐、下药物法不能治愈,有时服药后出现严重的吐泻,该病变幻无常的症状,似有神灵作祟。但外表却没有显著病态,仅脉微数。

若小便时头痛者,六十天左右便会痊愈;若小便时头无痛,只有怕风或寒栗者,四十天左右获愈;若小便排解畅快,唯觉头眩者,二十天左右自愈。

百合病发病时间不同,有的在患伤寒热病之前出现,有的患伤寒、热病四五天后表现出来,有的则患伤寒热病二十天,甚或一月后才逐渐显露,故应辨证施治。

阐述 本条是百合病的总纲,原文分作三个自然段,以下从病因、病机、脉证特点、预后、施治四个方面加以论述:

第一段:从"论曰"至"其脉微数",论述了百合病的病位、脉证特点。

(1)百合病的病名由来:这有三种不同的解释。其一,认为是以病位命名的。因人体百脉同出一源,源病则百脉合病,如徐忠可曰:"百合病,谓周身百脉皆病"(《论注》)。其二,认为百合能治愈本病,故以之命名,如魏荔彤等。其三,以百合的形态喻百脉的源流,如吴谦等。由此可见,徐氏从病机解,魏氏从药物主治解,吴氏从药物形态解,三者可并存而不悖。

(2)百合病的病因病机:本病的具体成因,在原文种并未明确指出。"百脉一宗,悉致其病也"阐释百合病的病位在心肺。人身的血脉分之虽众,实则同出一源,心主血脉,肺主百脉,所以百脉之源乃心肺也。心肺气血充足,百脉和合,心肺病则百脉不和。后世医家对百合病的成因各有看法,《诸病源候论》认为与病后体虚未复有关;《心典》认为乃无形邪热为患;《医宗金鉴》更明确提出本病得之于热病之后,余热未解,或情志不遂,郁热伤阴。综上所述,百合病的病因病机,在伤寒热病之后,或余热伤阴,或情志不遂,或郁热伤阴,致心肺阴虚内热,百脉失养而成。心肺阴虚内热是病之根源,故仲景指出"百合病者,百脉一宗,悉致其病也"。

(3)百合病的脉证特点:归纳起来有两个方面,一是神志恍惚,常沉默不语,想睡觉又不易入眠,想进食又吃不下,食欲时好时差,时而觉得饮食馨香,时而却连食物的气味都不愿闻,想走又走不动,似乎觉寒又无寒象,觉热却非真热等变幻无常的表现。二是阴虚内热,常见口苦,小便赤,脉微数的症状。以上症候,许多药物不能治愈,有时服药后反而出现剧烈吐泻。这些表现似是神灵作祟似的,让人难以捉摸。但病人的外形却无明显的病态,仅脉象微数而已。上述症候的产生,理应归于心肺阴虚,因心主神明,肺主治节,心肺阴虚,百脉失和,心神失养,治节无权,故精神不安,神志恍惚,语言、行动、睡眠、饮食、感觉也有异常;虚热内扰,故口苦,小便黄赤,脉微数。其病总属邪少虚多。

第二段:从"每溺时头痛者"至"二十日愈",主要讨论百合病的预后。原文判断百合病的预后,是以小便是否畅利,以及解小便时伴随的头部、全身感觉为依据。这是由于本病为心肺阴虚内热,而肺主通调水道,能将津液下输膀胱,膀胱属足太阳经,主表,其脉循行于背部,上达头项入络脑。阴虚内热甚,津伤液耗,则由肺波及膀胱,所以小便时有头痛之感,此状,病较重,六十天左右方可愈。若解小便时头不痛,只是怕风或寒栗者,表明阴虚内热的程度较轻,四十天左右方可愈。若小便排解畅利,没有不适者,只是头晕目眩者,则内热津伤俱微,二十天左右方可愈。此段原文,主要抓住两点:第一,百合病的预后与虚热的多少、津伤的轻重有关;第二,虚热与津伤的变化体现在小便的畅利与否,及小便时是否伴头痛、恶风、头眩。而具体的日数,不可拘泥于此。

第三段:从"其证或未病而预见"至"各随证治之",述百合病的治疗方法。始于情志不遂,郁火伤阴的百合病,诸证出现在伤寒热病之前;余热伤阴者,则继发于伤寒热病之后。以上两种情况虽然都可导致心肺阴虚内热,但有深浅、轻重之分,故当辨证施治,因症下药。

百合病发汗后者,百合知母汤主之。(二)

百合知母汤方

百合七枚(擘)　知母三两(切)

上先以水洗百合,渍①一宿,当白沫出,去其水,更以泉水二升,煎取一升,去滓;别以泉水二升煎知母,取一升,去滓;后合和,煎取一升五合,分温再服。

注释　①渍(zī):药物炮制方法之一,即将药物浸泡于水中。

语译　误用汗法重伤津液的百合病,百合知母汤主治即可。

阐述　百合病的病机特点是,心肺阴虚内热、邪少虚多,故攻邪的方法是不适用的。若医者一旦误将百合病的"如寒无寒,如热无热"当做表实证,误施辛温发汗,就会汗出更伤阴液,加重心肺阴虚,且辛温助热,则燥热尤甚,故本症除有第一条所述百合病的基本症状外,还可出现津伤燥热的心烦、少寐、口干或渴、午后潮热、小便短少等症状。宜用养阴清热,润燥除烦,用百合知母汤主治。

方中主药为百合甘平,其润肺清热,养心安神;知母滋阴清热,但性味苦寒,并能除烦止渴,为方中辅药;用甘凉之泉水煎药,助其养阴清热之功,使虚热下行。全方共奏清热养阴,生津润燥之功。

百合病下之后者,滑石代赭汤主之。(三)

滑石代赭汤方

百合七枚(擘)　滑石三两(碎,绵裹)
代赭石如弹丸大一枚(碎,绵裹)

上先以水洗百合,渍一宿,当白沫出,去其水,更以泉水二升,煎取一升,去滓;别以泉水二升煎滑石、代赭,取一升,去滓,后合和重煎,取一升五合,分温服。

语译　百合病,若误用攻下法,宜用

滑石代赭汤主治。

阐述 百合病属阴虚内热，施治时应该清润，慎用攻下。若将其"意欲食，复不能食"误作邪热在里的实证，予以攻下，势必便正气受损，将致以下恶果：一是，因阴液下夺，加重阴虚内热，出现小便短赤不利；二是，因攻下损伤胃气，致胃失和降而上逆，出现呕吐、呃逆。此外，心肺阴虚内热诸证未除，故理应以养阴泄热，和胃降逆为法，主治宜用滑石代赭汤。

方中用百合润养心肺顾其本；滑石清热利尿，引虚热下出；又予重镇的赭石降逆和胃，二药共用救误下之标；仍用泉水煎药，协滑石清热利小便。诸药共用，可复阴液，退虚热，和胃气，标本同治。

百合病，吐之后者，用后方主之。（四）

百合鸡子汤方

百合七枚（擘） **鸡子黄**一枚

上先以水洗百合，渍一宿，当白沫出，去其水，更以泉水二升，煎取一升，去滓，内鸡子黄，搅匀，煎五分，温服。

语译 百合病，医生误用吐法后，主治宜用百合鸡子黄汤。

阐述 百合病，理应不用吐法，因其阴虚内热，邪少虚多。若误将其"或有不用闻食臭时"当做宿食在上脘而施用了吐法，以实治虚，必致津液重亡，心阴愈亏，心神不宁，有心悸、虚烦难寐之状。吐逆之后，胃气失和，还可出现胃脘嘈杂、干呕等症。治当滋养阴液，和胃安神，用百合鸡子黄汤主治。

方中仍用百合益阴清热，润养心肺，并配以血肉有情之鸡子黄，既能滋阴、宁神、养血，又可补中而安胃。共达养阴清热，宁神安胃之效。

百合病，不经吐、下、发汗，病形如初者，百合地黄汤主之。（五）

百合地黄汤方

百合七枚（擘） **生地黄汁**一升

右以水洗百合，渍一宿，当白沫出，去其水，更以泉水二升，煎取一升，去滓，内地黄汁，煎取一升五合，分温再服。中病，勿更服。大便当如漆。

语译 百合病，若为用涌吐、攻下、发汗诸法误治，病状仍与病初同者，用百合地黄汤主治。

阐述 "百合病，没有用经吐、下、发汗"一句，表明本症尚未误用吐、下、发汗的疗法。"病形如初"，说明发病虽已有一段时间，但脉证仍与病初（即原文第一条所述症候）同，所以，病机同病初也未曾改变，即心肺阴虚内热。用益阴清热，润养心肺，此为百合病正治之法，而百合地黄汤则为病主方。

方中百合可润养心肺，清气分之虚热；生地黄滋养心阴，清血分之虚热；取泉水煎药，以清热助阴，使热从小便出。

二药共用，滋养心肺，气血同治，阴复热清，百脉和调，多症自愈。

上述百合病诸方，均采取先分后合的煎法，陶葆荪认为意在协调阴阳，以防偏颇，对方后注"中病，勿更服"，有两种观点：一则认为服本方获效后，不要更换方药，应据方续服；一则认为服该方获效后，不必再服其余之药。前者根据本病多呈慢性，其势缠绵难愈的理论提出的，后说是从生地黄汁甘寒而润，久服可致泄泻立说的。二者似乎各有所据，但结合《金匮》中"更"字的习惯用法，如大建中汤方后注"后更服"与治黄汗的桂枝加黄芪汤方后注"不汗，更服"皆为继续服之意，此处"勿更服"，后说似更符仲景之意。"大便当如漆"是中病后的反应，是热除之症，并不是大便出血。

百合病一月不解，变成渴者，百合洗方主之。（六）

百合洗方

上以百合一升，以水一斗，渍之一宿，以洗身。洗已，食煮饼①，勿以盐豉②也。

注释 ①煮饼：饼，古代面食的通称。煮饼，《伤寒总病论》谓"煮饼是切面条，汤煮，水淘过，热汤渍食之。"
②盐豉：即豆豉，以盐和豆制成，古时用作调味品。

语译 百合病患者，一月后，仍不痊愈，并出现口渴者，外治用百合洗方。

阐述 本条只举洗方，内服药未详，属省文法，即百合病经久变渴之症。即曰：百合病，定有第一条所述脉证。还由于病情拖延时日，经久不愈，阴虚内热加重，伤及胃津，则出现口渴。此时独百合地黄汤未能奏效，故以百合洗方外治为辅方，当内外兼治。原文虽未明言结合内服药，但百合均为前诸误治症的主药，此则更不会有病增反药减之理。故内仍以百合地黄汤养阴清热，外则用百合洗方，渍水洗身。因皮毛与肺气相通，百合浸水洗其皮毛，可通其内，润养肺阴。还注意调理饮食，"洗已，食煮饼"，意在借小麦益胃生津之力。因盐豉伤津助渴，故"勿以盐豉"。

百合病，渴不差者，用后方主之。（七）

栝蒌牡蛎散方

栝蒌根、牡蛎熬等分

上为细末，饮服方寸匕①，日三服。

注释 ①方寸匕：匕，曲柄浅斗，状如今之羹匙。方寸匕，古代量取药末之器具，犹今之药匙。一方寸匕的量，为体积正方一寸之容量，其重量因药品的质量而异。

语译 百合病者，若有口渴之症，经内服外洗均不能获愈的，主治宜用栝蒌牡蛎散。

阐述 百合病患者，若口渴，且经内服外洗达一个月之久均无缓解的，说明本证口渴既突出又顽固，说明其热盛津伤较重。虚热不降，阴津不生，则口渴不愈，这时单用百合地黄汤很难奏效,应当在内服药的方基础上再用清热生津之品治之。

方中栝蒌根生津止渴,并能清肺胃之热;牡蛎质重,能敛降上浮之虚热,使之下行而不上灼阴津。全方共用,敛降虚热,津液渐回,口渴愈。

百合病变发热者一作发寒热,**百合滑石散主之。(八)**

百合滑石散方

百合一两(炙)①　滑石三两

上为散。饮服方寸匕,日三服。当微利者,止服,热则除。

注释　①炙:不作今之蜜炙,而作炒、烘、晒,使焦燥易于研末用。

语译　百合病者,若出现明显发热、发冷的,用百合滑石散主治。

阐述　百合病"变发热",表明本症已在原有病情的基础上发生了恶化,即由"如寒无寒,如热无热"发展为有明显的寒、热症出现,如手足心热、午后身热、小便赤涩短少不利等。是百合病经久不解,虚热久郁内盛,遂显露于外的缘故。所以,应养阴泄热,用百合滑石散治疗。

方中主药仍是百合,其润肺清热,并以滑石利尿清热为辅,导虚热从下而出。但阴虚不可过用分消,以免津液重伤,即小便畅利,虚热外达时,就当停药。

百合病见于阴者,以阳法救之;见于阳者,以阴法救之。见阳攻阴,复发其汗,此为逆;见阴攻阳,乃复下之,此亦为逆。(九)

语译　百合病,若有阴津虚偏重表现的,应用泄热法救其阴;反之,阳热突出的,又当以养阴法降其热。若见虚热之象,而误用苦寒攻下必使阴液耗伤,并加以辛温发汗,则是不符病情的误治法;若见到阴虚之症,反用辛温汗法助其燥热,并加以苦寒攻下,仍属不符病情的误治法。

阐述　本条是对百合病的治疗大法的总体论述,但由于对原文中"阴"、"阳"含义的理解不同,故分析原文具体内容时出现分歧。归纳起来,主要如下下三种:一、认为"阴"、"阳"分别是指阴津虚与阳热盛的症候;"阳法"、"阴法"即泄热与养阴之法。如徐忠可等。二、认为"阴"、"阳"分别是指症候的偏于表,还是偏于里;"阳法"、"阴法"是指清表与清里。如唐容川、陶葆荪等。三、认为"阴"、"阳"分别指阳虚阴盛与阴虚阳亢;"阳法"、"阴法"分指"温阳"、"养阴"。如魏念庭、吴谦等。由此可见,百合病是总以阴虚内热为病机特点,本篇共列方七符,但都不离养阴清热的大法,只是因兼变症不同而有所偏重。据此观点,原文中"阴"、"阳"宜作阴津虚偏重、阳热盛突出理解;"阳法"、"阴法"当分指泄热、养阴法。所以,原文前两句属正确治法,后两句为错误疗法。

(1)正确疗法:百合病"见于阴者",指阴虚津伤明显之症,若误下使阴液下夺者、病久伤津"渴不差"者。诸如此类,理应养阴生津,而燥热不解,则阴液难复,故当"以阳法救之",就是泄热之意。故用滑石清热利尿,栝蒌根清热生津,牡蛎敛降浮阳。百合病"见于阳者",指阳热突出之瘀,如汗后、吐后及"变发热"者。此阳热实乃阴虚之热,阴液不复,则虚热不退,故当"以阴法救之",就是养阴、顾阴之意。故用知母养阴润燥,鸡子黄滋阴养血。百合滑石散虽未另加养阴之品,但方后强调"当微利者,止服",同样体现了泄热应该顾阴的观点。

(2)错误疗法:"见阳攻阴,复发其汗,此为逆",即见阳热突出之症,不用养阴之法,却误用攻下法,更伤阴液;见其不愈,又复发其汗,则阴津重伤。这都是以实治虚的方法,故称"为逆"。"见阴攻阳,乃复下之,此亦为逆",即见阴虚偏重之症,不清降虚热,却误作表实证而辛温发表,致燥热更甚;见其不愈,乃复施攻下法,则重竭其阴,虚火更炽。这也是以实治虚的错误方法,故云"亦为逆"。

本条强调的是,百合病为阴虚内热,邪少虚多之症,当以补阴调阳为根本原则,切记误施汗下。

狐惑之为病,状如伤寒,默默欲眠,目不得闭,卧起不安,蚀①**于喉为惑,蚀于阴**②**为狐,不欲饮食,恶闻食臭,其面目乍赤、乍黑、乍白。蚀于上部**③**则声喝**④一作嗄**,甘草泻心汤主之。(十)**

甘草泻心汤方

甘草四两　黄芩三两　人参三两　干姜三两　黄连一两　大枣十二枚　半夏半升

上七味,水一斗,煮取六升,去滓再煎,温服一升,日三服。

注释　①蚀:即腐蚀。
②阴:指肛门、生殖器前后二阴。
③上部:指喉部。
④声喝:喝(yè 叶)指说话声音嘶哑或噎塞不利。

语译　狐惑病的症候,某些与伤寒病及其相似,如沉默欲睡却又不能闭目安寐,坐卧不宁等。若咽喉部溃烂的,名为"惑";前后二阴溃烂的,称作"狐"。患狐惑病者,不想饮食,甚至都不愿闻饮食物的气味。其面部与眼睛的色泽忽红、忽黑、忽白。咽喉部溃烂者,便声音嘶哑,用甘草泻心汤主治。

阐述　狐惑病是由于内蕴湿热,导致气机壅滞,血肉腐败而致,以咽喉部及前后二阴溃烂为特征。因湿热郁蒸,正邪相争,故发热恶寒,虽相似于伤寒病,但非伤寒。湿热蕴郁,扰及心神,患者虽沉默思睡,但不能闭目安寐,故表现为坐卧不宁。湿热阻遏脾胃气机,故不思饮食,甚至不愿闻饮食物的气味。因湿热久郁,伤及营血,邪正相争,故面目颜色忽红、忽黑、忽白。湿热蕴郁于上,导致血肉腐败者,其咽喉部溃烂,名为蚀"惑";湿热流注于下,引起前后二阴溃烂的,称为"狐"。由于咽喉部溃烂而声音嘶哑者,主治当用清热燥湿,解毒扶正的甘草泻心汤。

方中用生甘草清热解毒,并配以黄

芩、黄连苦降清热燥湿解毒；干姜、半夏辛开，既能燥湿，又可调畅气机；湿热久郁，必伤正气，故用人参、大枣益气养血，以扶正气。诸药共用，以达到湿化热清，气机调畅，邪去正复的目的。

蚀于下部则咽干，苦参汤洗之。（十一）

语译 蚕表现为前阴溃烂，咽喉干燥的狐病，用苦参汤熏洗可。

阐述 前阴乃足厥阴肝经所过之处，其经脉上循喉咙。湿热之邪浸淫肝经，流注于下，导致血肉腐败，即前阴溃烂；湿热邪气循经上冲，阻遏津液，即咽喉干燥。前阴部溃烂较明显，所以内服清热解毒药物的同时，应配以外治法，以清热燥湿解毒。用苦参煎汤，熏洗前阴，祛除湿热，毒疮愈。

雄黄熏方
蚀于肛者，雄黄熏之。（十二）
雄黄
上一味为末，筒瓦二枚合之，烧，向肛熏之。《脉经》云：病人或从呼吸上蚀其咽，或从下焦蚀其肛阴，蚀上为惑，蚀下为狐，狐惑病者，猪苓散主之。

语译 蚕同时兼见肛门溃烂的狐病，当用雄黄外熏。

阐述 本条"蚀于肛者"，是指在上两条病况的基础上，肛门同时溃烂者，是由于湿热毒邪流注于下，郁腐肛门所致。故在内服清热燥湿解毒药物的同时，又

用雄黄散外熏局部，以解毒燥湿。

病者脉数，无热①，微烦，默默但欲卧，汗出，初得之三、四日，目赤如鸠眼②；七、八日，目四眦③——本此有黄字黑。**若能食者，脓已成也，赤豆当归散主之。（十三）**

赤豆当归散方

赤小豆三升（浸，令芽出，曝干） **当归**适量
上二味，杵为散，浆水④服方寸匕，日三服。

注释 ①无热：指无寒热。
②鸠眼：鸠，鸟名，《说文》"鸠，鹘鸠也"，俗称斑鸠，其目珠色赤。
③四眦：眦(zì)眼角。四眦，指两眼内外眦。
④浆水：浆，酢也。《本草纲目》称之为酸浆，并引嘉谟云"炊粟米熟，投冷水中，浸五、六日，味酸，生白花，色类浆，故名。"此法现已少用。

语译 脉数，但无恶寒、发热表症的患者，心中会微微发烦，神情沉默欲睡，汗出。病人初病的三、四天，眼珠发红，好像斑鸠的眼睛。至七、八天时，两眼的内外眦呈现黑色，若此时病人能够饮食的，表明热毒蕴结血分，痈脓已成，故当用赤小豆当归散治疗。

阐述 狐蚕病本有恶寒发热之症，故前条云"状如伤寒"。但本症湿热已蕴结成毒，侵及血分，故曰"无热"，表明肌表没有发热恶寒的征象。热毒入里，内扰心神，故见"脉数"、"微烦"、"默默

但欲卧"。主藏血于肝,目开窍,热毒内扰血分,循肝经上炎,故目赤,如鸠眼。热毒蕴结血分,壅遏不解,以致热瘀血腐,渐则成脓,故至七、八天时,眼睛的四眦皆黑。因此时热毒蕴结于血分,相对减轻了对脾胃气机的影响,故病人此时"能食"。应该用清热渗湿,用化瘀排脓的赤小豆当归散治疗。

方中赤小豆利湿清热,解毒排脓;当归行血化瘀。用浆水送服,更助清热解毒之功。

阳毒之为病,面赤斑斑如锦纹①,咽喉痛,唾脓血。五日可治,七日不可治,升麻鳖甲汤主之。(十四)

阴毒之为病,面目青,身痛如被杖②,咽喉痛。五日可治,七日不可治,升麻鳖甲汤去雄黄、蜀椒主之。(十五)

升麻鳖甲汤方

升麻 二两　当归 一两　蜀椒(炒去汗)③ 一两　甘草 二两　雄黄 半两(研)　鳖甲 手指大一片(炙)

上六味,以水四升,煮取一升,顿服之,老小再服,取汗。《肘后》《千金方》:阳毒用升麻汤,无鳖甲,有桂;阴毒用甘草汤,无雄黄。

注释　①锦纹:本指华丽的花纹。此处形容面部有赤色的斑块,如同锦纹一样。

②身痛如被杖:杖,拷打之意。全句形容身体疼痛如同受过拷打一样难忍。

③去汗:即去水、去油。

语译　阳毒表现为患者面部有赤色斑块,似华丽的花纹,咽喉痛,并唾出脓血。此病症在发病五日之内,病情还较轻浅,易治疗;如果超过七天,病情加重,较难治。阳毒病用升麻鳖甲汤主治。

阴毒有面目发青的表现,身体疼痛难忍,且咽喉痛。阴毒同样是在五天之内较易治疗,若超过七日,病情恶化,较难治疗。阴毒病应该用升麻鳖甲汤去雄黄、蜀椒治疗。

阐述　阴、阳毒的成因,后世大都认为与感受疫疠之气有关。陈修园谓:"仲师所论阴毒阳毒,言天地之疠气,中人之阳气阴气……"(《金匮要略浅注》)。结合阴、阳毒,均以升麻为治疗主药,《本经》谓升麻"解百毒,辟温疾、障邪(一作瘴气邪气)"。故上述疗法可取。

阴、阳毒的辨证,是以病邪的深、浅,以及面部颜色的鲜明、隐晦为依据的。阳毒表现为"面赤斑斑如锦纹,咽喉痛,唾脓血"的症状。这是因为疫毒之邪伤及营分,病偏于里中之表,热迫营血外达,故面部出现赤色斑块,就像华丽的花纹。疫毒结聚咽喉,局部气血瘀滞,故咽喉痛。疫热毒盛,导致血肉腐败成脓,故唾脓血。阴毒以"面目青,身痛如被杖,咽喉痛"为特征。由于疫毒之邪侵及血分,导致血行瘀滞不畅,病偏血分之里,故局部出现面目青(面目青,实谓面部出现青黯色的斑块),全身剧烈疼痛、难忍。疫毒结聚咽喉,局部气血瘀滞,故咽喉痛。此病因疫毒而起,变化较快,且病涉营血,病情较重,所以要提前治疗,因疫毒之邪仍然有外达之机,故曰"五日可治",即易于治愈之意;若拖延时日,病邪深入,则难以驱邪外出,故曰:"七日不可治",意指难以治愈。具体的日数不必拘泥本篇,意在其强调早期治疗的精神实质。

由于本病由感染疫毒所致,故当清热解毒,疫毒伤及营血,可致血行瘀滞,故应滋阴行血,用升麻鳖甲汤化裁。方中升麻配生甘草清热解毒,用来祛疫毒之邪;鳖甲与当归滋阴行血,用来散血中之瘀;因阳毒病位在里中之表,故用味辛的蜀椒、雄黄,借其辛散之性,引疫毒之邪外出。阴毒病位在里中之里,疫毒之邪已经不是辛散所能透达的,故其法不可用,以免辛散耗血,伤及阴血。

疟病脉证并治第四

"疟",《说文》云:"寒热休作。"《释名》谓:"酷虐也,凡疾或寒或热耳,而此疾先寒后热,两疾似酷虐者也。"故疟病症候特点是,以寒战壮热、休作有时。因其发作时,寒战壮热,头身疼痛,患者十分痛苦,病势酷虐,而称为疟病。本篇所述疟病,包括了现代医学中疟疾的部分内容,而不局限于此。《内经》有专篇阐明疟病的病因病机、症候、分类及针刺的方法,本篇继承《内经》的理论,对疟病的病机、症状、脉象、分类、治法、转归等均有论述,并对温疟、牡疟、疟母立方遣药,至今,这些药方仍沿用不衰。条文字数虽少,但为后世辨证施治疟病奠定了基础。

师曰:疟脉自弦,弦数者多热;弦迟者多寒。弦小紧者下之差,弦迟者可温之,弦紧者可发汗、针灸也,浮大者可吐之,弦数者风发也①,以饮食消息②止之。(一)

注释 ①风发:"风",泛指邪气。因风为阳邪,易于化热,故此处"风发",实指热盛之疟病。
②消息:斟酌之意。

语译 老师说:疟病多见弦脉。如果弦而兼数,其病热重;弦而兼迟,其病寒重。疟病若见脉弦小紧的,用攻下法可;脉弦而迟的,可用温法;脉弦而紧的,可用汗法或针灸治疗;脉大的,涌吐法可;脉弦而数的,多为热盛,宜用饮食调理控制其发展。

阐述 因疟病邪涉少阳,而弦脉为少阳的主脉,故原文指出"疟脉自弦",揭示弦脉亦是疟病的主脉。但因体质有阴、阳、强、弱之别,感邪有轻重、兼挟之异,故疟病患有表、里、寒、热、上、下之别,其脉亦往往出现相应脉象。脉弦而数者,多表示热偏盛;脉弦而迟者,多为寒偏重。脉弦小紧者,为邪结在里,可酌用攻下法,用来祛除实邪,邪去病而愈。脉弦而迟者,为里有寒,可用温法;脉弦而紧者,乃表有寒,可用汗法,针灸亦可,以发散表寒;脉浮而大者,为邪偏在上,用吐法可;脉弦而数者,为里热偏盛,热盛能生风,故称:"风发也。"热盛易伤津,除药物治疗外,可酌情配合调理饮食,如选用梨汁、甘蔗汁、藕汁、西瓜汁等甘寒之品,以达生津清热,加强药物的目的。

病疟以月一日发,当以十五日愈,设不差,当月尽解;如其不差,当云何?师曰:此结为癥瘕①,名曰疟母,急治之,宜鳖甲煎丸。(二)

鳖甲煎丸方

鳖甲十二分(炙) 乌扇三分(烧) 黄芩三分 柴胡六分 鼠妇三分(熬) 干姜三分 大黄三分 芍药五分 桂枝三分 葶苈一分(熬) 石韦三分(去毛) 厚朴三分 牡丹五分(去心) 瞿麦二分 紫葳三分 半夏一分 人参一分 䗪虫五分(熬) 阿胶三分(炙) 蜂窠四分(炙) 赤硝十二分 蜣螂六分(熬) 桃仁二分

上二十三味,为末,取煅灶下灰一斗,清酒一斛五斗,浸灰,候酒尽一半,着鳖甲于中,煮令泛烂如胶漆,绞取汁,内诸药,煎为丸,如梧子大,空心服七丸,日三服。《千金方》用鳖甲十二片,又有海藻三分,大戟一分,䗪虫五分,无鼠妇、赤硝二味,以鳖甲煎和诸药为丸。

注释 ①癥瘕:概指腹中的痞块。癥指腹中积块,坚硬不移;瘕指腹中痞块,时聚时散。此处实着眼于癥。

语译 疟病若是阴历初一发病的,经治疗,一般半月内就可痊愈。若经过半月治疗仍未愈者,一个月之时亦应痊愈。若一个月后,疟病尚未愈的,又是什么病呢?老师说:由于病久正衰,疟邪与痰瘀互结于胁下,形成了癥块,称为疟母。应抓紧时间治疗,可选用鳖甲煎丸。

阐述 本条论述了三个问题,第一,是疟病的预后问题,认为主要与人体正气的强弱有关。原文通过列举时气的变更,影响人体正气的盛衰变化,以判断疟病的预后。若某月的初一得的疟病,半月后,应当痊愈。不愈者,一个月后也就该痊愈了。原因是,古人认为五日为一候,三候为一节气。人的生、老、病、死与自然气候息息相关,随着节气的更移,人身的营卫气血亦随之不断地更新、充沛。正气旺盛,邪气自然外出,故病会不治而愈。但我们不必拘泥于原文的"十五日"、"当月"等具体的数字,主要是领会其重视正气的思想,发现病变及早治疗。第二,疟母的形成,与病久正衰,疟邪不解有关。因误治或失治,疟病很久不愈,反复发作,而形成正气渐虚,疟邪不去,影响气血的运行,时间久了,就容易形成痰瘀,疟邪与痰瘀互结,聚于胁下,形成癥块,即所谓的疟母。第三,疟母的治疗:从其形成过程可以了解到,疟母是正虚邪实之症,如果没有得到有效、及时的治疗,疟邪易与痰瘀锢结而难解,正气日损,易有他变,故应"急治之"。根据《素问·至真要大论》"坚者削之"及首篇"随其所得而攻之"的宗旨,予鳖甲煎丸扶正祛邪,软坚化痰,活血化瘀。方中鳖甲软坚散结,并除寒热;灶下灰消癥化积,二药共用,可软坚消症。桃仁、丹皮、芍药、紫葳(即凌霄)、赤硝、大黄、䗪虫、蜣螂、鼠妇、蜂窠破血逐瘀。乌扇(即射干)、葶苈、半夏、厚朴、柴胡用来消痰理气。瞿麦、石韦通利水道。干姜、桂枝、黄芩主要调解寒热。人参、阿胶补益气

疟病脉证并治第四

血。清酒能通血脉,诸药合用,消散痰瘀,恢复正气,不给疟邪机遇,故其病自愈。

师曰:阴气孤绝,阳气独发,则热而少气烦冤①,手足热而欲呕,名曰瘅疟②。若但热不寒者,邪气内藏于心,外舍分肉之间,令人消铄③脱肉。(三)

注释 ①烦冤:即烦闷不舒。
②瘅疟:瘅(dān),《广韵》"瘅,火起貌",通"燀"炽热炎热之意。瘅疟指邪热炽盛,但热不寒的一种疟病。
③消铄:铄(shuò),意指消损。

语译 老师说:平时,身体阴虚阳盛的人,患疟病时,就容易阴液愈亏而阳热偏盛,所以有高热、短气、烦闷不适,手足发热,时时想呕的症状,此乃瘅疟。其症高热而无明显恶寒,这是因为邪热内伏于心,外留于肌肉之间的缘故,时间长了人体的肌肉易消损。

阐述 本条原文出自《素问·疟论》。言瘅疟与阴津亏虚的成因是"阴气孤绝,阳气独发",与阳热亢盛的体质有关。"邪气内藏于心,外舍分肉之间"是指其病机为邪热充斥人体的表里内外,故导致以下诸病变:邪热炽盛,故但热不寒;壮火食气,故少气;邪热内扰胸中,故心中烦闷不舒;四肢为诸阳之本,阳热亢盛,故手足发热;邪热扰胃,胃失和降,故时想呕吐;因热盛,则阴伤液耗,故病人肌肉受到消损。

温疟者,其脉如平,身无寒但热,骨节疼烦,时呕,白虎加桂枝汤主之。(四)

白虎加桂枝汤方

知母六两　甘草二两(炙)　石膏一斤
粳米二合　桂枝(去皮)三两

上剉,每五钱,水一盏半,煎至八分,去滓,温服,汗出愈。

语译 温疟患者,其脉象与正常人的平脉没有太大差别,浑身发热而恶寒较轻,关节疼痛剧烈,时有呕吐,用白虎加桂枝汤主治。

阐述 对温疟病人"其脉如平",后世看法不一:一种认为指脉不弦,但亦非常人的平脉,如《金匮要略指难》;一种认为指如平常疟病患者的脉象,即弦脉,如《金匮要略本义》;一种认为指脉同于常人,如《金匮要略心典》等。根据临床经验发现,温疟发作时脉多见弦数,未发病或发病之后,脉象很似常人,故"其脉如平",后人应灵活对待。原文"无寒"实指里寒不明显,从"骨节疼烦"一症及用本方"温服""汗出愈"的方后注可以说明,本症是表症兼微寒。本症用白虎加桂枝汤主治,可见温疟是里热炽盛,表兼寒邪之症。故其寒热的特点是发热重而恶寒微。寒在肌表,故骨节疼痛剧烈;邪热犯胃,故时想呕吐。宜用清热解表法治疗,选白虎加桂枝汤为方。

其中白虎汤清热生津,以泄里热;桂

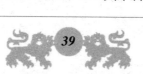

枝解肌发表,以散表寒。里热清,表寒解,则温疟自愈。

疟多寒者,名曰牝疟①,蜀漆散主之。(五)

蜀漆散方

蜀漆(洗去腥)　云母(烧二日夜)　龙骨等分

上三味,杵为散,未发前以浆水服半钱。温疟加蜀漆半分,临发时服一钱匕。一方云母作云实。

注释　①牝疟:牝(pìn)本指雌性鸟兽。此处指以寒为主的一种疟病。《医方考》云:"牝,阴也,无阳之名,故多寒名牝疟。"

语译　疟病发作时寒多热少者,即牝疟,用蜀漆散主治。

阐述　虽然疟病的主特点是寒热往来,但因体质因素的差异,疟病寒热轻重也有所不同。素体阴虚、热盛者,感邪后易从阳化热化燥,故其热偏重,如温疟、瘅疟即属此类;素体阳虚、偏寒者,感邪后易从阴化寒,故其寒偏重,如牝疟。原文称本症"多寒",既包括了病机上以寒为主,亦指症状上寒多热少。牝,本指雌性鸟兽,属阴,寒亦属阴,故本证以牝疟为名。究其所成,由于素体阳虚,兼痰饮阻遏,致阳气不能外达,留于阴分者多,而并于阳分者少。方为祛痰通阳截疟,用蜀漆散主治。

方中蜀漆能祛痰截疟,云母、龙骨

助阳扶正、安神镇惊。本方的疗效与服药时间有很大关联,故方后注云:"未发前以浆水服半钱。"而《素问·刺疟篇》中早就有"及治疟,先发如食顷乃可以治,过之则失治"的注解。故对服药时间地掌握与疟病的治疗是密切相关的。

【附方】

牡蛎汤:治牝疟。

牡蛎四两(熬)　麻黄四两(去节)　甘草二两　蜀漆三两

上四味,以水八升,先煮蜀漆、麻黄,去上沫,得六升,内诸药,煮取二升,温服一升。若吐,则勿更服。

阐述　本方主治寒偏盛的牝疟,故用蜀漆祛痰截疟,牡蛎消痰散结,麻黄发越阳气,宣散外寒,甘草调和诸药。此方一并达到化痰截疟,宣阳散寒的目的。寒痰内结,兼挟外寒之疟病,亦宜用此方。

柴胡去半夏加栝蒌根汤:治疟病发渴者,亦治劳疟①。

柴胡八两　人参、黄芩、甘草各三两　栝蒌根四两　生姜二两　大枣十二枚

上七味,以水一斗二升,煮取六升,去滓,再煎,取三升,温服一升,日二服。

注释　①劳疟:指久疟不愈,反复发作,以致气血虚弱之疟病。

阐述　因疟病邪涉少阳,所以可用和解少阳的小柴胡汤化裁治疗疟病。因热盛津伤出现口渴,故将方中辛燥的半

夏去掉,而加入易以生津润燥的栝蒌根。全方具有和解少阳,清热生津之效,适宜于邪在少阳,热盛津伤的疟病。因方中有参、草、枣益气补中,栝蒌根生津润燥,寓扶正祛邪之功,故疟久不愈,邪实正虚的劳疟也可用此方。

柴胡桂姜汤

治疟寒多微有热,或但寒不热。服一剂如神。

柴胡半斤　桂枝三两(去皮)　干姜二两
栝蒌根四两　黄芩三两　牡蛎三两(熬)
甘草二两(炙)

上七味,以水一斗二升,煮取六升,去滓,再煎,取三升,温服一升,日三服。初服微烦,复服汗出便愈。

阐述　原文指出本症的特点是"寒多微热",甚或"但寒不热",意在指出本症属于寒偏重之疟病。故方用柴胡配黄芩和解表里,桂枝辛散表寒,干姜温散里寒,并合炙甘草辛甘化阳,振奋阳气,栝蒌根生津润燥,牡蛎散少阳之结邪。此方可达到和解少阳,散寒通阳的目的。方后注云:"初服微烦。"是服药后,寒邪将去,阳气欲通之象。此时应继续服药,直到"汗出"获愈止。

中风历节病脉证并治第五

本篇主要论述了中风、历节的病因、病机,以及辨证施治的方法。中风症候的主要特点为突然昏倒、不省人事,继而口眼歪斜、半身不遂。本篇提出其病因多与正气亏虚,感受外邪相关联,属杂病类。本病与《伤寒论》太阳中风名同实异,太阳中风为外感风邪,主症为发热汗出、恶风、脉浮缓,属外感病范畴。历节病是因正气亏虚,外感风寒湿邪所致。疼痛遍历关节,屈伸不利,关节肿大变形,为其主症。

因形成中风与历节,其内因皆为正气方虚,外因为感受风邪;在症状上,都有肢体功能障碍的表现,即中风半身不遂,历节关节疼痛屈伸不利。故仲景将这两种疾病合为一篇加以论述,以便比较、认识。

夫风之为病,当半身不遂①,**或但臂不遂者,此为痹。脉微而数,中风使然。**(一)

注释 ①半身不遂:指一侧肢体不能随意运动。

语译 凡属中风病,皆应出现半身不遂的症状。但有患者表现为一侧手臂不能随意活动,这是风寒湿三气杂至的痹证,不是中风。因中风属于正虚邪实之病,故可见微而数的脉象,脉微主正虚,脉数主邪盛。

阐述 中风者,均有半身不遂的主要症状,这是由于气血亏虚,瘀血阻络所致。它区别于痹症所致的某一侧上臂(或下肢)的不能随意运动的症状,后者是因风寒湿痹阻经脉而成。微而数的脉象揭示了中风的成因,脉微表示气血不足,是正气虚的反映;脉数表示病邪有余,是邪实之症。因此,正虚邪实是中风病的根源。对条文中"但臂不遂,此为痹"一句,后世注家看法不同,一种认为是说明中风与痹证的鉴别,如尤怡、沈明宗等;一种认为"但臂不遂"是指中风症状的表现有轻重之分,"此为痹"体现了中风病总的病机是营卫瘀阻,如喻嘉言、张璐等。二说虽各有千秋,但根据《灵枢·寿夭刚柔篇》有关"风"与"痹"的论述"病在阳者名曰风,病在阴者名曰痹,……病有形而不痛者,阳之类也,无形痛者,阴之类也",阐述了风病属阳,痹证属阴,前者有形症而不痛,后者无形症而痛。此处"风"与"痹"对举。亦符合《内经》的宗旨。结合临床经验,中风半身不遂且麻木不仁,但无痛;而痹症肢体局部疼痛明显,局部运动功能且受限,也与《内经》的认识一致。所以,我们认为此处前说更为符合仲景原意。

寸口脉浮而紧,紧则为寒,浮则为虚;寒虚相搏,邪在皮肤;浮者血虚,络脉空虚;贼邪不泻①,或左或右;邪气反缓,正气即急,正气引邪,㖞僻不遂②。

邪在于络,肌肤不仁;邪在于经,即重不胜;邪入于腑,即不识人;邪入于脏,舌即难言,口吐涎。(二)

注释 ①贼邪不泻:贼邪,即虚邪贼风之意,代指外邪。泻,外出。此句意为外邪侵入人体后不能外出。

②㖞僻不遂:指口眼歪斜,不能随意运动。

语译 寸口脉浮而紧的,是有寒邪者,其浮提示正气虚。正气亏虚之人兼感外邪,其外邪先滞于肌肤,又由于络脉气血亏虚,正气无力祛邪,故外邪深入络脉而不能外达,邪气滞留于人体的左侧或右侧。可见,病邪侵犯的一侧,因邪气损伤经脉,故表现为弛缓状态,未受病邪侵犯的一侧,就相对拘急一些,因健侧牵引患侧,故表现为口眼歪向健侧,而转侧不利。

病邪侵犯络脉,肌肤麻木不仁;病邪侵入经脉,肢体沉重无力;若病邪深入脏腑,则出现神昏、语寒难言、口吐涎等危候。

阐述 原文第一自然段主要阐明中风的病因、病机及口眼歪斜的机理。寸口脉浮而紧的脉象,说明了中风病的形成的内因是血气虚少为,外因是风寒外中。因营卫气血虚,脉络不充,故脉浮而无力;寒邪外束肌表,故脉紧。正气亏虚,无力御邪,以致人体的肌表僟外邪乘虚侵犯。络脉营血亏少,空虚不充,邪随虚处而留着,故外邪滞留其中而不得外出。无论病邪侵犯人体的哪一侧,皆会引起络脉的气血瘀滞,致其筋脉肌肉正常的功能缓丧,而不用,呈现弛缓状态;若有一侧络脉气血运行正常,筋脉肌肉功用正常,故相对表现为紧张状态,紧张的一侧牵引弛缓的一侧,所以出呈现口眼歪斜向未病的一侧的症状,即口眼歪斜形成的机理。

第二自然段是辨证中风病位深浅。根据经脉瘀阻的轻重程度以及病位的深浅不同,张仲景将中风分为中经络、入脏腑。络脉表浅且细小,布于肌肤,邪中于络,络脉瘀滞,则肌肤失去营卫气血的濡养致麻木不仁,其病情轻浅,为"在络"。经脉在里且粗大,与筋骨相连,邪中于经,气血循行受阻,筋骨肌肉皆失所养,故肢体沉重活动不能自如,其病情较深重,为"在经"。对"邪入于腑"中"腑"的确切部位,后世注家看法不同,一种认为指胃者,如赵以德、喻嘉言等;一种认为指脑者,如沈明宗等。根据《伤寒论·阳明病篇》212条阳明腑实重症可呈现"不识人"之象。以及《内经》中对脑的病状描述主要体现为"髓海不足,则脑转耳鸣,胫痠眩冒,目无所见",故我们认为仲景原意为前说。因胃络通于心,邪实阻

中风历节病脉证并治第五

滞胃腑,通降失司,浊气上干,蒙闭心神,故出现神志昏迷,不认识人的症候。其症情较在经络深重,称为"中腑"。"邪入于脏",主要是邪干及心致心失所主,其窍不利,故舌强、言语不清,口中流涎。其实,此时的神昏不识人,因入脏重于入腑,入腑时就已见"不识人",入脏更如此,仲景未言,实属省文句法。

侯氏黑散:治大风①四肢烦重②,心中恶寒不足者。《外台》治风癫。

菊花四十分　白术十分　细辛三分
茯苓三分　牡蛎三分　桔梗八分　防风十分
人参三分　矾石三分　黄芩五分　当归三分　干姜三分　芎䓖三分　桂枝三分

上十四味,杵为散,酒服方寸匕,日一服,初服二十日,温酒调服,禁一切鱼肉大蒜,常宜冷食,六十日止,即药积在腹中不下也。热食即下矣,冷食自能助药力。

注释　①大风:古代证候名。
②烦重:烦,甚也,《周礼·秋官·司隶》"邦有祭祀宾客丧纪之事,则役其烦辱之事",郑玄注"烦,犹剧也。"烦重,形容四肢极其沉重。

语译　侯氏黑散,主治四肢沉重、中阳不足、胸脘感觉怕冷的大风病症。

阐述　此条文法区别于仲景惯用体例,故后世注家对此看法异同:如尤怡认为此乃宋·孙奇所附;而《直解》、《金鉴》等书则干脆删节不载;而丹波元简却认为此条实是隋、唐医家为仲景方的附录。根据隋、唐时期有关医书,如《诸病源候论》、《外台秘要》的记载,丹波元简的见解有一定道理。尽管该方的原始出处仍有争议,但根据前面条文对中风病因、病机的诠释,以及本方在临床实验中的确实案例(如《古方新用》),故对其的论述还是非常必要的。

对于"大风",沈明宗等人认为,指风邪直中脏腑,徐忠可等人认为,是风邪侵入四肢,渐欲波及于心。结合上条对邪在经络、入脏腑的辨证,以及本方的药物组成和功效,徐氏之说更为妥。正气亏虚,气血不足,风寒外邪则易于乘虚侵袭。邪阻经络,气血循行受阻,筋骨、肌肉失于温养,故感觉四肢特别重滞;脾胃阳虚,故胸脘部感觉畏冷。故治疗此病,用侯氏黑散。

方中用防风、菊花、桂枝、桔梗、细辛疏风解表,以祛外邪;人参、白术、茯苓、干姜温中益气,补虚弱的中阳;川芎、当归活络养血;此病虽无明显热象,但风为阳邪,易从阳化热,故用黄芩泄热;牡蛎、矾石以消痰。诸药共奏解表祛风、补养气血,兼能消痰活络之功,适宜于气血不足、外受风邪、兼中阳不足,以及痰浊之中风轻症。

寸口脉迟而缓,迟则为寒,缓则为虚;营缓则为亡血①,卫缓则为中风。邪气中经,则身痒而瘾疹②,心气不足③,邪气入中,则胸满而短气。(三)

注释　①亡血:此处指血虚。

②瘾疹：即风疹块瘩，表现为皮肤上突然出现大小不等的团块，时隐时现，甚痒。

③心气不足：指胸中心肺正气不足。

语译 寸口脉迟缓，脉迟说明有外寒，脉缓提示正虚；沉而缓是营气不足，多致血虚；浮而缓是卫气不足，易受风邪。正气不足，经脉受外邪侵扰，见身痒、瘾疹等病症；若心肺气虚，外邪乘虚深入，则有胸满、短气等症状。

阐述 本条借迟而缓的脉象，说明中风的内因。寸口脉迟而缓，迟脉多主寒，结合前面第二条，说明紧脉是因外受风寒，此处"迟则为寒"当为风寒外袭之意。缓脉表示正气不足，浮缓主卫气虚，沉缓示营血虚。因营卫气血不足，肌表不固，故易招致风寒外邪，正气不能抗邪，便可形成中风病。经络受风寒外邪侵犯，若正气尚强，病邪阻滞于经脉，郁遏营卫，可引起皮肤瘙痒，风性主动，其性易变，所以出现瘾疹。若正气不足，心肺气虚，病邪则乘虚内入，壅遏胸中的阳气，则有胸满、短气之症。

风引①汤：除热瘫痫②。

大黄、干姜、龙骨各四两 桂枝三两 甘草、牡蛎各二两 寒水石、滑石、赤石脂、白石脂、紫石英、石膏各六两

上十二味，杵，粗筛，以韦囊③盛之，取三指撮，井花水④三升，煮三沸，温服一升。治大人风引，少小惊痫瘈疭⑤，日数十发，医所不疗，除热方。巢氏云：脚气宜风引汤。

注释 ①风引：即风痫掣引，俗称抽搐。

②瘫痫：瘫即俗称风瘫，指半身不遂；痫指癫痫。

③韦囊：古时用皮革制成的药袋。

④井花水：清晨最先汲取的井泉水。

⑤惊痫瘈疭：瘈为筋脉拘急，疭为筋脉弛缓，瘈疭指抽搐。惊痫是小儿痫证的一种，瘈疭是其症状。

语译 风瘫及癫痫出现抽搐者，用风引汤主治。

阐述 本方以主治症状命名，明确其治疗范围是热性的瘫证、痫证，从而阐明本方主治瘫及痫的病机，是阳热亢盛，风邪内动。故用清热熄风之法治疗，方选风引汤。

方中牡蛎、龙骨潜阳熄风，赤白石脂、紫石英镇惊安神；石膏、滑石、寒水石清热散火，大黄导热下溢。因处方中诸多寒凉重坠之品克伐脾胃，故配伍干姜、桂枝辛温运脾，甘草调和诸药，使脾胃免受伤害。无论是表现为半身不遂瘫症的大人中风，还是惊痫而见四肢抽搐的小儿，只要属热盛动风者，皆可选用本方。

防己地黄汤

治病如狂状，妄行①，独语不休②，无寒热，其脉浮。

防己一钱 桂枝三钱 防风三钱 甘草二钱

上四味，以酒一杯，浸之一宿，绞取汁，生地黄二斤，㕮咀，蒸之如斗米饭久，以铜器盛其汁，更绞地黄汁，和，分再服。

注释 ①妄行:指行为反常。
②独语不休:不停地自言自语。

语译 防己地黄汤,主治狂躁不宁,行为反常,自言自语不休,脉浮,但不恶寒发热的病症。

阐述 本药方仅五味药,但轻重、主次分明。其中防己、防风能祛风胜湿;桂枝配甘草,并经酒浸,温通血脉。前四药量均小,唯地黄一味量独重,取其蒸制后入药,可滋补力强,滋阴养血。诸药共用,共凑滋养阴血、祛风湿、通血脉之效。心血不足,外邪乘虚侵袭而致的脉络闭郁,心失所主者及行为反常,自言自语不休,神志狂躁不宁等症,均可用此方。其脉虽浮,但没有出现恶寒发热的表症,表明病不在表,是血虚脉络空虚的征象,故必浮而无力。其病始于乘正虚不足,外邪入中,应以养血扶正为主,以祛风胜湿、温行血脉为辅。

头风①摩②散方

大附子一枚(炮) 盐等分

上二味为散,沐了③,以方寸匕,摩疾上,令药力行。

注释 ①头风:指日久不愈,时发时止的头痛头眩病症。
②摩:是涂搽外敷的意思。
③沐了:即洗头完毕。

阐述 头风多由外袭风寒、经络痹阻所致。特点为,发作性的头痛、头眩,遇风寒加剧。故用头风摩散祛风、散寒、止痛。

方中附子辛热,能祛风散寒止痛。因病情反复发作,邪多入络,故用盐之咸寒,以引药入血分。用外治之法,其效更佳,且无辛热升火助风之弊。

寸口脉沉而弱,沉即主骨,弱即主筋,沉即为肾,弱即为肝。汗出入水中,如水伤心①,历节黄汗出,故曰历节。(四)

注释 ①如水伤心:心主血脉,如水伤心,犹言水湿伤及血脉。

语译 寸口脉沉而弱,沉脉主骨病,肾主骨,故沉脉实说明肾亏;弱脉主筋病,肝主筋,故弱脉实反映肝虚。本肝肾亏虚,又在汗出之时,沐浴冷水,致湿寒由汗孔而入,流注筋骨、肌肉,伤及血脉,故全身诸多关节疼痛,且关节肿胀局部有黄水溢出,称为"历节病"。

阐述 原文以寸口脉沉而弱解释了历节形成的内因。"寸口脉",即指关尺,"沉而弱"表示其脉重按始得,且按之无力,即里虚不足的迹象。那么虚在何脏呢?"沉即主骨,弱即主筋,沉即为肾,弱即为肝",仲景明示虚在肝、肾二脏。因肾藏精,在体主骨,肝藏血,在体主筋,脉沉而弱,说明肝肾精血亏虚,精血不能充养筋骨,外邪乘机侵袭,这是发生历节病的内在因素。本肝肾已不足,筋骨虚弱,若又值汗出腠理开泄之际,沐浴、从事水中作业或淋雨,致水湿寒冷之邪乘腠理开疏之际而侵入人体。感寒则肌肤收引,腠理郁闭,汗不得出,邪不可外出。寒湿浸淫筋骨,流注关节,伤及血脉,阻滞经脉气血的运行,故历节疼痛,痛处肿大的历节病形成。若寒湿郁久化热,湿热郁蒸于骨节之间,则关节疼痛的局部伴有黄汗溢出。"如水伤心",可理解为水湿伤及血脉,是血脉为心所主的原因。水湿之邪侵及筋骨关节,进而伤及血脉,导致气血循行不畅,故称为"如水伤心"。历节病与黄汗病虽皆有黄汗出,但汗出的成因与范围不尽相同。由于湿热郁蒸于骨节之间,故历节病可于关节肿痛处兼见局部出黄汗;因为湿热郁于肌腠,故黄汗病以全身性的黄汗出为主症,并可见四肢头面肿等症状,其详症"水气病篇"中有详细阐述。

跌阳①**脉浮而滑,滑则谷气实,浮则汗自出。(五)**

注释 ①跌阳:为胃脉,在足背上五寸骨间动脉处,即足阳明胃经的冲阳穴。

语译 足背跌阳脉浮而滑者。滑,表明胃中谷气实而有热;浮,揭示里热外越,蒸发津液外泄,故汗自出。

阐述 跌阳脉主胃,辨别胃功能的正常与否。"跌阳脉浮而滑"是指跌阳脉往来流利,轻取即得。跌阳脉滑,表示胃有实热,故"滑则谷气实"。对此,后世注家大多没有歧义。但对后句"浮则汗自出",注家看法不一。如尤怡、沈明宗等认为是复感风邪所致;高学山则认为是里热外蒸之象。根据《金匮》脉学的观点,同一种脉象,若显现的部位及相兼脉不同,其主病亦有别。若脉浮于寸口,有在前主表与在后主里的区别;而浮于跌阳,又有"浮则为虚"(《呕吐哕病篇》第五条)与"浮即为气……气盛则溲数"(《消渴小便不利病篇》第二条)之别。本条浮脉与滑脉相并,并显现于跌阳脉,故以高氏看法更为符合仲景原意。此乃跌阳脉浮,为里热外越之象,胃热蕴蒸,津液外泄,故有"浮则汗自出"之说。若值此汗出腠理空疏之时,入风或水中,内热与外邪就会相搏,亦可发为历节。故历节发病的重要条件,即汗出腠理开泄。

少阴①**脉浮而弱,弱则血不足,浮则为风,风血相搏,即疼痛如掣。(六)**

注释 ①少阴脉:包括手少阴神门脉,在掌后锐骨端陷中;足少阴太溪脉,在足内踝后五分陷中。

语译 少阴脉浮而弱,弱脉示阴血不足,浮脉示外受风邪,风邪乘阴血之虚侵袭筋骨关节,导致关节如抽掣般疼痛,遂为历节病。

阐述 对此处少阴脉,有多种看法,有认为诊太溪少阴肾脉者,如程云来;亦有认为诊神门手少阴心脉者,如《金鉴》；还有认为左尺脉者，如徐忠可。根据仲景三部诊法的脉学规律，结合上文分别诊及寸口脉、趺阳脉。本条宜诊太溪足少阴肾脉与神门手少阴心脉。因少阴脉分别主候心、肾，少阴脉弱，故心肾阴血不足，故云："弱则血不足"；脉浮提示外有风邪，故"浮则为风"。因阴血先虚，风邪乘虚而入，由表侵及血脉，正邪相互搏结，导致经脉痹阻，气血瘀滞，故关节不能屈伸抽掣般疼痛。本症虽无具体疗法，但究其病机，应主养血，兼以祛风，因为"治风先治血，血行风自灭。"

盛人①脉涩小，短气，自汗出，历节痛，不可屈伸，此皆饮酒汗出当风所致。（七）

注释 ①盛人：指外形肥胖的人。

语译 外形肥胖者，若出现涩小的脉象，且伴有短气、自汗、关节疼痛屈伸不利的症状，皆因嗜酒过度，复加汗出感受风邪所致。

阐述 外形肥胖者，若其气血充沛、身体壮实，其脉当滑大。今现涩小的脉象，说明此为形盛气衰之体，其外看似有余，其内实则已不足。由于气虚不足，腠理不固，故短气、自汗。卫虚汗出，腠理空疏，外风易致。且肥胖者，湿本偏盛，嗜酒则更助其湿。若酒后出汗，又被风邪所袭，故风湿内外相搏，留滞于筋骨关节之间，气血运行受阻，遂致历节疼痛，不能屈伸。

诸肢节疼痛，身体尪羸①，脚肿如脱②，头眩短气，温温③欲吐，桂枝芍药知母汤主之。（八）

桂枝芍药知母汤方

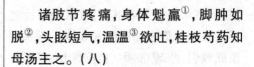

桂枝四两　芍药三两　甘草二两　麻黄二两　生姜五两　白术五两　知母四两　防风四两　附子二枚（炮）

上九味，以水七升，煮取二升，温服七合，日三服。

注释 ①身体尪羸：尪，《博雅》"大也"，羸，《说文》"瘦也。"此处尪羸连用，作为偏义复词，只偏用"羸"的意义，指身体瘦弱。沈氏、尤氏、《金鉴》本俱作"尪羸"，尪（wāng汪）亦即身体瘦弱之意。

②脚肿如脱：形容两小腿肿胀，且又麻木不仁，似乎和身体要脱离一样。

③温温：作蕴蕴解，指心中郁郁不舒。

语译 有多处关节疼痛，身体消瘦，两脚肿大的症状，头眩，短气，心中郁郁不舒，时有呕吐之感，宜用桂枝芍药知母汤治疗。

阐述 风湿侵袭，留滞于筋骨关节之间，导致气血循行不畅，故全身多处关节疼痛；风湿郁久化热，耗气伤阴，肌肉不充，故身体日渐消瘦；湿浊下注，不得外出，故两脚肿大；湿邪内蕴，气机升降受阻而短气；清阳不升，故头眩；湿邪扰胃，胃失和降，故蕴蕴欲吐。风湿化热伤阴，阴虚则内热，故本症无发热之象。此属风湿留滞不去,郁久化热伤阴,筋脉痹阻之历节病。治当邪、正兼顾,祛风除湿,通阳宣痹,佐以清热养阴。

方用桂枝芍药知母汤,桂枝与附子通阳宣痹,散寒温经;桂枝配麻黄、防风,祛风散表湿;白术健脾燥里湿;知母、芍药益阴清热;生姜降逆止呕;甘草和胃调中。本方妙在寒温并行、邪正兼顾。

味酸则伤筋,筋伤则缓,名曰泄。咸则伤骨,骨伤则痿,名曰枯。枯泄相搏,名曰断泄。营气不通,卫不独行,营卫俱微,三焦无所御①,四属断绝②,身体羸瘦,独足肿大,黄汗出,胫冷。假令发热,便为历节也。(九)

注释 ①御:作统领、统驭解。

②四属断绝:指皮、肉、脂、髓四者得不到精气血的充养。

语译 嗜爱酸味的人则伤筋,筋伤则弛缓不用,称之为"泄";嗜爱咸味者则伤骨,骨伤则痿软无力,称之为"枯";肝肾俱虚,筋骨痿软,则称为"断泄"。营虚不濡,卫虚不煦,营卫俱衰,则三焦功能失职,而肢体的皮、肉、脂、髓失去充养,故全身消瘦,唯两足肿大。若两胫发冷,浑身出黄汗,属于黄汗病;两胫发热,关节局部出黄汗的,则属历节病。

阐述 原文分两部分理解,第一部分自"味酸则伤筋"至"独足肿大",论述偏嗜酸咸损伤肝肾,导致历节病的形成。适宜的五味饮食,养人;偏嗜五味之一的,伤人。酸味本能补肝,若量过而伤肝。肝藏血主筋,肝伤则血泄不藏,筋脉失养,导致弛缓不用,故称之为"泄";咸味本能益肾,过食咸而伤肾,肾藏精而主骨生髓,肾伤则精髓不生,骨失充养,以致骨痿软不任,故为"枯"。可见,偏嗜酸、咸,终致肝、肾俱伤,精血虚亏。筋骨失养则痿软无用,故云:"枯泄相搏,名曰断泄"。肝肾既虚,久则精血衰少,累及营卫气血亦不足。营、卫俱虚,不能濡养、温煦全身,肢体的皮、肉、脂、髓充养不足,故身体逐日消瘦。三焦气化失司,决渎失职,致湿浊不去,反而流注于下,所以只有两足肿大。

第二部分:以"黄汗出,胫冷"至"便为历节也",主要用以区别黄汗与历节。历节病与黄汗病均出黄汗,但前者两胫发热,后者两胫发冷。此外,关节肿痛处出黄汗为历节病,而全身出黄汗则为黄汗病,且关节无肿痛,皆可为辨。

病历节不可屈伸,疼痛,乌头汤主之。(十)

乌头汤方

治脚气疼痛,不可屈伸。

麻黄、芍药、黄芪各三两　　甘草二两(炙)　川乌五枚㕮咀,以蜜二升,煎取一升,即出乌头

上五味,㕮咀四味,以水三升,煮取一升,去滓,内蜜煎中,更煎之,服七合。不知,尽服之。

语译 乌头汤主治,关节疼痛剧烈,

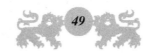

中风历节病脉证并治第五

屈伸不便的历节病。

阐述 因寒湿流注筋骨关节，而阳气痹阻，气血凝滞，故关节疼痛剧烈，屈伸不便。治当温经散寒，除湿宣痹，方用乌头汤。

方中乌头温经散寒止痛，麻黄宣散透表，以祛除寒湿；芍药行血宣痹，并配甘草以缓急舒筋；黄芪益气并助麻黄以通阳；蜜煎乌头，既能缓解其毒性，又协甘草调和诸药。诸药相配，使寒湿邪去而阳气宣通，关节疼痛自除，屈伸自如。

乌头有毒，运用时须掌握适当的剂量与煎服法。如服乌头汤后，有唇、舌、肢体麻木，甚至昏眩、吐泻症状，此时须加注意；若脉搏、呼吸、神志等方面没什么变化的，是"瞑眩"的反应，是有效之征；若服后呼吸急促、心跳加快，脉搏有间歇，甚至神志昏迷的，则为中毒反应，须采取措施，立即抢救。

矾石汤：治脚气冲心①。

矾石二两

上一味，以浆水一斗五升，煎三五沸，浸脚良。

注释 ①脚气冲心：是指脚气病而见心悸、气喘、呕吐诸症者。

阐述 脚气病，表现为脚、腿肿胀疼痛，或以软弱无力，麻木不仁为特点，严重时为脚气冲心，出现心悸、气急、胸中胀闷、呕吐等症。此是由心阳不振，脾肾两虚所致，脾虚水湿不运，肾虚气化失常，以致湿浊内盛，并乘心阳之虚上冲于心，故见以上诸症。用矾石汤外洗，以燥湿降浊，清热解毒。

【附方】

《古今录验》①续命汤：治中风痱②，身体不能自收持，口不能言，冒昧不知痛处，或拘急不得转侧。姚云：与大续命同，兼治妇人产后出血者，及老人小儿。

麻黄、桂枝、当归、人参、石膏、干姜、甘草各三两 芎䓖一两 杏仁四十枚

上九味，以水一斗，煮取四升，温服一升，当小汗，薄覆脊③，凭几坐，汗出则愈；不汗，更服。无所禁，勿当风。并治但伏不得卧，咳逆上气，面目浮肿。

注释 ①《古今录验》：书名，佚。

②痱（féi肥）：病名，又称风痱、中风痱。以身体活动不能自如及不知痛痒为主症。

③薄覆脊：以薄衣、被覆盖脊背。

语译 《古今录验》续命汤，主治因外受风邪而致的痱病。患者身体弛缓不能自如活动（或拘急不能自转侧），且口不能言语，昏冒不知痛痒。

阐述 本条痱病的症候与《灵枢》所论痱尽同，《灵枢·热病》云："痱之为病也，身无痛者，四肢不收，智乱不甚，其言微知，可治；甚则不能言，不可治也。"其发病与正虚邪中相关。气血亏虚，风邪入中脏腑，心神无所主，故冒昧不知痛处，口不能言；风邪痹阻经脉，因而自身不能收持，拘急不得转侧。方以祛风散

中风历节病脉证并治第五

寒,益气养血为主,用《古今录验》中提及的续命汤。

方中麻黄、桂枝发散风寒,杏仁、石膏助其宣散外邪;人参、甘草、干姜益气温中,当归、川芎养血通络,俾外邪去,气血足,则风痹自愈。

《千金》三黄汤:治中风手足拘急,百节疼痛,烦热心乱,恶寒,经日不欲饮食。

麻黄五分　独活四分　细辛二分　黄芪二分　黄芩三分

上五味,以水六升,煮取二升,分温三服,一服小汗,二服大汗。心热①加大黄二分,腹满加枳实一枚,气逆加人参三分,悸加牡蛎三分,渴加栝蒌根三分,先有寒加附子一枚。

注释　①心热,实指胃肠实热积滞。

语译　主治外受风邪,手足拘急,周身肢节疼痛,心中烦热,恶寒,数日不欲饮食的患者,用《千金》中的三黄汤。

阐述　卫虚不固,外受风邪,经脉痹阻,所以恶寒、手足拘挛、肢节疼痛。因风邪化热内扰,心神不宁,以致烦热心乱、不欲饮食。故以疏散外邪为主,兼以清热益气,用《千金》三黄汤主治。

方中麻黄疏风透表,独活、细辛祛经络骨节间风邪,黄芪益卫固表,使麻黄、独活、细辛等发散不伤正,黄芩用以清里热。

《近效方》术附汤:治风虚头重眩,苦极,不知食味,暖肌补中,益精气。

白术二两　甘草一两(炙)　附子一枚半(炮去皮)

上三味,剉,每五钱匕,姜五片,枣一枚。水盏半,煎七成,去滓,温服。

语译　本方主治正虚外受风寒,头重、眩晕不已,且饮食乏味者。方宜温阳补中,益精气。

阐述　脾肾阳虚,水湿不化,清阳不升,浊阴不降,所以出现头重、眩晕;寒湿内盛,脾阳被困,所以饮食乏味。治应温肾健脾化湿,方选《近效方》术附汤。

方中附子温壮脾肾之阳,白术、甘草健脾益气,且能燥湿化浊,姜、枣调中和胃。

崔氏八味丸:治脚气上入,少腹不仁。

干地黄八两　山茱萸四两　薯蓣四两　泽泻、茯苓、牡丹皮各三两　桂枝一两　附子一两(炮)

上八味,末之,炼蜜和丸,梧子大。酒下十五丸,日再服。

语译　崔氏八味丸,主治脚气病,肾虚寒湿上逆,小腹不仁,拘急不舒者。

阐述　肾主化气行水,其经脉起于足而入腹,属肾络膀胱。肾阳不足,气化失职,湿浊不去,小便必不利;因湿浊下注,则腿足肿胀,进而成为脚气;循经上逆,故少腹不仁,拘急不舒。病虽寒湿作

怪,实由肾阳虚惫,气化不能所致。用温阳化气之八味丸主治。

方中附子、桂枝温肾阳,以助气化,地黄、山萸、薯蓣补肾之阴精,以阴中求阳;丹皮行血,茯苓、泽泻渗湿泄浊,使前药滋而不腻。

《千金方》越婢加术汤:治肉极①,热则身体津脱,腠理开,汗大泄,厉风气②,下焦脚弱。

麻黄六两　石膏半斤　生姜三两　甘草二两　白术四两　大枣十五枚

上六味,以水六升,先煮麻黄去沫,内诸药,煮取三升,分温三服。恶风加附子一枚,炮。

注释　①肉极,病名,指四肢肌肉消瘦,疲困乏力。

②厉风气:古病名,与疠风不同。

语译　《千金方》中的越婢加术汤,主治肉极,因腠理开泄,多汗伤津,而成厉风气、下肢软弱者。

阐述　脾虚不运,水谷不能化为精微,而致内生湿,外湿也易侵入。湿郁化热,迫津外出,津伤液脱,故肌肉消瘦,身体疲乏,下肢软弱。不停地汗出,腠理开泄,又易招致风邪。故用本方疏风除湿,兼清郁热。

方中麻黄宣散风湿,白术健脾除湿,二药共用,同去表里之湿,而无汗伤卫之虞。生姜、大枣调和营卫,甘草培土,石膏清郁热。

血痹虚劳病脉证并治第六

血痹是以身体局部麻木不仁为症状的一种疾病,乃因气虚血弱,外受风邪,导致血行瘀滞而成。有别于风、寒、湿三气杂至,筋骨肌肉关节疼痛的痹证。本篇主要讲述了血痹的成因、脉证以及辨证施治之法。

虚劳是多种原因导致脏腑虚衰的一种疾病,是阴、阳气血亏损的慢性衰弱疾患的总称。其症表现较为复杂,病势缠绵,诸虚不足。不同于其他疾病过程中的某脏或某类精微物质一时性的亏虚,亦有别于后世的肺痨。《内经》与《难经》有五劳、五损之名,后世亦有五劳、六极、七伤之分。本篇则以脏腑阴阳气血为纲,指导后人辨证施法。

因血痹与虚劳均属因虚为患,故合二为一篇加以概述,但虚劳病是其重点。

问曰:血痹病从何得之?师曰:夫尊荣人①骨弱肌肤盛,重因疲劳汗出,卧不时动摇,加被微风,遂得之。但以脉自微涩,在寸口,关上小紧,宜针引阳气。令脉和紧去则愈。(一)

注释 ①尊荣人:指养尊处优,好逸恶劳之人。

语译 问:患者是怎样得了血痹病呢?老师答道:那些养尊处优、好逸恶劳的人,外表看起来似乎很丰满,其筋骨实际上非常脆弱。一旦劳作出汗,或者睡觉时身体时而辗转,略受风寒,就会发病。若血痹者脉象微涩,在寸口、关部脉微紧的,宜用针刺疗法引动阳气,使其气血畅行,脉来平和不紧,血痹病自愈。

阐述 原文可分两部分理解。从"血痹病从何得之"至"遂得之"是原文的第一部分,主要论述血痹病的成因。其形成与正虚受邪息息相关,素养尊处优者,生活优裕,常饮食肥甘厚味,又安居少动,缺乏适当的锻炼、劳动,形成丰满肌肉,看似强壮,实则精气亏虚,肌腠疏松筋骨柔弱的体质,抵抗外邪的能力薄弱。这种外强而内弱的人,稍作劳作就会疲劳汗出,腠理开泄,极易感受风邪,或睡眠时辗转动摇,衣被不严,受轻微的风邪,亦会导致血痹的发生。因此,血痹的形成的内因是以气血不足,诱因为感受风寒。

第二部分,从"但以脉自微涩"至"令脉和紧去则愈",阐述血痹的脉象及病机、疗法。就"但以脉自微涩在寸口关上小紧"的断句问题,后世注家有分歧,主要有两种：一种是以黄树曾为代表的"但以脉自微涩在寸口，关上小紧"；一种是"但以脉白微，涩在关口，关上小紧"。根据仲景常籍脉象解释病机的特点，结合血痹的成因，前说更加符合其原意。因为两手的寸部脉，分属心、肺，肺主气，心主血，脉微说明阳气虚，脉涩说明血行涩，关部小紧表明微受风寒。因邪入不深，故血痹的病因、病机是阳气不足。外受风寒，导致阳气不通，血行不畅。其关键在于阳气，因阳气虚而受邪，阳气痹而血滞。故当用针刺激发阳气，气行就会带动血行，且阳气鼓动亦能祛邪外出，血痹自愈。如尤怡云："血中之邪，始以阳气伤而得入，终必得阳气通而后出。"

血痹阴阳俱微①，**寸口关上微，尺中小紧，外证身体不仁，如风痹状**②，**黄芪桂枝五物汤主之。（二）**

黄芪桂枝五物汤方

黄芪三两　芍药三两　桂枝三两　生姜六两　大枣十二枚

上五味，以水六升，煮取二升，温服七合，日三服。一方有人参。

注释　①阴阳俱微：包括两层含义，既代表脉象，指寸、关部浮取、沉取脉皆微，亦表示病机，指营卫气血俱虚。

②风痹：以肌肉麻木和疼痛为主症的疾病。丹波元简谓："风痹乃顽麻疼痛兼有。"

语译　血痹病，因营卫气血俱虚，故寸、关部浮，沉取脉皆微，尺部稍现紧象。就像风痹一样的身体麻木不仁，当用黄芪桂枝五物汤治疗。

阐述　本证营卫气血俱虚，寸，关脉浮、沉取皆微，尺脉稍见紧象，显属血痹重症。由于阳气痹阻，血行不畅，肌肤失于温养，故感觉局部肌肤麻木不仁，或兼有轻微的疼痛感。似风痹病身体麻木，但后者主疼痛，故"如风痹状"，阐明二者实则不同。治宜益气通阳行痹，方用黄芪桂枝五物汤，即《灵枢·邪气脏腑病形》篇"阴阳形气俱不足，勿取以针，而调以甘药"。

本方实由桂枝汤去甘草、倍生姜，加黄芪而组成。方中黄芪，桂枝益气通阳，重用生姜，协同桂枝宣散表邪，大枣协黄芪甘温益气，芍药行血宣痹。且桂枝与芍药、生姜与大枣又能调补营卫。

夫男子平人①，**脉大为劳，极虚亦为劳。（三）**

注释　①平人：这里是指从外形看好象无病，而实是内脏气血已经虚损者。亦即《难经》"脉病形不病者"。

语译　男子的外表虽看不出明显病态者，若其脉浮大而无力或极虚的，乃虚劳病。

阐述　此虽言"男子"，但并非只有男子会患虚劳病。虚劳病常见的病理变化是阴精阳气亏损，房劳过度又为其始因之一,表明"男子"房劳过度,伤精耗气之意。大脉有虚、实之分,脉形阔大而有力属实,无力则属虚,因劳而见大脉,必大而无力。乃由阴精亏损,不能潜阳,阳气外浮所致。极虚脉是轻取觉软,重按无力,且脉来迟缓,此为阴精亏损,阳气耗伤的迹象。大脉与虚脉虽形态有别,但均是阴精阳气虚衰的反映,都是虚劳病的脉象。

本条意指外形看起来没病,但脉极虚而大者,也是得了虚劳病,提示医者通过观察脉象之变,早期治疗。

男子面色薄^①者,主渴及亡血,卒喘悸^②,脉浮者,里虚也。(四)

注释 ①面色薄:指面色淡白而无华。
②卒喘悸:"卒"同"猝"。卒喘悸,指病人稍一活动,即感气喘心悸。

语译 男子,若面色淡白无泽,且有口渴及失血现象的,稍一活动就会气喘心悸,脉浮无力,这是其里虚的现象。

阐述 心主血,其华在面,阴血虚少,故不能上荣于面,而面色淡白无泽。阴血不足,津液就会少,失于濡润,故口渴。气虚不能摄血,故有失血之象。肾气虚不能纳气,心血少不能养心,故稍一活动便气喘心悸。因其血虚气浮,脉浮而无力,故云:"脉浮者,里虚也。"

男子脉虚沉弦,无寒热,短气里急^①,小便不利,面色白,时目瞑^②,兼衄,少腹满,此为劳使之然。(五)

注释 ①里急:指腹中拘急而痛。
②时目瞑:瞑,《集韵》:"目不明也。"时目瞑,指时而视物不清。

语译 脉沉弦无力之男子,无恶寒发热的症状,且短气,少腹拘急,胀满不适,小便不利,面色白,时觉视物不清,兼衄血等症候者,是虚劳病的症状。

阐述 本条脉证,注家仍有分歧,有认为属于气血两虚者,亦有认为属于阴阳两虚者。但从"无寒热"一句来看,不仅指无恶寒发热的表症,更指无阴虚内热、阳虚内寒之症。由于本条脉证与表症很少相似,却与阴阳两虚证很相似。故本条脉证偏于气、血两虚。脉虚沉弦,即脉沉弦无力,乃气血两虚之象。由于肾气虚不能纳气深入,故短气;肾气虚膀胱气化不行,水湿蓄结于膀胱,故小便不利、少腹胀满,拘急不适;血虚不荣,故面色苍白;肝血不足,目失濡养,故目时瞑。气虚不摄血,故兼衄。以上脉证皆由劳损所致,故原文云:"此为劳使之然"。

劳之为病,其脉浮大,手足烦,春夏剧,秋冬瘥,阴寒^①精自出,酸削^②不能行。(六)

注释 ①阴寒:阴,指前阴。阴寒即前阴觉冷。
②酸削:指两腿酸痛。《周礼·天官疾医》"春时有痟首疾",汉·郑玄注:"痟,酸削也;首

疾,头痛也。"唐·贾公彦疏:"言瘠者,谓头痛之外,别有酸削之痛。"

语译 脉浮大无力是虚劳病人的特点,手足心热,春、夏季节病情加重,秋、冬季节病情有所减轻。前阴觉冷,并有滑精之象,下肢疼痛且无力行走。

阐述 脉浮大无力的虚劳病患者,其脉浮大,必重按无力,乃真阴不足,阳浮于外之象。阴虚生内热,所以手足烦热,病属阴虚阳亢,春、夏木火旺盛,阳气外浮则阴愈虚,病增剧;秋、冬金水相生,时令助阴,故病轻。阴虚损及阳,以致肾阳虚弱,不能温煦,且精关不固,故前阴寒冷而精滑;失精,肾精则更虚,不能充养骨髓,故下肢酸痛、无力、行走不便。

男子脉浮弱而涩,为无子,精气清冷。 一作冷。**(七)**

语译 男子,若出现浮弱而涩的脉象,说明其丧失生育能力,是其精液清稀而冷的缘故。

阐述 脉浮弱,即浮取无力,乃真阳不足之象;脉涩,是往来不流利,为精血衰少之征。男子有此脉象,说明精气衰少,真阴、真阳二者均不足,故精液清稀不温,不能授胎,故"无子"。

夫失精家①少腹弦急②,阴头寒③,目眩一作目眶痛。**发落,脉极虚芤迟,为清谷④亡血,失精。脉得诸芤动微紧,男子失**

精,女子梦交⑤,桂枝加龙骨牡蛎汤主之。(八)

桂枝加龙骨牡蛎汤方:《小品》云:虚弱浮热汗出者,除桂,加白薇、附子各三分,故曰二加龙骨汤。

桂枝、芍药、生姜各三两 **甘草**二两 **大枣**十二枚 **龙骨、牡蛎**各三两

上七味,以水七升,煮取三升,分温三服。

注释 ①失精家:指经常梦遗、滑精之人。
②少腹弦急:少腹部有拘急不舒感。
③阴头寒:指前阴寒冷。
④清谷:即下利清谷,指泻下清冷,完谷不化。
⑤梦交:夜梦性交。

语译 经常梦遗、滑精的男子,少腹拘急不舒,前阴寒冷,两眼昏花,头发脱落,说明其脉极虚而中空,且往来不利。失血及下利清谷者亦可能出现这种脉象。失精病人,有时还伴有芤动或微紧的脉象。若男子梦遗,女子梦交者,主治可用桂枝加龙骨牡蛎汤。

阐述 "失精家"阐释本症属于阴、阳两虚的虚劳遗精证。由于阴虚内热,相火扰动,故经常遗精,即有梦而精出;长时间地亏耗阴精,阳势必受损,便出现滑精,即无梦而精自出。肾阳亏虚,失于温煦,故少腹弦急、阴头寒。损耗精血,故目眩、发落。脉极虚,指脉虚软无力,是精气不足的脉象;脉芤迟,是浮大中空、无力而迟,亦为阴血虚而及阳,

阴、阳两虚之征。极虚脉与芤迟脉虽形态各异,但都说明阴阳两虚,故不仅失精者,亡血、下利清谷者且可呈现这种脉象。因为失血严重的可致气随血脱,下利清谷日久,可致阴津损耗,而导致阴阳两虚。

脉芤动,即脉浮大中空无力,而主要部位在关上,主阴血亏虚,心神不敛;脉微紧,指脉虚弦,主阳虚里寒。仲景并举两种脉象,意在说明男子失精、女子梦交是阴阳俱虚造成的。由于阴失阳固,走而不守,故失精;阳失阴涵,浮而不敛,故梦交。用调和阴阳,潜镇摄纳的桂枝加龙骨牡蛎汤治疗即愈。

方中用桂枝汤调和阴阳,加龙骨、牡蛎能潜阳入阴,固摄止遗。阴阳和调,则阳能固摄,阴能内守,故遗精、梦交即愈。

天雄散方

天雄三两(炮)　白术八两　桂枝六两
龙骨三两

上四味,杵为散,酒服半钱匕,日三服,不知,稍增之。

阐述　本方中天雄为大热纯阳之品,有壮命门之阳的作用;配桂枝以助其补阳之虚,并能鼓舞肾阳之气;白术健脾以培精气化生之源;龙骨固阴精,敛浮阳。诸药合用以补阳益气,固精止遗。本方主治男子肾阳虚衰而导致的阳痿、失精,腰膝冷痛。

男子平人,脉虚弱细微者,喜①盗汗也。(九)

注释　①喜:此经常之意。

语译　男子外形似常人,但脉象虚弱细微者,就会经常出盗汗。

阐述　"平人",即"脉病人不病"者,与前第三条同义。虚脉、弱脉者虽都感觉乏力,但前者浮大,多为阳虚,后者沉小,多见气血两虚。从其形态特征看,二者不可能同时出现。脉细是体状俱细,多主阴血虚少;脉微是极细无力,多主阳气虚少。若脉细、脉微同时出现,属正、虚不足之脉。此处将"虚弱"、"细微"脉象并举,意在说明阴、阳均虚的病机。由于阴虚不能内守,阳虚失于外固,故常有盗汗出。

人年五六十,其病脉大者,痹侠背行①,若肠鸣,马刀侠瘿②者,皆为劳得之。(十)

注释　①痹侠背行:痹,即麻木不仁;侠,同夹,即感觉脊柱两旁麻木不适。
②马刀侠瘿:结核生于腋下名马刀,生于颈旁名侠瘿。二者常相联系,或称瘰疬。

语译　五六十岁的人,若出现脉大而无力,脊柱两旁麻木不适,或伴肠鸣,或见腋下、颈旁生瘰疬者,皆属患虚劳病范围。

阐述　五六十岁的人,精气渐衰,故脉虚大无力。气虚不能温煦,血少失于

濡养，经脉痹阻，故脊柱两旁有麻木不适之感。若脉浮大无力而闻肠鸣者，大多是因为脾气虚寒，运化失职；若脉虚大无力出现马刀侠瘿者，大多是由于阴虚阳浮，内热灼津成痰，痰火相搏。以上病症尽管表现不同，或寒、或热、或挟痰，但皆因虚所致，故都可见浮大无力之脉，故原文云"皆为劳得之"。

脉沉小迟，名脱气①**，其人疾行则喘喝**②**，手足逆寒，腹满，甚则溏泄，食不消化也。（十一）**

注释 ①脱气：在这里指病机，即阳气虚衰之意。
②喘喝：即气喘有声。

语译 脉沉小而迟，主阳气虚衰，故病人行走稍微加快，就会呼吸喘促，手、脚逆冷，腹中胀满，甚者大便稀薄，饮食物不易消化。

阐述 "脉沉小迟"指脉沉取细小而迟，沉为病在里，小则主虚，迟则为寒，三者并见，说明脾肾阳虚的病机。肾阳虚惫，元气不足，摄纳无权，所以走路时，稍稍加快步伐便气喘吁吁，张口呼吸。肾阳虚衰，外不能温煦四肢，故手足逆冷；上不能温养脾土，则脾阳亦弱，脾虚水谷不运，故腹中胀满，大便稀薄，不易消化食物。

脉弦而大，弦则为减，大则为芤，减则为寒，芤则为虚，虚寒相搏，此名为革。

妇人则半产漏下①**，男子则亡血失精。（十二）**

注释 ①半产漏下：半产，即小产；漏下，指非月经期间前阴下血，淋漓不断。

语译 脉象弦而大，其弦重按则无力，故里主寒；其大而中空如芤，故主精血虚。若并见以上两种脉象，即为"革脉"。革脉见于妇女，多是半产漏下之病，见于男子，则多见失血或梦遗、滑精等症。

阐述 原文通过描述革脉的特点，阐释革脉形成的机理。脉弦而大，似邪实有余，实则不然。其虽弦但重按无力，即为虚弦，乃阳气衰减之征，故称"减则为寒"。其虽大却按之中空如芤，为阴血亏虚之象，故"芤则为虚"。这种浮大、下无、外急、中空，如按鼓皮的脉象，称为"革脉"。由阴血亏耗，阴损及阳，阴不敛阳，虚阳外浮所致。妇女出现革脉，多得之于半产漏下等病；男子出现革脉，多得之失血或失精。

虚劳里急①**，悸，衄，腹中痛，梦失精，四肢痠疼，手足烦热，咽干口燥，小建中汤主之。（十三）**

小建中汤方

桂枝三两（去皮）　　甘草三两（炙）　　大枣十二枚　　芍药六两　　生姜三两　　胶饴一升
上六味，以水七升，煮取三升，去滓，内胶饴，更上微火消解，温服一升，日三服。呕家不可用建中汤，以甜故也。

《千金》疗男女因积冷气滞，或大病后不复常，若四肢沉重，骨肉痠疼，吸吸少气，行动喘乏。胸满气急，腰背强痛，心中虚悸，咽干唇燥，面体少色，或饮食无味，胁肋腹胀，头痛不举，多卧少起，甚者积年，轻者百日，渐至瘦弱，五脏气竭，则难可复常，六脉俱不足，虚寒乏气，少腹拘急，羸瘠百病，名曰黄芪建中汤，又有人参二两。

注释 ①里急：指腹部有挛急感，但按之不硬。

语译 虚劳病，若腹中拘挛不舒，按之不硬，伴有心悸、衄血、腹中痛、梦遗且四肢痠疼，手、足心，烦热，且咽干口燥等症者，用小建中汤主治。

阐述 人体阴、阳互根，在生理上相互依存，病理上一定会相互制约、相互牵制。故虚劳病多见阴虚及阳，或阳虚及阴，甚至阴、阳两虚的病理过程。阴虚生内热，阳虚生内寒，阴、阳两虚则出现寒热错杂的征象。虚劳病，即属阴、阳两虚，故既有阴虚内热之象，如手足烦热、咽干口燥等；又有阳虚内寒之征，如里急、腹中痛等。四肢因缺乏阳气阴血的充养，故疼痛不适；阴虚火扰，心神不宁，故心悸、梦遗。对此阴阳两虚、寒热错杂之症，只温阳则阴愈亏，纯滋阴而阳无助。正如《灵枢·终始篇》："阴阳俱不足，补阳则阴竭，泻阴则阳脱，如是者可将以甘药。"故用小建中汤甘温建中，调补脾胃，因脾胃乃营卫气血生化之源，如果脾胃虚弱，势必气血不足，甚者为阴阳两虚。原文先举"里急"一症，以及方中

重用芍药缓急，胶饴补中，看出本症偏重中阳不足，是由阳虚伤及阴的阴、阳两虚。故用小建中汤建运中气，恢复脾胃之阳气，则气血生化有源，阴、阳两虚便得以补充和协调，寒热错杂之象随之自除。

小建中汤，实由桂枝汤倍芍药加胶饴所组成。方中饴糖、大枣、甘草都甘温之品，能补脾建中，诸药配以生姜、桂枝，能辛甘化阳调卫气，而协以芍药可酸甘化阴和营气，饴糖配芍药又能缓急。共用诸药，达到建中缓急，平调阴阳的目的。

虚劳里急，诸不足，黄芪建中汤主之。 于小建中汤内加黄芪一两半，余依上法。气短胸满者加生姜；腹满者去枣，加茯苓一两半；及疗肺虚损不足，补气加半夏三两。（十四）

语译 虚劳病，腹中拘急不适，气血、阴阳皆乏者，主治宜用黄芪建中汤。

阐述 原文用"虚劳里急"一词概括本症，亦具有上条"里急，悸、衄，腹中痛，梦失精，四肢痠疼手足烦热，咽干口燥"诸症。但本症既然用小建中汤加黄芪，就肯定有其特点，"诸不足"概括了本症的病机是阴阳气血皆不足，加用补中益气的黄芪，说明本症以气虚为重的特点，故本症必具有少气、自汗、身倦、体乏、怕风、脉虚等气虚偏重的特点。故在甘温建中，调补阴阳的小建中汤中再加黄芪，以达到增强其补益脾胃，甘温缓急的目的。

血痹虚劳病脉证并治第六

虚劳腰痛,少腹拘急,小便不利者,八味肾气丸主之。方见脚气中。(十五)

肾气丸方

干地黄八两　山药、山茱萸各四两　泽泻、牡丹皮、茯苓各三两　桂枝、附子(炮)各一两

上八味末之,炼蜜和丸梧子大,酒下十五丸,加至二十五丸,日再服。

语译　虚劳病,若腰痛,少腹拘急不舒,小便不利者,主治宜用八味肾气丸。

阐述　肾的外府,乃腰,故肾病表现在外为腰。言虚劳腰痛,说明这是久病劳伤的原因,故肾脏亏损之腰痛。原文中"少腹",即"小腹",理由如下:一、从脏腑经络与体表位置的相应关系看,膀胱在小腹之处,肾与膀胱为表里,故小腹又为肾所主,而少腹又为肝经循行之所;二、本书亦不乏将少腹借指小腹的佐证,如《妇人杂病篇》第十三条;三、古时"少"亦作"小"讲。故病机如果主要涉及肾的,"少腹"宜作"小腹"解;而主要涉及肝的,"少腹"便照原字义理解。由于肾阳虚,不能温养膀胱,致膀胱气化不利,故小腹拘急不舒,小便不利。乃肾阳虚类的虚劳病,用温阳化气的八味肾气丸主治。

方中六味地黄滋补肾之阴精,桂枝、附子振奋肾之阳气,两药相配,使阳得阴助而生化无穷。本方从药物组成看是对阴、阳同时进行补膳,但从本症病机看,实为补阳。因为肾阳为阴中之阳,命火为水中之火,皆以肾精为物质基础,才能生生不息,故欲补肾阳必于阴中求阳。本方将滋阴药与温阳药配用,即体现了滋阴化气、温阳利水的治疗方法。

虚劳诸不足,风气①百疾,薯蓣丸主之。(十六)

薯蓣丸方

薯蓣三十分　当归、桂枝、神曲、干地黄、豆黄卷各十分　甘草二十八分　人参七分　芎䓖、芍药、白术、麦门冬、杏仁各六分　柴胡、桔梗、茯苓各五分　阿胶七分　干姜三分　白敛二分　防风六分　大枣、百枚为膏

上二十一味,末之,炼蜜和丸,如弹子大,空腹酒服一丸,一百丸为剂。

注释　①风气:泛指外邪。

语译　虚劳病,若气血、阴阳皆不足,又兼外邪而致的多种疾病,用薯蓣丸主治。

阐述　"虚劳诸不足",乃气血、阴阳皆不足,"风气百疾"是指兼挟外邪。若气血、阴阳俱不足,抵御外邪的能力必减,外邪易袭而病。本症正气虚损,复感外邪,故可兼见感冒、痹痛等症。对这种正虚挟邪者,当扶正祛邪,不能独补其虚,亦不能单纯祛邪。因为纯补则反滞其邪,而无补正气;单纯祛邪则更伤其正,邪亦去不了。方用薯蓣丸。

本方扶正的特点是以调补脾胃为

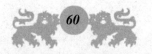

主,因营卫、气血的化生有赖于脾胃的健运,欲使气血营卫生化有源,就必须调补脾胃。故方中使用薯蓣、甘草、大枣、白术、茯苓补益脾胃,其中薯蓣、甘草、大枣皆重用,意在培补后天之本,化生气血。又用神曲、大豆黄卷宣通运化,使前药补中而不壅。地黄、芍药、当归、阿胶、麦冬滋阴养血,干姜温阳暖中,芎䓖、白蔹调血活气,柴胡、桂枝、杏仁、桔梗、防风辛散疏风。诸药共用,正气便渐复,外邪随之而去。

虚劳虚烦不得眠,酸枣仁汤主之。(十七)

酸枣仁汤方

酸枣仁_{二升} 甘草_{一两} 知母_{二两} 茯苓_{二两} 芎䓖_{二两} 生姜_{二两}

上五味,以水八升,煮酸枣仁,得六升,内诸药,煮取三升,分温三服。

语译 虚劳病,若虚烦不能安眠的,用酸枣仁汤主治。

阐述 此病,既属虚劳,又有"虚烦"症状,显然为阴虚内热。"阴虚则目不瞑",故不得眠。"虚烦不得眠"的特点是心中郁郁、烦扰不宁,虽卧但不能安然入睡。其病因因肝阴不足、虚热内扰心神所致。因肝阴充足,则魂藏于肝而能寐,若肝阴虚则不能藏魂,故失眠;阴虚则生热,虚热则内扰于心神,故心中郁郁而烦扰不宁。心神被扰,魂不守舍,亦不能寐。故本症失眠的主因在肝,亦干

涉于心,均由阴虚所致。故治当养阴补虚,清热除烦,方用酸枣仁汤。

方中酸枣仁能养肝阴,安心神,知母养阴清热除烦,茯苓安神宁心,川芎疏理肝之气血,甘草调和诸药。全方奏养肝宁心,清热除烦之效。

五劳虚极羸瘦,腹满不能饮食,食伤、忧伤、饮伤、房室伤、饥伤、劳伤、经络营卫气伤,内有干血,肌肤甲错①,两目黯黑②。缓中补虚,大黄䗪虫丸主之。(十八)

大黄䗪虫丸方

大黄_{十分(蒸)} 黄芩_{二两} 甘草_{三两} 桃仁_{一升} 杏仁_{一升} 芍药_{四两} 干地黄_{十两} 干漆_{一两} 虻虫_{一升} 水蛭_{百枚} 蛴螬_{一升} 䗪虫_{半升}

上十二味,末之,炼蜜和丸小豆大,酒饮服五丸,日三服。

注释 ①肌肤甲错:形容皮肤粗糙干枯,如鳞甲形状。

②两目黯黑:指两眼白珠呈青黯色。

语译 五劳过度,则亏损人体正气,日趋严重,可见身体瘦弱、腹满,不能饮食。这是由于饮食不节、忧愁思虑、饮酒过量、房室无度、饥饱不匀、劳倦太过,损伤了经络营卫气血,而造成瘀血停在内,故皮肤如鳞甲状粗糙干枯,两目白珠呈青黯色,治宜缓中补虚,用大黄䗪虫丸主治。

阐述 "五劳",即《素问·宣明五

血痹虚劳病脉证并治第六

气篇》中的"久视伤血,久卧伤气,久坐伤肉,久立伤骨,久行伤筋",最终五脏气血受到亏损。"七伤",其中因为食伤、忧伤、饮伤、房室伤、饥伤、劳伤,果为经络营卫气伤。即因五劳过度、饮食失节、七情失度、房室不节、劳倦太过、饥饱不匀等缘由,脏腑受损,久虚未复,日趋严重,遂为形体消瘦,故原文指出"虚极羸瘦"。脏腑虚损,功能必然失调,以致营卫气血,运行受阻,气机不畅,血行瘀滞,渐为瘀血。气机不畅,脾胃运化失常,故病人腹满,不思饮食。瘀停得时间久了,则新血不生;瘀久又可化热伤阴。因其瘀血内阻,阴血亏乏,故为"干血"。瘀阻血虚,皮肤失濡,两目失养,故肌肤甲错,两目黑黯。以上为虚劳兼有瘀血之征,治宜缓中补虚,方用大黄䗪虫丸治疗。

方中大黄、䗪虫、水蛭、虻虫、蛴螬、干漆、桃仁活血化瘀以攻邪;芍药、干地黄养阴益血,白蜜、甘草健脾益气,共奏扶正之功;黄芩清热,杏仁理气。本方是治疗久病血瘀的缓方。

本方虽有大堆祛瘀之品,但以蜜为丸,意在缓攻。且方中配用了益气、滋阴血之品,兼有补虚之功,本方祛瘀不伤正,扶正不留瘀,故称为"缓中补虚"。

【附方】

《千金翼》炙甘草汤—云复脉汤:治虚劳不足,汗出而闷,脉结悸,行动如常,不出百日,危急者十一日死。

甘草四两(炙)　桂枝、生姜各三两　麦门冬半升　麻仁半升　人参、阿胶各二两　大枣三十枚　生地黄一斤

上九味,以酒七升,水八升,先煮八味,取三升,去滓,内胶消尽,温服一升,日三服。

语译　炙甘草汤,主治虚劳不足,汗出、胸闷、脉结、心悸。虽行动无常,但其阴阳、气血俱虚,故百日即死;若症情危急者,十一日便死。

阐述　本方载于《千金翼方》第十五卷五脏气虚门,名"复脉汤","悸"上有"心"字,"十一日"为"二十一日",注:"仲景名炙甘草汤"。方中药味与此同,唯药量及服法略有不同,故此原为仲景方。虚劳不足,即指气血阴阳俱虚之证,不能固卫阳虚,阴津失于内守,故汗易出。心气虚不振,故胸闷。气虚血少,心失所养,故心悸不适。气虚失运,血虚不充,故脉结。以上症状,表明气血阴阳皆已虚损,其虽行动尚能维持,但毕竟正气已衰,日久必至危殆。故当及时治疗,法宜益心气养心血,方用炙甘草汤。

方中重用炙甘草配以人参,以益气养心;桂枝振心阳,通血脉;生地黄、麦冬、阿胶、麻仁养阴补血;大枣、生姜调中和营卫。诸药共用,达到养血补气,通阳复脉之目的。

《肘后》獭肝散:治冷劳①,又主鬼疰②一门相染。

獭肝一具

炙干末之,水服方寸匕,日三服。

血痹虚劳病脉证并治第六

注释 ①冷劳:属寒性虚劳证。
②鬼疰:疰,同注。指一种传染性较强的慢性病,表现为一人死,一人复得,交相移易、灌注。因其病邪隐僻难见,似有鬼邪作祟,故名鬼疰。

语译 獭肝散,既可治寒性虚劳证,亦可治鬼疰。

阐述 獭肝,甘、咸、平,《别录》中的"止久嗽"。《药性论》中则载,"治上气咳嗽,劳损疾"。可见,獭肝具有补养、清喉之效,故可治冷劳。鬼疰,属于慢性传染病,有别于虚劳病。有的注家认为似于肺结核,《纲目》亦云:獭肝"杀虫",故亦治鬼疰。至于该方是否确有抗痨杀虫之用,仍有待进一步考究。

肺痿肺痈咳嗽上气病脉证治第七

本篇着重论述上气三病肺痿、肺痈、咳嗽的施治。因三病皆属肺系疾患,具有许多相似症状,且在病机上相互联系、相互转化,故将其合为一篇论述,以便大家区别认识。

肺痿,一种慢性衰弱性疾病,由肺气痿弱不振,肺叶枯痿所致,其主症为多唾涎沫,多继发于其他疾病或误治之后。本篇将肺痿分为虚热、虚寒两种。虚热肺痿因重亡津液、虚热灼肺、气阴两伤而成;虚寒肺痿因肺中虚冷、气不布津、上不制下而成。肺气痿弱和肺叶枯萎二者虽病机不同,但其病理改变则是一致的。

肺痈,即肺部生痈脓,属内痈的范畴。该病由热毒聚肺、血肉腐败、蓄结痈脓而成。病变一般分为表症期、酿脓期和溃脓期三期。因病变阶段的不同,临床表现各有特点。表症期有发热恶寒、咳嗽脉浮之症,似于风热外感症状;酿脓期以振寒脉数、胸痛、咳吐腥臭痰为主症;溃脓期最主要的症状为咳吐脓血。肺痈以实证居多,但病变后期可转为虚证。

咳嗽上气包含了三个内容:即症状、病机、病名。症状为咳嗽、气急、喘逆;病机为气机上逆;病名为咳嗽上气病。可见,该病的主症为咳嗽、气喘,不能平卧,或喉中有痰鸣声。病机较复杂,多为水饮内停、外感风寒而发,典型的内外合邪而致之病。

本篇在咳嗽上气病中,提出了病名"肺胀"。肺胀与咳嗽上气不是同一个概念。肺胀包括在咳嗽上气病内,是咳嗽上气病中的一类病而已。

肺痿、肺痈、咳嗽上气三病病机上的相互关联主要表现在:①虚热肺痿与肺痈同属"上焦有热",区别在于肺痿是虚热,肺痈是实热;②类似肺痈邪实气壅与肺胀肺气胀满、气机闭郁的病机;③肺痈后期,转为虚证,类似于肺痿之"虚"。因三者病机交错,故临床要注意区分。

问曰:热在上焦者,因咳为肺痿。肺痿之病,从何得之?师曰:或从汗出,或从呕吐,或从消渴,小便利数,或从便难,又被快药①下利,重亡津液,故得之。

曰:寸口脉数,其人咳,口中反有浊唾涎沫②者何?师曰:为肺痿之病。若口中辟辟③燥,咳即胸中隐隐痛,脉反滑数,此为肺痈,咳唾脓血。

脉数虚者为肺痿,数实者为肺痈。
(一)

注释 ①快药:指大黄一类峻下药。

②浊唾涎沫：浊唾指稠痰，涎沫指稀痰。又绵绵不断者为涎，轻浮而白者为沫。

③辟辟：辟同僻，象声词，形容干燥。

语译 问：因咳嗽而成为肺痿病的热在上焦者。其肺痿病是怎么得的呢？老师回答：其病由或是发汗太多，或因呕吐，或患多饮多尿的消渴症转化而来。大便秘结，又用峻烈的药通利大便，也易形成此病。津液受到反复多次的损伤，而导致了此病。

问：为什么这样的患者寸口脉数、咳嗽，口中反有稠痰黏液呢？老师说：这是肺痿病。若口中干燥，咳嗽时觉胸中隐隐作痛，脉象反而滑数有力，乃肺痈病，有脓血咳出。

脉象数而虚的是肺痿，数而实的是肺痈。

阐述 本条分为三段加以论述。

（1）第一段自本条文始至"故得之"，论述了虚热肺痿的病因。由条文所述可知导致"热在上焦"的原因很多，归纳起来，大致有四种情况：①汗出过多，津液从皮毛而泄；②呕吐过甚，津液从上而伤，导致化源告竭；③患消渴小便频多，津液从下而出；④大便燥结，使用峻剂攻下太过，津液从下而出。伤津液的途径虽有汗、吐、利、下等不同，但所引起的病理变化是一致的，即津伤则阴虚，阴虚则生内热，内热灼肺，导致了"热在上焦"的病理结果。

肺属人体较为娇贵的脏腑，喜欢湿润而厌恶干燥，主宣发肃降。虚热熏灼于肺，使其宣降失常，肺气逆而为咳。经久不愈，肺之气阴俱伤。气伤致肺气痿弱不振，不能敷布津液，反煎熬成痰。阴伤肺失于濡养，加之虚热熏灼，肺叶枯萎而不用。因此，虚热肺痿的基本病理是热在上焦与气阴两伤。

（2）第二段从"寸口脉数"至"咳唾脓血"。指出了肺痿、肺痈的主症。咳吐浊唾涎沫，寸口脉数是肺痿的主症。寸口主候上焦，脉数主有热，寸口脉数，反映了"上焦有热"的病理变化。"口中反有浊唾涎沫"是为什么呢？"反"字的用意何在？由于"上焦有热"来源于"重亡津液"，津液重亡本当无痰，此却有痰，故曰"反"，用以强调肺痿病机的特点，即由于久咳伤肺，肺气虚，津液不得敷布，反停蓄在肺，受热熏灼变成稠痰白沫，随肺气上逆而咳出。肺痈的主症是口中干燥，咳嗽时胸中隐痛，咳唾脓血，脉滑数。邪热入肺，灼伤营血津液，口中失濡而日行干燥。谓高学山："辟辟闭塞坚实之声"（《高注金匮要略》）。热邪壅滞，气道不利，故咳时胸中隐隐作痛。痈脓已溃，血肉腐败，故咳吐脓血。热盛气壅，邪正相搏，脉呈滑数。用一"反"字意在强调，其与肺痈初起"寸口脉微而数"（参二条）之别。

（3）最后一段为第三段。从脉象上鉴别了肺痿与肺痈。肺痿之脉虚数无力，因重亡津液为其病机，热在上焦，气阴皆伤，"虚"为病变特点。肺痈之脉滑数有力，因其病机为邪热聚肺，报血壅盛，邪气实而正气不虚，"实"为病变特点。

肺痿肺痈咳嗽上气病脉证治第七

问曰：病咳逆，脉之①何以知此为肺痈？当有脓血，吐之则死，其脉何类？师曰：寸口脉微②而数，微则为风，数则为热；微则汗出，数则恶寒。风中于卫，呼气不入；热过③于营，吸而不出。风伤皮毛，热伤血脉。风舍④于肺，其人则咳，口干喘满，咽燥不渴，多唾浊沫⑤，时时振寒。热之所过，血为之凝滞，蓄结痈脓，吐如米粥。始萌⑥可救，脓成则死。（二）

注释 ①脉之："脉"作动词，"脉之"即诊脉。
②微：作"浮"字理解。《金鉴》：脉微之三"微"字，当是三"浮"字。
③过：作"至"字或"入"字解，下"过"字同。
④舍：作"留"字解。
⑤浊沫：即前条的浊唾涎沫。
⑥始萌：病的开始阶段。

语译 问：患咳嗽气逆病，为什么诊脉便知呢？一旦有脓血，待到吐脓血时就会死亡。它的脉象又如何呢？老师说：（肺痈病初期）寸口的脉浮而数，浮为风邪，数为发热。脉浮则有汗，脉数则见恶寒。风中于卫，邪气能随呼气而泻，热邪进入营血，则可随吸气深入。风邪损伤皮毛，热邪损伤血脉。风邪停留在肺，病人呈咳嗽、口干、气喘、胸满、咽喉干燥却不渴饮，吐大量的浊唾、涎沫，不时寒战等症状。热邪侵犯之处，血会凝滞，热与血蓄结，酿成痈脓，此时有米粥般臭痰咳出。此病初期，脓未成时可救治，脓成后，则比较危险，甚者死亡。

阐述 肺痈病，其特征为咳吐脓血。此处提出"吐之则死"，意在强调痈脓已溃，气阴大伤，此时虽有吐脓血症状，催吐之法亦不可用，若再伤正气，后果不堪设想。肺痈的病因从其"寸口脉浮而数"可知是由于感受了风热病邪而致，区别于一般风热外感的是肺痈病的是，其一开始就有"风伤皮毛，热伤血脉"的病理变化。这是肺痈病的病机特点所在。而且"热伤血脉"贯穿于肺痈病的全过程。从最初的"热过于营"、"热伤血脉"至酿脓期的"热之所过，血为之凝滞"，再到溃脓期的咳吐脓血，证明了此观点。鉴于此，医生务必将肺痈表症期与一般风热外感区别开来，以免延误治疗。

由本条不难发现，肺痈病的病变过程，大致可分为表症期、酿脓期、溃脓期三个阶段。

表证期：从条文"寸口脉浮而数……热伤血脉"，论述了人体初犯风热病邪时的一些病理变化。

病邪		症状	邪犯部位及转归	主要病机
寸口脉浮而数	浮则为风	浮则汗出	风中于卫，呼气不入	风伤皮毛
	数则为热	数则恶寒	热过于营，吸而不出	热伤血脉

由上图得知，此病虽由风热二邪而致，但二者侵袭部位有所侧重，风伤皮毛中于卫，有发热、汗出、咳嗽、脉浮数等征；热伤血脉入于营，卫阳与之相争于

里,表阳不固,症见恶寒,此乃"数则恶寒"之机理。肺痈初期,"风伤皮毛,热伤血脉"的病机变化,可导致两种转归:①"风中于卫,呼气不入"。呼气向外,与不入意同。风邪中于卫,病位较浅,驱出较易;②"热过于营,吸而不出"。吸气向内,与不出意同,热邪入于营,病位较深,不易驱出。肺痈表证期的恶寒发热似一般风热外感的恶寒发热症状,但病机殊异,故疗法,单纯的解表剂不能奏效,必须是解表与清热解毒并用。而且清热解毒这一法则,应贯穿于肺痈病的治疗过程的始终。

酿脓期即"风舍于肺……时时振寒"。由于热邪壅滞,肺气不利,故见喘满证;津液不布,痰涎内结,则多唾浊沫;热入营血,营阴受损,则口干咽燥不渴。即尤怡谓:"热在血中,故咽燥而不渴"也。(《金匮要略心典》)"时时振寒"一症,是酿脓期特有的症状,由表证期的恶寒发展而来。故该症可见于肺痈病的各个阶段,但程度有异。机理的产生,尤怡认为:"热盛于里,而外反无气,为时时振寒。"(《金匮要略心典》)。即热毒盛于里,正气与之相争于里,卫外失司;或因热邪壅滞,肺气郁遏不得外出,卫外失职所致。酿脓期邪正剧烈相争,为病变的转折期。

溃脓期:即"热之所过……脓成则死"。此段落对痈脓形成的全过程加以概括论述,即热邪壅盛所犯之处,血液凝滞,继而腐溃。此期主要症状表现为,咳吐米粥样的腥臭脓痰、胸痛、振寒脉数。肺痈病至溃脓期,邪气渐衰,正气渐虚,病势渐缓。文中"脓成则死"与"始萌可救"是相对而言,意指肺痈病应及早就诊,待到脓成之际,治疗就比较困难了,且预后不良。

肺痈形成机制示意图

| 寸口脉浮而数 | 浮则为风→风伤皮毛
数则为热→热伤血脉 | 发热,恶寒,
汗出,脉浮数 | 风中于卫,呼气不入
热过于营,吸而不出 | → 始萌可救 |

↓

蓄结痈脓 ← 热之所过,血为之凝滞 ← 风舍于肺、热过于营

| 吐如米粥 | 咳嗽喘满,咽燥不渴 |
| 脓成则死 | 多唾浊沫,时时振寒 |

上气①面浮肿,肩息②,其脉浮大,不治,又加利尤甚。(三)

上气喘而躁者,属肺胀,欲作风水,发汗则愈。(四)

注释 ①上气:既指病机气机上逆,又指症状气急、喘逆。《周礼》郑玄注:"逆喘也。"
②肩息:指气喘抬肩呼吸,示呼吸极端困难。亦称"息高",或"息贲"。

语译 气逆喘急,面部浮肿,呼吸抬

肩,脉象浮大,是不治症的症状,若上下尚利,病情则更为危险。

阐述 前条言肾不摄纳,即阳气浮越的虚性上气证。久病则气逆喘急,阳气耗散,渐致肺气肾阳俱亏。肺虚津液不布,肾虚水湿不化,水气外溢,故见面部浮肿;肺虚呼吸不利,肾虚不能摄纳,故呼吸困难,呼吸抬肩。虚阳外越,故脉浮大无根。阳衰而阴不内守,阴脱于下则下利,肺、脾、肾三脏俱伤,阳脱于上,阴竭于下,阴阳有离决之势,故为不治之症。

下条言外感诱发的实性上气症。肺胀,即肺气胀满而不得宣降,非一日之病。宿患咳嗽、气喘,气机宣降不畅致痰饮内停。若现偶遇风寒,外束肌表,内动痰饮,痰涎壅滞,气机闭郁,便胸闷烦躁;肺气壅闭,水道不能通调,下输膀胱,水气泛溢肌表,有欲作风水之势。因本症非同一般喘咳,故"属肺胀",宜用发汗方法治疗。发汗使外寒内饮从汗而解,又可使肺气得以宣降,逆者下降,水道通,饮有去路,则肿可消,烦躁喘逆得愈。

上述两条分别论述了上气证的虚、实两种情况。归纳如下表:

实喘与虚喘的鉴别

病性	起病	病程	脉象	症状	病机	预后
实喘	暂	短	浮大有力	声高气粗 以呼出为快	痰涎壅滞 肺气闭郁	易治
虚喘	渐	长	浮大无根	声低息短 以吸入为快	阳脱于上 阴竭于下	难治

肺痿吐涎沫而不咳者,其人不渴,必遗尿,小便数,所以然者,以上虚不能制下故也。此为肺中冷,必眩,多涎唾,甘草干姜汤以温之。若服汤已渴者,属消渴。(五)

甘草干姜汤方

甘草四两(炙) 干姜二两(炮)

上蛟咀,以水三升,煮取一升五合,去滓,分温再服。

语译 肺痿患者吐涎沫,不咳不渴者,必小便频多,且伴有遗尿。这是由于上虚而不能制下的缘故所致。是肺中虚寒而致,必见头眩,多唾涎沫,用甘草干姜汤温补。若服药后有口渴症状出现,属消渴的征象。

阐述 本篇首条则对虚热、肺痿的成因加以论述。提出此病因上焦阳虚、肺中虚冷而得，其病机可由素体阳虚，病从寒化，或虚热肺痿迁延不愈、阴损及阳演变而来。由于上焦阳虚，阳虚不能化气，气虚既不能摄津，又不能布津，津液停滞于肺，化为涎沫，故频吐涎沫，口不渴。此同于本书《水气篇》"上焦有寒，其口多涎"之理。肺气虚寒，无力上逆，故不咳。

因肺冷气沮，治节不用，水液直趋下焦，故遗尿或小便频数，乃原文"上虚不能制下故也"之意。此反于肺气闭塞，不能通调下输而小便不通的病机。其小便频数亦不同于消渴病的小便频数，消渴病的小便频数必兼有口渴多饮，此无口渴症状，为其鉴别要点。

肺气虚冷，萎弱不振，清阳不升，故头眩。以甘草干姜汤温复肺气为方。炙甘草甘温补虚，干姜辛温散寒，辛、甘合用，可以温复阳气，肺气得温，治节有权，气化功能正常，诸症可愈。二药还不能补脾温中，土为肺金之母，本方也可理解为补土生金，虚则补其母的治法。丹波元简说："此证虽云肺中冷，其源未尝不由胃阳虚乏。"

咳而上气，喉中水鸡①声，射干麻黄汤主之。（六）

射干麻黄汤方

射干十三枚，一法三两　麻黄四两　生姜四两　细辛、紫菀、款冬花各三两　五味子半升　大枣七枚　半夏（大者洗）八枚，一法半升

上九味，以水一斗二升，先煮麻黄两沸，去上沫，内诸药，煮取三升，分温三服。

注释 ①水鸡：有田鸡（青蛙）与（蜗）鸡两说。水鸡声，形容喉间痰鸣声连连不绝，好像水鸡的叫声。

语译 咳嗽气喘的患者，喉中发出像水鸡叫般的痰鸣声者，主治宜用射干麻黄汤。

阐述 咳嗽、喘急，且伴有喉中痰鸣声，谓临床所见的哮喘病。本症由于饮寒郁肺，致肺气逆而不降而致咳喘。寒痰水饮随逆气上壅喉间，呼吸出入之气与之相搏，因痰阻其气，气触其痰，痰气相搏，故喉间发出如水鸡声般的痰鸣。

病属寒饮郁肺，以射干麻黄汤散寒宣肺为方，降逆化痰。方中射干麻黄用作主药，并冠为方名，是由于麻黄散既强于寒宣肺力，又主治平喘，射干祛痰利咽，尤其善开痰结。且以射干之苦寒配麻黄之辛温，一起达到辛开苦降，宣降肺气的目的，辛散寒饮助气机升发；半夏、紫菀、款冬花降逆气止咳化痰湿；五味子兼制麻、姜、辛之散，有祛邪不伤正之功，故为辅。生姜既助麻黄散寒，又助细辛化饮，与大枣相伴，可和胃安中。全方宣肺散寒，去痰平喘，是治疗寒痰哮喘的有效疗方，也是治疗此病的常用之方。

咳逆上气，时时吐浊，但坐不得眠，

皂荚丸主之。（七）

皂荚丸方

皂荚八两（刮去皮，用酥炙）

上一味，末之，蜜丸梧子大，以枣膏和汤服三丸，日三夜一服。

语译 咳嗽、喘逆、气急，不时地吐出稠痰，不能平卧，坐也不能入睡者，用皂荚丸主治。

阐述 根据条文所析，可知本证的两个特点。一是突出气逆壅盛。有原文"咳逆上气"、"但坐不得眠"而知。本症患者，不能平卧，只能坐着呼吸，且坐着难以入睡，其气逆之甚更足以见矣。二是痰多量大，不易咳出。"时时吐浊"，意为持续性、频频吐出黏稠的浊痰，说明不仅痰量多，病者吐痰亦不利。由于痰浊壅滞于肺部，虽然频频吐痰，但咳逆喘满依然不减，卧则气逆更甚，使患者虽坐不得眠。本症病势较急，若痰浊不能迅速清除，有痰壅气闭的危险。正如谓徐忠可所说："非唯壅，且加闭矣。"（《金匮要略论注》）。故仲景用祛痰最猛的皂荚丸主治该病。

皂荚宣壅利窍，其性慓悍而专攻浊痰。因其药力峻猛，故酥制蜜丸，与枣膏调服，一缓药力峻猛，二固护脏腑正气。每服梧子大三丸，取其峻药缓攻之效。

咳而脉浮者，厚朴麻黄汤主之。（八）

厚朴麻黄汤方

厚朴五两　麻黄四两　石膏如鸡子大
杏仁半升　半夏半升　干姜二两　细辛二两
小麦一升　五味子半升

上九味，以水一斗二升，先煮小麦熟，去滓，内诸药，煮取三升，温服一升，日三服。

脉沉者，泽漆汤主之。（九）

泽漆汤方

半夏半升　紫参五两（一作紫菀）　泽漆三斤（以东流水五斗，煮取一斗五升）　生姜五两
白前五两　甘草、黄芩、人参、桂枝各三两

上九味，㕮咀，内泽漆汁中，煮取五升，温服五合，至夜尽。

语译 咳嗽而脉浮的，主治宜用厚朴麻黄汤。

脉沉的，则用泽漆汤。

阐述 前条主要论述了饮邪挟热上迫，病势倾向于表的咳喘症施治法。"咳而脉浮"中的"咳"字，指症状咳嗽气逆，也表明本条所论属咳嗽上气病的范畴。"脉浮"，则包含两种含义，一指脉象浮；二指本症的病机，是病近于表而邪盛于上。因邪从外入，风寒束表，脉见浮。邪由内出，病邪向上且盛于上时，也见脉浮。

厚朴麻黄汤，为小青龙加石膏汤的变方。方中主药为厚朴、麻黄，因厚朴宽

胸利气善消满,麻黄宣肺降逆善平喘,故以此二药冠为方名,本症喘甚、满甚的两个特点则愈加突出。干姜,细辛温化寒饮,半夏降逆化痰,杏仁降气止咳,五味子酸收,与麻黄相伍,一散一敛,其目的在于宣肺平喘,而非发汗。石膏辛凉,以宣泄肺中郁热而除烦,小麦则安中养正。因无表症,故去桂枝白芍解表和营卫,里有饮邪,见胸满症,去甘草以避甘而满中。全方旨在散饮降逆,止咳平喘。

后条"脉沉者",论述了水饮犯肺,饮邪偏于里的咳嗽症状的施治法,是承上条而来。因此,当也有上条的咳嗽,喘逆等症。本条"脉沉",结合《金匮·水气病篇》"脉得诸沉,当责有水,身体肿重"的论述,可知本条的病机是水饮内停,外溢肌肤犯肺而来。呈见咳、喘、身肿的症状。本条对症状的论述较上条更简略,下面两种说法可补其缺:《脉经·卷二》:"寸口脉沉,胸中引胁痛,胸中有水气,宜服泽漆汤。"《千金要方·卷十八》:"夫上气,其脉沉者,泽漆汤主之。"

泽漆汤方功在逐水通阳,止咳平喘。方中泽漆,《本经》谓:"味苦微寒,主皮肤热,大腹水气,四肢面目浮肿,丈夫阳气不足,利大小肠。"《本草纲目》谓:"即猫儿眼睛草",其功能主治与《本经》同;方中用泽漆逐水消肿。紫参,《本草纲目》谓:"入足厥阴之经,肝藏血分药也,故治诸血病"。二药主有活血逐水消肿之功,桂枝、生姜通阳化水,有活血止血通利作用;半夏、白前降逆化饮止咳,四药合用,温化饮邪,降逆止咳,人参补虚扶正;黄芩清泄饮中之郁热,甘草调和诸药并缓泽漆之峻。合为逐水饮,方效止咳喘。

大逆上气,咽喉不利,止逆下气者,麦门冬汤主之。(十)

麦门冬汤方

麦门冬_{七升}　半夏_{一升}　人参_{三两}
甘草_{二两}　粳米_{三合}　大枣_{十二枚}

上六味,以水一斗二升,煮取六升,温服一升,日三夜一服。

语译　虚火上逆,咳嗽气喘,咽喉干燥不适,用止逆下气的麦门冬汤主治。

阐述　本症由津液枯燥,虚火上炎而致。津枯则阴虚,阴虚则火旺,火旺必上炎。虚火灼肺,肺失清肃则喘咳;虚火灼津,咽喉失润故干燥不利,痰液黏稠吐之不爽。根据本症的病机和麦门冬汤的方药,本证固有口干欲得凉润,舌红少苔,脉象虚数等症。本病虽症在肺,而其源实在胃,因胃液不足故肺津不继,当以麦门冬汤主治,清养肺胃,止逆下气。

方中重用麦门冬,润肺养胃,滋阴液清虚火,半夏降逆气,化痰浊,作用虽不大,但与大量清润药物配合,则可控制其燥性。人参、甘草、大枣、粳米养胃益气,胃得养而能生津,津液生则阴液足,阴液足则虚火敛,诸证除。如果火逆甚的,可加竹叶、石膏,增强清热之力。

肺痈,喘不得卧,葶苈大枣泻肺汤主之。(十一)

葶苈大枣泻肺汤方

葶苈(熬令黄色,捣丸如弹子大) **大枣**十二枚

上先以水三升,煮枣取二升,去枣,内葶苈,煮取一升,顿服。

语译 肺痈、气喘、不能平卧者,用葶苈大枣泻肺汤主治。

阐述 本条首冠"肺痈",肺痈主症当有"口中辟辟燥,咳即胸中隐隐痛,脉反滑数"等。邪热入肺,灼津为痰,痰浊壅遏,肺气壅滞,故见喘息症,卧则壅滞更甚,故不得平卧,治以葶苈大枣泻肺汤急泻肺中实邪。

方中葶苈味苦性寒,善开肺气之壅闭而止喘,但其作用峻猛可伤正气,故以大枣甘温安中缓和药性,使泻不伤正。此用法与皂荚丸用枣膏、十枣汤用大枣的意义同。

咳而胸满,振寒脉数,咽干不渴,时出溺唾腥臭①,久久吐脓如米粥者,为肺痈,桔梗汤主之。(十二)

桔梗汤方: 亦治血痹。

桔梗一两　**甘草**二两

上二味,以水三升,煮取一升,分温再服,则吐脓血也。

注释 ①浊唾腥臭:谓吐出脓痰有腥臭气味。

语译 咳嗽胸满,寒战脉数,咽喉干燥而口中不渴,不时有腥臭浊痰咳出,吐出如米粥的脓血痰时间较长,为肺痈,主治宜用桔梗汤。

阐述 本条与前第二条内容相呼应。前者从病机着手,分析肺痈发生发展变化的过程;本条重申其症,并补充成脓溃脓期的施治。

风热毒邪舍肺,肺气不利,故咳而胸满;邪热内盛则脉数;热入营血,邪正于里相争,卫阳于表不宣,则振寒;热伤津液则咽干,热灼营血则不渴;邪热蕴郁成毒,气血腐败,痈脓已成,症见"时出浊唾腥臭,久久吐脓如米粥"。条文中"久久"二字,一示本期病程较长,缠绵不愈;二示病势可能逐渐转虚。用桔梗汤治疗。

桔梗汤由开提肺气并排脓的桔梗和解毒扶正的甘草两味药组成,全方清热解毒,祛痰排脓,属甘缓轻剂。方后注:"分温再服,则吐脓血"。服药后若有脓血咳出,去腐新生,为有效之征。提示两点:①桔梗汤有排脓的作用;②化脓性病变应注意排脓。此处的"吐"字,指吐出脓血,前第二条"吐之则死"中的"吐"字,意为使用吐法,二者意义各异,当区别认识。

咳而上气,此为肺胀,其人喘,目如脱状①,脉浮大者,越婢加半夏汤主之。(十三)

越婢加半夏汤方

麻黄六两　**石膏**半斤　**生姜**三两　**大枣**十五枚　**甘草**二两　**半夏**半升

上六味,以水六升,先煮麻黄,去上沫,内诸药,煮取三升,分温三服。

注释 ①目如脱状:是形容两目胀突,有如脱出之状。

语译 咳嗽气逆,为肺胀病,气喘、两目外突,似脱出状的患者,脉象浮大有力的,用越婢加半夏汤主治。

阐述 本条为平时内有停饮,又复加外感,内外合邪致肺气胀满致病。由于外感风热之邪,入里化热,水饮内作与热相合,饮热交阻壅塞肺气,致肺气胀满,逆而不降,症为:咳嗽,喘急,肺气壅塞胀满很甚,内不得降,外不得泄,壅逆于上致目如脱状。脉浮大,说明本证病机甚:饮热交阻,肺气胀满。脉浮,主病在表,邪在上;脉大,主有热,邪气实。饮热盛于上,故脉象浮大。本症势较急,应予越婢加半夏汤治疗。

越婢加半夏汤宣肺泄热,降逆平喘。方中麻黄宣降肺气以平喘,石膏辛散郁热,半夏降逆化饮除痰,生姜既助麻黄宣散,又助半夏降逆。甘草、大枣安中用来调和诸药。

肺胀,咳而上气,烦躁而喘,脉浮者,心下有水,小青龙加石膏汤主之。(十四)

小青龙加石膏汤方:《千金》证治同,外更加胁下痛引缺盆。

麻黄、芍药、桂枝、细辛、甘草、干姜各三两　五味子、半夏各半升　石膏二两

上九味,以水一斗,先煮麻黄,去上沫,内诸药,煮取三升,强人服一升,羸者减之,日三服,小儿服四合。

语译 肺胀病,咳嗽气逆,烦躁而喘,脉象见浮的,为心下有水饮症状,用小青龙加石膏汤主治。

阐述 本条为心下素有水饮宿疾,因外感风寒而诱发。风寒束表,脉见浮,心下水饮上渍于肺,肺失宣降,症见咳嗽,气喘,饮邪郁久化热故烦躁。可见,本条病变的重点是"心下有水",也是理解本症病机的关键。乃引起咳喘,烦躁的直接原因。故文中特别点出"心下有水",以示强调。

小青龙加石膏汤为解表化饮,降逆平喘,清热除烦之剂。方中麻黄、桂枝解表散寒,宣肺平喘;芍药、桂枝,调和营卫;细辛、干姜温肺化饮;半夏降逆化痰,五味子收敛,防肺气耗散太过;石膏清散郁热用来除烦,与麻黄配用,可发越水气。甘草用以调和诸药。

【附方】

《外台》炙甘草汤,治肺痿涎唾多,心中温温液液者。方见虚劳中。

注释 ①温温液液:即泛泛欲吐之意。

阐述 虚热肺痿,是肺气阴两伤。肺气伤则津液不布,停滞而聚生涎沫;肺阴虚则内生虚热,涎沫与虚热为患,故涎唾多,心中泛泛欲吐。

炙甘草汤,即桂枝汤加参、地、阿胶、

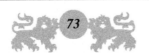

麻仁、麦冬，去芍药而成。主为生津润燥，兼以益气养阴，故可治虚热肺痿。方中桂枝虽属热药，但不嫌其燥，在大堆滋润药中佐少许辛温之品，取其阳生阴长之意。

《千金》甘草汤。

甘草

上一味，以水三升，煮减半，分温三服。

阐述　此方原出于《肘后》，只有甘草一味的药方，但能清热、解毒、止咳、止渴、下气、祛痰，并能滋养，与肺痿治疗原则相合。可用于治疗肺痿的轻证。

《千金》生姜甘草汤：治肺痿，咳唾涎沫不止，咽燥而渴。

生姜五两　人参三两　甘草四两　大枣十五枚

上四味，以水七升，煮取三升，分温三服。

阐述　虚寒肺痿得之于"肺中冷"。由于肺气虚寒既不能敷布津液，又不能摄纳津液，故咳唾涎沫不止，咽喉虽干燥但口不渴。治当用生姜甘草汤，以温复肺气，培土生金。方中人参、甘草、大枣补脾益气，化生津液，生姜温化寒饮。

《千金》桂枝去芍药加皂荚汤：治肺痿吐涎沫。

桂枝三两　生姜三两　甘草二两　大枣十枚　皂荚一枚（去皮、子，炙焦）

上五味，以水七升，微微火煮取三升，分温三服。

阐述　本方药性偏温，适宜于虚寒肺痿。因胸阳不布，肺气虚寒，既不能布津，又不能摄津，津液聚而为涎沫，故不止吐涎沫。用桂枝，甘草辛甘化阳，振奋阳气；生姜温肺化饮；大枣补脾。上述三药治本，皂荚峻祛痰涎佐治标。

有医家认为本方作用较峻猛，只实证宜施。肺痿病性属虚，治疗忌攻伐。当从《千金衍义》作"肺痈"为是。此种观点，有一定的参考价值。

《外台》桔梗白散：治咳而胸满，振寒脉数，咽干不渴，时出浊唾腥臭，久久吐脓如米粥者，为肺痈。

桔梗、贝母各三分　巴豆一分（去皮，熬，研如脂）

上三味，为散，强人饮服半钱匕，羸者减之。病在膈上者吐脓血，膈下者泻出，若下多不止，饮冷水一杯则定。

阐述　本条主治症候与前十二条相同。一症出示两方。较轻病势的，用桔梗汤开肺排脓，便能取效。若较重病势，且形体壮实的，本方较适用。方中桔梗开肺气，祛痰排脓；贝母清热化痰；巴豆峻猛通下，泻肺排脓。全方药性峻猛，治肺痈有捷效。但非正气实者，不可轻用。

《千金》苇茎汤：治咳有微热，烦满、胸中甲错，是为肺痈。

苇茎二升　薏苡仁半升　桃仁五十枚

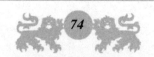

瓜瓣半升

上四味,以水一斗,先煮苇茎,得五升,去滓,内诸药,煮取二升,服一升,再服,当吐如脓。

语译 《千金》中苇茎汤,主治的症状:肺痈咳嗽,微微发热,烦躁,满闷,胸中皮肤粗糙如鳞甲。

阐述 肺痈痰热阻肺,症为咳嗽,微热,胸中满闷;瘀血内结,肌肤失养,以致胸中皮肤粗糙如鳞甲。用苇茎汤清肺化痰主治,活血排脓。方中苇茎,清肺降火,是治肺痈的主药。冬瓜仁祛痰排脓,薏苡仁清热渗湿,桃仁活血化瘀,是治肺痈常用且奏效的方剂。

肺痈胸满胀,一身面目浮肿,鼻塞清涕出,不闻香臭酸辛,咳逆上气,喘鸣迫塞,葶苈大枣泻肺汤主之。方见上,三日一剂,可至三四剂,此先服小青龙汤一剂乃进。小青龙汤方见咳嗽门中。(十五)

语译 肺痈病,胸中满胀,面目浮肿,鼻塞流清涕,没有香、臭、酸、辛等嗅觉,咳嗽喘逆,喉中痰鸣,用葶苈大枣泻肺汤主治。

阐述 本条进一步阐述了葶苈大枣泻肺汤的临床应用情况。肺气壅塞,气机不利,故胸满而胀;气滞痰壅,肺宣降失常,通调失职,水气泛溢,故面目浮肿。肺窍不利则鼻塞。肺气失和则鼻窍不用,故无香、臭、酸、辛等味感。痰涎壅滞,肃降失常,则喘逆气急,喉中痰鸣。本症病为邪实气闭,当用葶苈大枣泻肺汤开泄肺气。

奔豚气病脉证治第八

本篇主要就奔豚气病的病因、病机、症状及疗法加以论述。因该病症状特殊,鉴别较易,故单独成篇。篇中虽提及吐脓、惊怖、火邪三种病,但均散布在相关的篇章中,此篇不再累述。

奔豚气病是一种发作性疾病,其特点为"气从少腹上冲咽喉,发作欲死,复还止"。发病动机较杂,多由情志刺激而致气机失调、郁滞,甚者逆乱而发为奔豚;或因脾肾阳虚,素体虚寒,外感寒邪或发汗太过损伤阳气,阳虚阴盛,阴寒之气上逆而发。

奔豚气病的病名是由该病的症状和病机特点而来。奔,同贲,意为奔跑、奔驰;豚,同豕,意为小猪。"奔豚",即奔跑的小猪。此命名形象地概括了本病突然发作、反复无常的特点。"气",表明了本证为气受病,病机特点是气机逆乱上冲。故《巢氏病源》将本病载于《气病篇》。

与本病病名和症状相似有关历代医著记载有:①《灵枢·邪气脏腑病形篇》谓:"肾脉微急,为沉厥奔豚,足不收,不得前后。"②《素问·骨空论》:"冲脉为病,逆气里急,此病从少腹上冲而痛,不得前后为冲疝。"③《难经·五十六难》:"肾之积,名曰奔豚、发于少腹,上至心下,若豚状,或上或下无时,久不已,令人喘逆,骨痿少气。"上述所及三病,与本篇的奔豚气病有的同名,有的症似,但病又有所不同。《灵枢》所论为沉厥奔豚,病机以肾气厥逆为主,症为足不收,不通二便等。完全不同于本篇的奔豚气病病机。《素问》所论为冲疝,后世有称做"奔豚疝气"的,此论虽病机是以气上冲为主,但症兼大小便不通,而且病名为冲疝,故其与奔豚气病症相似但名异。《难经》论述的是肾积奔豚,病为少腹部素有包块,此属积聚病范畴,而奔豚气病是气受病,气聚为瘕,气散无形,二者差异很大。上述三病,与奔豚气病虽病不同,但症状上有相似之处,临症当注意鉴别。医圣张仲景为将本篇所论奔豚气病区别于上述三病,特在"奔豚"二字后面加一"气"字,用以鉴别。

师曰:病有奔豚,有吐脓,有惊怖,有火邪,此四部病,皆从惊发得之。师曰:奔豚病,从少腹起,上冲咽喉,发作欲死,复还止,皆从惊恐得之。(一)

语译 老师说:奔豚、吐脓、惊怖、火邪四种病,皆因惊恐而致。奔豚病发作时,自觉气从少腹部始,向上冲致咽喉,人觉频死；但发作过后，气复还，又似无病。这种病由惊恐等情志刺激而来。

阐述 本条第一段说明了奔豚气病的致病原因，并列举了四种因惊而发的症状，即奔豚、吐脓、惊怖、火邪。尤怡认为：吐脓病，"吐脓有咳与呕之别，其从惊得之旨未详。"（《金匮要略心典》）从惊得吐脓，机理有待进一步考究。惊怖，即因惊而恐。再细分，惊，乃自己不知事发突然；恐，是自己发于已知畏惧。惊怖病，由精神刺激突然，导致气机逆乱而发生的一种病。火邪，一般多理解为致病因素。如《伤寒论·太阳篇》有多条论火邪致病。是火邪而致惊恐，并非惊恐导致火邪病。

历代注家对第一段持有两种不同看法。一种认为有脱简。如《医宗金鉴》说："篇中只有奔豚一证，而吐脓、惊怖、火邪皆简脱，必有缺文。"另一种认为是借宾定主法。如黄树曾说："此章论奔豚病症治而言及吐脓、惊怖、火邪者，以吐脓、惊怖、火邪，皆从惊发得之，奔豚亦然，病因相同，故书于首，并借宾以定主。"（《金匮要略释义》）以上诸说，皆有参考价值。

第二段对奔豚气病发作时的主要症状加以论述。奔豚气病发作时，患者有气从少腹开始，上冲至咽喉之感，痛苦异常，有即死之感。发作过后，冲气复还，诸症皆除，患者又如常人。其发病机理，条文虽指出："从惊恐得之"，但发病与肝肾有关，其气上冲，与冲脉有关。冲脉起于下焦，上循咽喉。如心肾不足，下焦寒气随冲气上逆，而致奔豚；或惊恐恼怒等情志刺激，致肝气郁而循冲脉上逆，亦可发生奔豚。总而言之，奔豚气病主要是因情志致病，但也不可排除其他的致病因素。

奔豚气上冲胸，腹痛，往来寒热，奔豚汤主之。（二）

奔豚汤方

甘草、芎䓖、当归各二两　半夏四两
黄芩二两　生葛五两　芍药二两　生姜四两
甘李根白皮一升

上九味，以水二斗，煮取五升，温服一升，日三夜一服。

语译 奔豚气病发作时，气从少腹上冲胸，腹部疼痛，寒热往来，当奔豚汤主治。

阐述 本症由刺激情志致肝气郁结化热，随冲气上逆而致。脘腹部为脾胃所居之处，肝郁气滞，肝木侮土致脘腹痛疼。肝与胆互为表里，其气相通，肝受邪累及少阳，少阳之气不和，症见寒热往来。此症为肝郁奔豚的必见症状。奔豚气病为内伤疾病，其往来寒热一症仅随病发而止，不同于伤寒少阳病之寒热往来，要注意区别。

针对本症肝郁化热，气逆上冲的病机，治以疏肝清热，降逆平冲的奔豚汤。方中甘李根白皮即李子树根的白皮，味苦性寒，功专降奔豚逆气，方中用作主药。当归、川芎、芍药养血柔肝，行血止痛；当归白芍配川芎补中寓有行散，使血气运行而无滞；半夏、生姜降浊止逆；黄芩清肝胆之热，黄芩与半夏、生姜同用寓有泻心汤之意，可调寒热，散痞结，降冲逆；葛根生津清热。甘草止痛缓急，与白芍同用其力更强。但全方药性偏寒，热性奔豚气病较宜。

发汗后，烧针令其汗，针处被寒，核起而赤者，必发奔豚，气从少腹上至心，灸其核上各一壮，与桂枝加桂汤主之。（三）

桂枝加桂汤方

桂枝五两　芍药三两　甘草二两(炙)
生姜三两　大枣十二枚

上五味，以水七升，微火煮取三升，去滓，温服一升。

语译　使用汗法后，病仍不解的，又用烧针发其汗，致寒邪从烧针处侵入，引起针刺处周围似果核状红肿，奔豚必发，气从少腹部上冲至心胸部，治疗时在红肿的针刺处灸一壮，再内服桂枝加桂汤。

阐述　本症首次发汗后，未解外邪，又用温针重发其汗，必致阴液外泄而损伤阳气。表阳虚不能卫外，寒邪复感；邪因虚而滞于针处，致局部血行瘀滞，而成状如果核般的硬结，色红。里阳虚不能下制阴寒，阴寒之气上逆凌心，故病人自觉有气从少腹上冲至心下。本证发病主要关联于心、肾两经，病机特点为外寒引动内寒，寒气引动冲气。治疗时外用灸法，温散其局部寒邪以通血脉；内服桂枝加桂汤，助阳气，止冲逆以制奔豚。

桂枝汤外调和营卫，内调脏腑气血；既能温通血脉，又可温阳助气化；加桂枝则更增其辛温助阳，通脉且止冲逆。

发汗后，脐下悸者，欲作奔豚，茯苓桂枝甘草大枣汤主之。（四）

茯苓桂枝甘草大枣汤方

茯苓半斤　甘草二两(炙)　大枣十五枚
桂枝四两

上四味，以甘澜水一斗，先煮茯苓，减二升，内诸药，煮取三升，去滓，温服一升，日三服。甘澜水法：取水二斗，置大盆内，以杓扬之，水上有珠子五六千颗相逐，取用之。

语译　使用汗法后，若脐下跳动，乃奔豚病之兆。用茯苓桂枝甘草大枣汤主治。

阐述　本症患者下焦素有水饮内停，气化不利，加之发汗不当，致心阳受损；心阳虚不足以下制肾水，下焦水寒之气乘虚而动，乃病人自觉脐下跳动的原因，有欲发奔豚之势。治以茯苓桂枝甘草大枣汤通阳降逆，培土制水以防冲逆。

方中茯苓、桂枝温阳化气行水，降冲止逆；甘草、大枣培土制水，制其上冲逆气。甘澜水动则其性属阳，扬则其势下走，以此煎药可助平冲降逆之力，遏制未发奔豚气。

胸痹心痛短气病脉证治第九

本篇主要对胸痹与心痛的病因、病机与施治加以论述，并对胸痹心痛中常伴见的短气症状附带叙述。

胸痹病名，《灵枢·本脏》篇早有记载："肺大则多饮，善病胸痹。"既是一个病名，又概括了其病位和病机。凡因胸阳不振，阴寒邪气上于阳位，痹阻清阳，致胸阳痞塞不通，不通则痛，而见胸部痞闷胀满或胸膺部疼痛的主症者，为胸痹。痹证在临床中，多为风寒湿邪痹阻皮肤、肌肉、关节，病在气分；而血痹病则为外风内入血脉，致局部肢体麻痹不仁。虽同称"痹"，但病位、病机有所区别，应予以区分。

心痛病名，亦沿于《内经》，如《灵枢·五邪》篇载："邪在心，则病心痛"，而《灵枢·邪客篇》又云："诸邪之在于心者，皆在于心之包络。"《灵枢·厥病篇》有真心痛和厥心痛的记载，两者虽同名，但所指部位有异："真心痛，手足清（音清，凉也）至节，心痛甚，旦发夕死，夕发旦死。"此指心前区疼痛，为心自痛；而厥心痛有肾、胃、脾、肝、肺等心痛之别，其症不一。《难经·六十难》："其五脏气相干，名厥心痛。"杨玄操注曰："诸经络皆属心，若一经有病，其脉逆行，逆则乘心，乘心则心痛，故曰厥心痛，是五脏气冲逆致痛，非心自痛也。"后世《丹溪心法》曾谓"心痛，即胃脘痛"。《金匮》本篇所论心痛的病位，既包括了心前区、胸骨后，也波及到胃脘上腹部或左侧背部，为广义心痛。凡胸阳大虚，阴寒内盛，邪气攻心者，可致真心痛；外寒由口鼻而入，内外寒邪交织于胃脘者致心胃痛。而阴乘阳位，本虚标实（"阳微阴弦"）则为心痛总的病机。至于《千金要方·心腹痛门》中的虫、注、风、悸、食、饮、冷、热去来等九种心痛，本篇与其有别，从病因上看，此所述心痛仅属冷心痛、饮心痛两种。

短气病症，《素问·风论》载："肺风之状，……时咳，短气。"其临床症状，《伤寒明理论》云："短气者，呼吸虽数而不能相续，似喘不摇肩，似呻吟而无痛者是也。"本篇的短气，则胸痹心痛中出现的呼吸迫促症状，包括一切痰饮水气阻遏肺气而起的短气。

胸痹、心痛、短气三者均为胸膈间病，发病部位相近，它们之间有一定的关联。胸痹、心痛，均呈现疼痛症状，病因、病机均与阳虚阴盛、阴乘阳位有关，二者之间既可相互影响，亦可单独发生，也可合并发病。而短气又是胸痹病的常见症状，故将三病合篇论述，方便医生辨证施治。

胸痹心痛短气病脉证治第九

师曰：夫脉当取太过不及①，阳微阴弦②，即胸痹而痛，所以然者，责其极虚③也。今阳虚知在上焦，所以胸痹、心痛者，以其阴弦故也。（一）

注释 ①太过不及：脉象盛过于正常的为太过，如浮、大、弦、滑、数等，主邪气实；脉象不足于正常的为不及，如沉、迟、微、弱、涩等，主正气虚。

②阳微阴弦：关前寸脉为阳，关后尺脉为阴。阳微阴弦，即指寸脉微、尺脉弦（与寸脉相对而言，亦可兼指关弦）；关于从脉的部位分别阴阳，亦有认为浮取微、沉取弦；左手脉微、右手脉弦的，可供参考。

③极虚：此处指阳气虚疲、困惫不足。《史记·屈原贾生列传》："故劳苦倦极，未尝不呼天也；疾痛惨怛，未尝不呼父母也。"杨雄《方言》"极，疲也。"

语译 老师说：医生诊脉应当判断它的太过与不及，寸口脉微，（关）尺中脉弦，为胸痹心痛病。这是由于上焦阳气不足的缘故。现在知道阳虚是在上焦，产生胸痹、心痛病的原因，是因病者关上、尺中脉弦的缘故。

阐述 仲景指出，医生诊脉应注意区分其太过与不及，欲知其太过与不及，须掌握正常脉象。《脉经·卷四·辨三部九候脉证第一》云："三部者，寸关尺也。尺脉为阴，阴脉常沉而迟，寸关为阳，阳脉俱浮而速……此其常也"；黄元御云："寸大而尺小者，气之常也。"（《金匮悬解》）而见与上述相异于平人脉象的"太过"与"不及"脉，均属病态。

不及与太过的反常脉象为阳微与阴弦，因两寸主上焦疾病，"诸阳受气于胸中"，心胸主宣达阳气，今见寸脉微，乃阳位得阴脉，为不及之象，说明上焦阳虚；两尺主下焦，尺脉弦是阴位得阴脉，为太过脉象，说明下焦阴盛，当然也可包括中焦阴寒水饮，观本篇第二条之"关上小紧数"便知。原文"阳微阴弦"，即指出了胸痹心痛的病因：上焦阳气不足，中下焦阴邪内盛。阳主开，阴主闭，既见阳虚阴盛，则中下焦阴邪（包括痰湿、寒饮、水气）上乘阳位，痹塞阳气升降出入的道路，阳气不宣，势必胸中痹塞痞满疼痛。

如果仅有阴邪内盛，而胸阳不虚，是不能形成胸痹心痛的，因此，原文强调"所以然者，责其极虚也。"此处"极虚"，说明病之本是胸阳不足，非指虚至极点之谓。反之，仅有胸阳不足，而无阴邪内盛，也不能致胸痹心痛，故原文最后三句，再次强调本病标实的病机："今阳虚知在上焦，故胸痹心痛者，以其阴弦故也。"可见，阳微阴弦、本虚标实、阴乘阳位的胸痹心痛的病机。

历代注家在具体解释"阳微阴弦"时，稍有分歧。①有以阴阳指诊脉之浮沉者，如湖北中医学院主编的《金匮要略释义》谓"阳微，指浮取而微；阴弦，指沉取而弦。"魏念庭则云"以六部浮沉言，阳微必胃也，阴弦必肝也。"（《金匮要略方论本义》）②有以阴阳指诊脉之尺寸而言者，如陈修圆《金匮要略浅注》认为阳微是"关前之阳脉微"，阴弦是"关后之阴脉弦"，成都中医药大学主编的《金匮要略讲义》亦宗此说。③有以不拘具体脉象,"阳微"指"不及"(正虚),"阴弦"指"太过"(邪实),从病机立论者,如周扬俊《金匮玉函经二注》云:"脉取太过不及。不及为阳微,太过即阴弦,阳虚故邪痹于胸,阴盛故心痛。"④有以阴阳指左右手诊脉者,如魏念庭《金匮要略方论本义》云:"以左右阴阳言,阳微必左手也,阴弦必右手也"。笔者认为,若从临床角度出发,似以第二种看法较妥,因前人从部位分阴阳多以关部而定,关前为阳,关后为阴,如《难经·三难》说:"关之前者,阳之动也……关以后者,阴之动也。"寸关尺三部分属上中下三焦病变,如此区分阴阳,所属脏腑明确,若以浮沉或左右手分阴阳,难以确定脏腑;且原文中"阳虚知在上焦"一句是进一步说明"阳微"的病位在上焦心肺,心肺脉在两手寸部,故知胸痹心痛之脉得阳微,是指寸脉微;从原著本义可知,以关前后的寸、尺分阴阳是仲景脉学的一般规律,如《伤寒论·辨脉法第一》云:"……何谓阳不足?答曰:假令寸口脉微,名曰阳不足……何谓阴不足?答曰:假令尺脉弱,名曰阴不足";《金匮》首篇第九条有"脉浮者在前"与"脉浮者在后"的表里阴阳之辨;《金匮·血痹篇》有"但以脉自微涩在寸口,关上小紧",以及"脉阴阳俱微,寸口、关上微,尺中小紧"等,皆以寸、关、尺三部来论脉的。本篇第三条说:"寸口脉沉而迟,关上小紧数"的寸口、关上之分,理应与本条的阳脉、阴脉相一致。可见,上述诸说,陈修圆之说更为恰当。至于第三种看法并非就脉论脉,突出《金匮》论脉,多暗喻病机,也是

有重要参考价值的高见。

此外,原文"阴弦",一般注家多局限于下焦尺脉弦,唯杨百茀等提出:"阴"当概中下焦而言,认为文中明言"今阳虚知在上焦",但"阴弦"则不能视为阴邪只来源于下焦,从文中所言脉象"关上小紧"和所设方药多着眼于中焦来看,当以视"阴"为中下焦为妥。(参《金匮集释·上册》)此说极当,可从。

平人①无寒热②,短气不足以息③者,实也。(二)

注释 ①平人:非指正常健康无病者,是指病人平时并不卧病在床,饮食起居同正常人一样,外形无病状或自觉无其他疾苦者。

②无寒热:指无外感表证。

③不足以息:即呼吸不利,胸中憋闷不畅,不敷机体之需状。

语译 外表健康,没有恶寒发热者,而呼吸迫促不能相续的,是实证。

阐述 上条讲述的是本虚、标实的胸痹心痛症,本条论述则为纯实无虚之短气症。平素饮食、起居都如常人,亦未见发热恶寒等外感病症,自认为无疾,偶现胸膈憋闷痞塞,气息短促,甚至呼吸困难者。既然未见有上条阳微阴弦之脉,则是由于平日蕴伏体内的痰饮宿食凝聚胸膈胃脘,阻遏气机升降出入所致。至于条文中未见胸痹心痛诸症,乃是仲景省文。上、下二条,本当合看。

历代注家对本条"平人"持不同观

点：①指平素健康无疾之人，如尤在泾称"平人，平素无疾之人也。"（《金匮要略心典》）②实为胸痹心痛腹痛诸疾之人。如沈明宗曰："此短气当分虚实也。但见胸痹心痛腹痛诸疾，而无外热表证，谓之平人。"（《金匮要略编注》）据原文精神，所谓"平人"，是指其人外形无病，饮食起居与常人相似，或本人无不适之感而自诩"无疾"者，然其体内早已潜伏"痰"、"饮"等致病因素，只是平日尚未表露于外，或虽有病形，因其甚微而他人不察，故谓之"平人"，其实为有病者，以沈说较是。

胸痹之病，喘息咳唾，胸背痛，短气，寸口脉沉而迟，关上小紧①数，栝蒌薤白白酒汤主之。（三）

栝蒌薤白白酒汤方

栝蒌实一枚（捣）　薤白半斤　白酒七升
上三味，同煮，取二升，分温再服。

注释　①小紧：指脉体细小紧急。

语译　胸痹病，呼吸迫促，咳嗽吐痰，胸背部疼痛，气喘不接，寸口脉沉而迟滞不前，关上脉细小紧急而躁动不宁的，用栝蒌薤白白酒汤主治。

阐述　胸痹病，由于胸阳不振，中下焦阴气上逆，脾升肺降气机受阻，痰饮上乘阳位，肺失清肃，则见"喘息咳唾"；阴浊滞塞于胸，致胸背气血不得交相贯通，出现"胸背痛"，气机闭阻，呼吸不利而

见"短气"。原文"喘息咳唾、胸背痛、短气"是胸痹病发作时的主症，"寸口脉沉而迟，关上小紧数"则为胸痹病的主脉。

历代注家对本条脉象的描述，持不同看法。（1）认为是分辨胸痹病虚、实证治的两种脉象，沈明宗云："以寸口脉沉而迟，为虚寒之证；关上小紧数，栝蒌薤白白酒汤为寒实之症，另作一节解，否则，怎有迟数二脉同见之理哉？"（《金匮要略编注》）（2）对数字理解不同：程云认为"数"字误，为衍文，当删。（《金匮直解》）张璐亦从之。徐彬云"数者，阴中挟燥火来也"，（《金匮要略论注》）。目前，据此国内有学者认为指下多数，是躁动不宁之象，有短促感觉，为胸痹脉象的特点；有的将原文断句为"……关上小紧，数栝蒌薤白白酒汤主之。"把"数"字当作屡次，"多次使用"理解，提示胸痹病有易于复发的特点，当用本方守方治疗。（邓家刚：'关上小紧数'之我见《广西中医药》6：60，1984）吴谦则云："紧疾寒痛，是中焦气急寒痛也。"（《医宗金鉴》）把"数"作疾急解，用以形容紧脉的。（3）陶葆荪认为年老气虚、顽痰闭郁胸膈者，亦可形成寸关两部相反的脉象。（4）李克光认为紧数相合，是形容脉象紧急躁动之形态，亦即弦脉之象，则知本条主脉与首条"阳微阴弦"的脉象在实质上并不矛盾。（参〔选注〕。）

笔者认为，本条脉象中"迟"、"数"二字不应理解为脉率的快慢，此处之"迟"，为迟滞不前之象，"数"是躁动不宁之象。王叔和曾云："数脉去来促急"，故"数"可理解为形容词短促的意

思,"关上小紧数"为前条"阴弦"脉的具体化,今阴寒水气循中焦上乘阳位,见关上之脉细小、紧急而躁动不宁,是胃脘有痰浊水饮积聚之征,实质上指的是弦脉观《腹满寒疝宿食病篇·二十条》有"其脉数而紧乃弦,状如弓弦,按之不移"之文,说明紧数相合,则为弦脉。"寸口脉沉而迟"则为首条"阳微"脉的具体化,故李克光之说较当。

可见,本条证情的主要病机为胸阳痹阻,痰留气逆。宜用通阳散结、豁痰下气,方用栝蒌薤白白酒汤。

本方以栝蒌实为君药,苦寒滑润,开胸中痰结,清·王朴庄认为"瓜蒌能使人心气内洞"(即洞心:心中感觉空洞无物);薤白为臣药,辛温通阳,豁痰下气,《灵枢·五味篇》曾谓"心病者,宜食……薤。"以白酒为佐使,辛能开痹,温能行阳,轻浮而散,善于上行。诸药共用,胸阳畅通,阴浊消散,胸痹自愈。

胸痹不得卧,心痛彻背①**者,栝蒌薤白半夏汤主之。(四)**

栝蒌薤白半夏汤方

栝蒌实一枚(捣)　薤白三两　半夏半升　白酒一斗

上四味,同煮,取四升,温服一升,日三服。

注释　①心痛彻背:《说文》:"彻,通也",《广韵》"彻,达也"。心痛彻背,即心痛放射至后背,牵引背脊亦痛。

语译　胸痹病,心胸部位疼痛牵引到背脊的,且不能平卧者,用栝蒌薤白半夏汤主治。

阐述　本条首冠"胸痹"二字,必然具备上条"喘息咳唾、胸背痛、短气"等主症和"寸口脉沉而迟,关上小紧数"的主脉。在此基础上,由"喘息咳唾",致"不得卧",是由痰浊壅塞胸中,肺气上逆,坐立时,肺气还可以肃降,平卧时,痰气上壅更甚,卫气则不能入阴,神气失守所致。由"胸背痛"发展到"心痛彻背",因背为胸之府,心之俞在背,痰涎壅塞于胸,阻痹心阳不能布达于背部,脉络不通,故心痛,且牵引背部亦痛。因胸痹与心痛并见,病较上条重,故于通阳散结、豁痰下气的栝蒌薤白白酒汤中加半夏一味,祛痰开结、逐饮降逆。

历代医家对本条原文并无歧义,但沈明宗认为此条乃痹邪偏犯心包为病;曹颖甫则认为其区别于皂荚丸症、小青龙症;黄树曾详析胸痹、支饮、肺痈病症之异同。皆有所启发,可供参考(引文参〔选注〕)。

胸痹心中痞①**,留气结在胸**②**,胸满,胁下逆抢心**③**,枳实薤白桂枝汤主之;人参汤亦主之。(五)**

枳实薤白桂枝汤方

枳实四枚　厚朴四两　薤白半斤　桂枝一两　栝蒌一枚(捣)

上五味,以水五升,先煮枳实、厚朴,取二升,去滓,内诸药,煮数沸,分温三服。

胸痹心痛短气病脉证治第九

人参汤方

人参、甘草、干姜、白术各三两

上四味,以水八升,煮取三升,温服一升,日三服。

注释 ①心中痞:"痞",《说文》:"痞,痛也。"又指气隔不通,《医宗金鉴》谓"心中即心下也。"故心中痞,是指胃脘部满闷不舒,有痞塞不通而痛的感觉。

②留气结在胸:此言"心中痞"的病机,是胸中寒饮羁留,阻滞气机,留结成痞。

③抢（qiāng枪）心:《经籍纂诂》:"抢,突也,犹刺也。"抢,冲突,冲刺。"抢心"犹"撞心",指胁下逆气向上冲撞心胸。

语译 胸痹病,胃脘部位感到痞塞不舒,有饮气留结于胸中,胸部满闷,胁下有一股气上冲心胸,用枳实薤白桂枝汤、人参汤均可主治。

阐述 "胸痹,心中痞",即既有前第三条的脉证,又有胃脘痞塞不通之感,且有"胸满"之症状,究其病因病机,与"留气结在胸"有关,胸阳痹塞,阴邪（水饮痰浊）由胸至心,留结成痞。"胁下逆抢心"者,是饮气不仅由心胸干及于胃,甚至波及两胁少阳经脉,阴寒饮邪乘势上逆抢心,指出胸胃阳气被迫,难于支持之机已露,与首条所言胸痹"阳微阴弦"之义暗合。故其病机特点:气滞饮停、阴寒内结、上冲、横逆。

如以上症情属寒湿痰饮之实证,当通阳开结、泄满降逆,此即尤怡"去邪之实,即以安正"（《金匮要略心典》）之法也。方用枳实薤白桂枝汤主治。

枳实薤白桂枝汤即瓜蒌薤白白酒汤去白酒加枳实、厚朴、桂枝所组成。具通阳开结之效者,瓜蒌、薤白、桂枝。其中桂枝一味,上以宣通心胸之阳,下以温化中下二焦之阴气,既通阳又降逆,使阴寒邪气不致上逆,阳通而阴寒不得内结。枳实、厚朴、桂枝具泄满降逆之功。以枳实泄胸中之气滞,凡气实胸满者加之,以厚朴泄胁下之气滞,凡胁腹满胀者加之。不用行气通阳之白酒者,以其酒性上升,不利于本条中下二焦气逆上攻之症。先煮枳实、厚朴,取其味厚气胜,降逆气而泄满。瓜蒌、薤白、桂枝者微煮,取其辛散轻扬,布阳气而散阴邪。上述诸药共用,既能宣上焦之阳,又能导中焦之滞,且能化下焦之阴,故通畅三焦气机,气行、结散、阳通,胸痹诸症自愈也。

若属阳虚寒滞症者,当温理中阳,此乃尤怡"养阳之虚,即以逐阴"（《金匮要略心典》）之法也。方用人参汤主治。方中白术、干姜温理中阳以散寒化阴,人参甘草守补中阳,益气补虚。使中阳复位,脾胃气足,升降自如,痞满自消,阴霾得散,胸痹即愈。

历代注家对本条分虚、实二端症治,并无歧义。只吴谦认为心下痞气是虚,气逆撞心为实;张璐认为,实者为外溢痰气,虚者为内结痰气;魏念庭阐释本条病机,吴鞠通分析本条通补治法,唐容川举胸痹用药规律,均可供参考。（参〔选注〕）

胸痹心痛短气病脉证治第九

胸痹,胸中气塞,短气,茯苓杏仁甘草汤主之;橘枳姜汤亦主之。(六)

茯苓杏仁甘草汤方

茯苓三两　杏仁五十个　甘草一两

上三味,以水一斗,煮取五升,温服一升,日三服。不差,更服。

橘枳姜汤方

橘皮一斤　枳实三两　生姜半斤

上三味,以水五升,煮取二升,分温再服。《肘后》、《千金》云:"治胸痹,胸中愊愊如满,噎塞习习如痒,喉中涩燥,唾沫。"

语译　胸闷气塞,呼吸气短的胸痹病,用茯苓杏仁甘草汤、橘枳姜汤主治皆可。

阐述　本条首冠"胸痹",说明尚有出现"喘息咳唾、胸背痛"的症状出现,但"胸中气塞、短气"症更明显。

胸为气海,肺主气而为清虚之脏,即呼吸出入之道路,若阳气宣发,则不痛痹;胸阳不宣,则阴邪上干,变生水饮,饮停而气机阻滞,见"胸中气塞短气",故其主要病机为饮阻气滞。

若以"胸中气塞"为主,且短气者,表明胸胃先有积气,不能通调水道,水津不得下行,为气滞甚于饮阻,治当疏利肺胃之气以散饮,气行则水行,用橘枳姜汤主治。

橘枳姜汤以橘皮、枳实宣通气机,行气以散饮,用辛温生姜,宣通胸胃阳气,降逆散饮,三药共用,使中上二焦气机宣行,故痹通塞解。方乃心(肺)胃同治、辛温苦泄法。

若以"短气"为主,且气塞者,表明胸中先有积水,水道不通,阻碍了呼吸出入而为短气,为饮阻甚于气滞,治当利水宣肺,使水行则气通,用茯苓杏仁甘草汤主治。

茯苓杏仁甘草汤,以茯苓为君,利水化饮,臣以杏仁,宣利肺气,俾气行而饮化,甘草为使,调中和脾。服此方后,小便当多,乃水饮下行,邪有出路,短气自愈。方乃行水淡渗治法。

历代大多注家坚持本条是论胸痹病轻症的论点,周扬俊指出:病位"一属手太阴肺……一属足阳明胃";张璐则联系本篇第二条短气之实证;陆渊雷则避开胸痹病这一基本前提,谓"茯苓方所主,病变在呼吸器,橘皮汤所主,病变在消化器。"(《金匮要略今释》)今人周吾圣力斥陆氏之谬,重申"仲景设此二方,乃是据其兼有肺胃之证而实为胸痹病。"(参《金匮要略注评》)笔者认为周氏言之有理。

胸痹缓急①者,薏苡附子散主之。(七)

薏苡附子散方

薏苡仁十五两　大附子十枚(炮)

上二味,杵为散,服方寸匕,日三服。

注释　①缓急:古汉语作偏义复词,偏在"急"字,作困危、情势急迫理解。《史记·游侠列传序》曰:"且缓急人之所时有

胸痹心痛短气病脉证治第九

也",又《后汉书·窦融传》曰:"一旦缓急,杜绝河津,足以自守"。

语译 情势急迫的胸痹病发作,用薏苡附子散主治。

阐述 本条:"胸痹",则必见喘息咳唾、胸背痛、短气之症,又言"缓急",是指胸痹病突然发作,情势危急之状,是因患者心肾阳虚,寒湿痹阻胸阳,则胸痛或心痛彻背诸症急剧,当用强心温肾、宣痹除湿、祛寒止痛之剂,用薏苡附子散主治。

薏苡附子散为救急止痛而设,故重用炮附子十枚(是仲景附子剂中用量最大者),强心而温肾阳,祛散寒湿浊阴,俾阳气伸则痛止,寒邪散则痛减;用薏苡仁十五两之多,渗湿宣痹,缓解筋脉拘挛,二药共用,行阳宣痹,寒湿则下行,胸痹急痛愈。本方做散剂,每次药量虽仅为寸方匕,但其功专力厚以求速效,仍有缓急止痛之功。

历代注家从不同角度阐释本条"缓急"之义,归纳起来约有四种:

(1)指胸痹疼痛症状的时缓、时急。如《金匮直解》、《医宗金鉴》、《金匮悬解》等认为:缓急者,或缓而痛暂止,或急而痛复作。盖心肾阳虚,寒湿客于上焦则胸痛急剧,痛急则正气聚,阳气复振而寒湿散,阴寒散则痛缓,故见胸痹时缓时急,亦心痛之时来时去,说明胸痹疼痛呈发作性,在病势缓解时,仍可服用薏苡附子散。研究本篇治胸痹的诸方,皆可列入时缓时急的治标方剂(人参汤除外),因其忽略了本方的症候特征,故此说只供参考。

(2)指胸痹病或缓、或急地波及筋脉拘挛。如徐彬彬云"缓急是肢节之筋有缓有急,乃胸痹之邪,淫及于筋也。"(《金匮要略论注》)尤怡云:"阳气者,精则养神,柔则养筋,阳痹不用,则筋失养而或缓或急"(《金匮心典》),盖上焦阳虚、下焦阴邪(寒湿)上干胸膈,外及四肢筋脉收引疼痛,心痛彻背、背痛彻心、寒疝腹痛、胁痛里急、转筋等症状,皆与筋脉受邪有关,今人李今庸亦从此说,谓"缓急,指筋脉拘急不伸或缓纵不收。"(《金匮要略讲解》)此说,把原方的使用范围扩大了,可资启发。

(3)指口、目有急处、缓处,且一侧偏痛。此说出自邹润安《本经疏证》,提出缓急是邪气上冲胸膈,偏着一处,偏于左,则左急右缓,偏于右,则右急左缓,以左右之疼痛缓急、交作而论。临床证明,患有心脏病、心脑缺氧综合症者,往往兼有全身筋脉抽搐症,此说亦有助于了解"胸痹缓急"的具体病情。

(4)指胸痹的危急脏腑横。如周扬俊(《金匮玉函经二注》)、丹波元坚(《金匮玉函要略述义》)等认为此条乃胸痹之急证,乃因寒饮上聚心膈,阳气不达,病情至危至急,故取薏苡逐湿,附子辛热祛寒,席卷寒湿而下,"奏功于燃眉之际"(《述义》),临床经验证明,却有因此方治胸痛剧烈而效果显著效者。故今人邓明仲谓"胸痹缓急之征,是胸痹病中的一种危急症候,薏苡附子散是仲景为其所出方治,乃胸痹病的急救措施"(《金匮要略讲稿》)言之可信,笔者亦从其观点。目前,国内亦有学者认为薏苡附子散并不是重用两药合成峻剂,根据该方用量小这一特点,指出该文是否是胸痹急症,"尚须进一步研究"(陈达理:薏苡附子散用量小议《中医杂志》),亦为一种见解,可供参考。

除以上观点外,还有将"缓"字作动词,指缓解治法,"急"字乃宾语,指病情急剧的说法,如刘渡舟等对"缓急"的〔词解〕称:"指治法,而要缓解胸痹急剧疼痛。"(《金匮要略诠解》),其理通但不合"缓急"一词古义。

心中痞,诸逆①心悬痛②,桂枝生姜枳实汤主之。(八)

桂枝生姜枳实汤方

桂枝、生姜各三两　　**枳实**五枚

上三味,以水六升,煮取三升,分温三服。

注释　①诸逆:指阴寒水饮自心下胁肋上逆心胸之谓。

②心悬痛:悬,《说文》释为"系也",又曰"系","一曰维。"故"悬"之本义,指用线绳维系以束缚之。故心悬痛,即形容心中如有物维系束缚过甚之窒痛感,现代所谓"压榨性"、"窒息状"心痛的感觉。

语译　心中痞满,停滞于心下的各种水饮或寒邪向上冲逆,而致心胸憋闷窒痛的,用桂枝生姜枳实汤主治。

阐述　本条"心中痞",乃阴寒水饮

痞结膈间,上逆心胸所致,与心胃阳气不振有关。胃阳不振致饮停不化,阴寒水饮乘心阳不足,逆客心脉,经脉拘急,心阳不宣,则心胸憋闷,甚者经脉凝闭,致心系弦急而窒痛欲死。故本条的主要病机为阳气不宣,膈间水饮逆客心脉,治当宣通心阳、和胃化饮、泄痞止痛,方用桂枝生姜枳实汤。

桂枝生姜枳实汤,用辛温桂枝宣复心阳,温通血脉而平饮气之上逆,重在下逆;生姜温胃化饮,降逆通滞,主在散气,用苦泄之枳实,开降气结,功在泄痞。合用此三味散,则痞结开,诸逆平,心痛自止。

历代医家对本条归类略有分歧,多数医家将本条归属胸痹,如程云来云"心中痞,即胸痹也";唐容川认为本条是胸痹的轻症,谓"痹与痞轻重之间耳,痞言其塞,痹言其闭也。"(《金匮要略浅注补正》);陈修园将此条看做胸痹类症,称"此下不言胸痹,是不必有胸痹的症矣。若胸痹之外,有同类病者,必知。"(《金匮要略浅注》)黄树曾则称本条"病在心而不在胸";今人梁运通在《金匮释按》中则明确将本条归入心痛症治中,全国统编四、五版教材亦然。而《金匮要略注评》一书则将本条归入"胸痹心痛"症治,而有所侧重,其"提要"称本条:"论述邪客心脉之胸痹心痛证治"。此上诸说皆可参考。

就原文"心悬痛",历代注家有三种不同解释:①指"如空中悬物动摇而痛",以尤怡为代表,陈修园、吴谦均从其说;②指心窝部牵引痛,以陆渊雷为代表。陆氏以为"悬"与"弦","牵",音同

义近,自古通用,且引《肘后方》本条悬痛作"心下牵急懊痛",《诸病源候论》有"心悬急懊痛候"为证,认为"悬为空虚悬挂之义,非也。"(《金匮要略今释》)《金匮要略教学参考资料》亦从其说。《金匮诠释》则指"胸部牵引作痛",大同小异;③指心中如有物相系约束,气息欲窒而疼痛之症,类似于现代医学上的"压榨性"、"窒息性"疼痛,并详加考证,谓仲景时代"悬"字,未有"悬空作痛"之义,亦非"牵引痛"。(详见〔选注〕所引《金匮要略注评》),笔者赞同此说。

此外,历代注家对原文"诸逆"的看法也各不相同。如胡毓秀云:"诸逆,指气塞、胸满、短气、胸背痛等症而言"(《金匮要略集注折衷》);程云来指"诸逆,如胁下逆抢心之类。"是从症状而释(《金匮直解》);尤怡则称"诸逆,该痰饮、客气而言。"是从病因而释(《金匮要略心典》);吴谦则称"诸逆,诸气上逆也",则从病机而释。诸说皆可供参考。

心痛彻背,背痛彻心,乌头赤石脂丸主之。(九)

乌头赤石脂丸方

蜀椒一两,一法二分　乌头一分(炮)
附子半两(炮),一法一分　干姜一两,一法一分
赤石脂一两,一法二分

上五味,末之,蜜丸如桐子大,先食服一丸,日三服,不知,稍加服。

语译　心窝部疼痛,牵引到背部;而背部疼痛,牵引致心窝处的,主治宜用乌头赤石脂丸。

阐述　有关心、背相引作痛的机理,《素问·举痛论》曾曰:"寒气客于背俞之脉,则血脉泣,脉泣则血虚,血虚则痛,其俞注于心,则心、背相引而痛。"王冰注曰:"背俞谓心俞,……夫俞者,皆内通于脏……。"本条中的"心痛彻背,背痛彻心"的机理也是一样的,以下分别加以论述:①邪感心包,气应外俞:阴寒邪气厥逆上干,客于心脉,闭塞脉络,心失所养,致《内经》所谓的"心痹者,脉不通"重症,若攻及胸背经脉,扰乱气血循行之常道,阴寒邪气既内干心包,而寒邪又通于背之外俞,故为"心痛彻背"之症。②寒袭背俞,气从内走:阴寒袭入背之心俞,随心俞通于心,邪气内攻,则致"背痛彻心"。可见,因俞脏相通,内外邪气牵引,疼痛必然彻背、彻心,其证症情急剧,类似于"真心痛",若救治不及时,手足冷过节则死。所以,本症的主要病机为阴寒痼结攻冲心背,阳气衰微,治当峻逐阴邪,温阳散寒,固护心阳,方用乌头赤石脂丸。

本方以乌头、附子、川椒、干姜一派大辛大热之品,峻逐阴寒而定痛,乌头附子同用者,因乌头长于起沉寒痼冷,温经去风;附子则擅于治在脏寒湿,使之温化。由于阴寒邪气侵袭心背内外脏腑经络,故同用之以振奋衰微之阳气,驱散寒邪。但恐胸背既乱之气难于各行其道,辛散太过,正气反受耗,故仲景又以一味"赤石脂"于温热药中,寓意深远:一则可固涩心阳、收敛阳气。如《神农本草

经》谓能"补髓益气",《本草纲目》谓能"补心血"。二则填塞胃肠,镇纳中气,使大剂量辛温药液留恋胃中,气血疆界之乱得正,去寒而不伤正。如此则阴寒逐而心阳复,前后牵引疼痛自止。以蜜为丸,一可缓药力之峻猛,延长药效,再则解乌头、附子之毒。又方后嘱"先食服一丸"(现今服用量约为9克),"不知,稍加服",正是《素问·至真要大论》中所谓"补上治上,治以缓","适至其所"之义,缓治之则阳气能渐得复,俾药力停留病所,尽其逐邪散结之能事而不伤正气,深得《内经》之旨。

对本条病机的阐释,历代注家各有侧重:(1)尤氏引沈明宗注,阐其机制为"邪感心包,气应外俞""俞脏相通,内外气相引"(《金匮心典》);(2)张璐认为是阴邪厥逆于胸背经脉之证(《张氏医通》);(3)吴谦认为"阴寒邪甚,浸浸乎阳光欲熄",乃阳虚、阴盛的心背彻痛症(《医宗金鉴》);(4)陶葆荪认为,此症不单由上焦阳气痹塞,下焦肝肾寒邪,逆袭上冲,也是其主要成因(《金匮要略易解》);(5)唐容川认为,是"两面夹攻之病",与肺、胃、肝、太阳、督脉等脏府、经脉有关(《金匮要略浅注补正》);(6)朱邦贤等人则认为,本条是"论述阴寒痼结之胸痹心痛重症"(《金匮要略注评》)。上述诸说,均有参考价值。

此外,今人郑艺文引陈逊斋治验,认为原方乌头当为乌梅,主治肠胃虚寒下利之虫病,其说也有一定的参考价值。(详见《金匮要略浅释》)

【附方】

九痛丸方

治九种心痛

附子三两(炮)　　生狼牙一两(炙香)
巴豆一两(去皮心,熬,研如脂)　人参、干姜、吴茱萸各一两

上六味,末之,炼蜜丸如桐子大,酒下。强人初服三丸,日三服,弱者二丸。兼治卒中恶①,腹胀痛,口不能言;又治连年积冷,流注心胸痛②,并冷冲上气,落马坠车血疾等皆主之。忌口如常法。

附子、干姜各二两　　巴豆、人参、吴茱萸各一两　生狼毒四两

上六味,末之,蜜和,空腹服如梧子一丸,卒中恶,腹胀痛,口不能言者二丸,日一服,连年积冷,流注心胸者亦服之,好好将息神验。

程云来曰本方"非仲景方"。

注释　①卒中恶:指突然感受外来邪气,见心腹刺痛,闷乱欲死的疾病。

②流注心胸痛:流者流散移动,注者专注集中。此指心胸部疼痛,或较散漫面积大,或集中一点而痛。

语译　九痛丸主治虫心痛、注心痛、风心痛、悸心痛、食心痛、饮心痛、冷心痛、热心痛、去来心痛等九种心痛病。还可治疗突然感受秽浊毒气所致的腹满胀痛致不能说话的患者;又治多年积冷,心胸疼痛走注不定者,以及冷气上冲,落马坠车、瘀血阻滞等病。服药期间忌口如

常法。

阐述 所谓九种心痛,是泛指心胸、胃脘由多种原因引起的疼痛病症的。

胸痹心痛证型有异,九痛丸应针对阳虚、阴盛的病机特点,给予鉴别。治疗心胸、胃腹疼痛的验方,最早出于孙思邈。其疼痛的原因,皆因寒冷、痰饮、虫注、血结积聚而成,治当破阴逐寒、温通杀虫、扶正祛邪以定痛。虽方名九痛丸,然对心脾虚弱之悸心痛,邪热内闭之热心痛,恐不甚宜。

九痛丸中之附子、干姜、吴茱萸温中开郁,通阳止痛,善祛沉寒积冷,生狼牙,《千金方》用狼毒,重在杀虫破积聚,除寒热水气;巴豆温通,以攻破食、饮、痰、水、寒邪之结聚;人参补脾胃、扶正气,寓祛邪而不伤正之意,全方主用大辛大热之品,为攻逐寒实积滞之剂。

历代注家对本方用狼牙或狼毒的看法有所不同。①邹润安认为狼牙能通中,专治阴中之疾,清热化湿杀虫,九痛丸杂狼牙于附子、吴萸、巴豆、人参中以攻其积冷,是"诸辛热者必借兹苦寒为之导",即佐此一味苦寒之品,有开通闭结之效。(《本经疏证》)。②陆渊雷认为狼毒与狼牙,俱能杀虫,"而狼毒独主咳逆上气,胸下积癖",提出九痛丸所用,"当是狼毒,非狼牙也"。盖狼牙一物,今已少用,但源自孙思邈用生狼毒的依法,今仍可从。

腹满寒疝宿食病脉证治第十

本篇主要对腹满、寒疝、宿食病的脉证和治疗加以论述。由于三病在病位、症候、病机、脉象及治疗上有着许多相似之处，故张仲景将其合一论述。首先，其病位均涉及胃肠，腹满尚与脾、肝、肾有关，寒疝与肝、脾关系密切，而宿食主要在脾、胃肠，总之它们的病变部位均在腹部。其次，三者在症候上均有脉弦紧，腹部胀满或疼痛的相似症状。腹满是以弦脉和胀满为主；寒疝脉弦紧，以疼痛为主；宿食亦可见紧脉，其胀满与疼痛并见。其三，三者在辨证施治上有共同之处，腹满和寒疝均有虚寒为病的共同病机，实证腹满和宿食在成因上相似，所以在治疗用药上可以互参。以上可知，仲景将三病合述，便于互相补充，易于临床掌握。

腹满是以腹部胀满为主要症状，即人们俗称的肚胀。它是肠胃病常见症状，多伴有胸闷、腹胀、腹中痞闷一并出现，临床应区别其先后缓急，分清主次，才能分别辨证施治。

《内经》早已指出腹满的病位在脾胃。《素问·五脏生成篇》云："腹满胀……过在足太阴阳明。"同时指出寒湿为常见病因，《灵枢·师传篇》："胃中寒则腹胀"；《素问·六元正纪大论》："民病寒湿；腹满胀……"。又有饮食不节所致者，《素问·太阴阳明论》说："饮食起居失节，入五脏则䐜满闭塞。"以及浊气（见《素问·阴阳应象大论》）、厥（指经脉不和，见《素问·厥论》）、气候变化（见《素问·气交变大论》）等因素。并且将腹满分为虚实两大类，如《素问·异法方宜论》云"脏寒生满病。"《素问·脉要精微论》云："胃脉实则胀，虚则泄。"还简要论述了腹满的治疗，如《素问·宝命全形论》云："虚者实之，满者泄之。"

本篇腹满主要是指腹中胀满，在多种不同的病变过程中皆可出现，病机较为复杂。按照"阳道实，阴道虚"的理论，本篇腹满可概括为两类，即属于实热证的病变多与胃肠有关，或涉及于表；属虚证寒症的，多与脾肾有关，或涉及于肝。治疗时可根据其虚实、寒热之不同，辨证施治。

寒疝是因寒邪凝滞，引起腹中拘急、疼痛为主要症状的病症。古人谓疝，包括两方面内容，一是指阴寒性腹痛，症状多见腹中急痛，伴有恶寒肢冷，头出冷汗，或周身疼痛等。《大奇论》王冰注云："疝者，寒气结聚之所谓也。"《素问·长刺节论》又云："病在少腹，腹痛不得大小便，病名曰疝，得之寒。"《说文解字段注》云：

"寒"冷也，"疝"，腹痛也。论述的皆是这种疾病。二是指睾丸有病，多为阴囊或睾丸肿大，寒冷，坚硬疼痛的病症。如《素问·骨空论》云："男子内结七疝"。认为其是只有男子才得的病症，主要表现为阴囊。后世对阴囊或睾丸有病所致统称为疝气，与寒疝腹痛有别。本篇所论寒疝，是寒疝腹痛的简辞，以腹痛为其主要症状，病多属阴寒、内盛之症。在病性上有虚、实之分，病位上分为里寒、表里俱寒。应区别于《内经》所论七疝（冲、狐、厥、癫、瘕、㿉、癃）。

宿食，乃因饮食积滞所致腹胀、痞闷、嗳腐吞酸、呕吐腹痛、大便不调的病证。《素问·痹论》云"饮食自倍，肠胃乃伤。"《金匮·脏府经络先后病篇》云："馨饪之邪，从口入者，宿食也"明确指出了饮食不节的病因，《素问·脉要精微论》又称"食痹"，《脉经》又谓"食不消，脾不磨"，意指宿食与脾胃消化不良有着密切关系。

本篇根据宿食之因，分为食停上、中、下三脘，采用吐、下之法进行治疗。但临床上，宿食多为实证，也有实中兼虚的，要详细辨治。

跌阳脉[①]**微弦，法当腹满，不满者必便难，两胠**[②]**疼痛，此虚寒从下上也，当以温药服之。（一）**

注释 ①跌阳脉：为胃脉，在足背上五寸骨间动脉处，即足阳明胃经的冲阳穴。
②胠：(qū 区)《说文》："亦（古腋字）下也"；《广雅》："胁电"；《素问》王冰注："胠，谓胁上也，即胸胁两旁当臂之处。

语译 趺阳脉为脾胃之脉，若有微弦之象，就会出现腹部胀满的症状，无者必大便困难，胸胁两旁当臂之处疼痛，这是虚寒从下犯上的缘故，应当用温药治疗。

阐述 趺阳脉属足阳明胃经的冲阳穴，古人常以此诊断脾胃病，结合寸口脉诊法，应相应于右关脉，因其亦候脾胃。本条脉微弱微，主阳气虚，结合趺阳脉，当为中阳不足。凡脉象为弦，属肝，主寒主痛。可见本条为脾胃虚寒，下焦肝寒之气上犯，以阴加阳脾胃受之，脾阳不运，中气痞塞，故腹满。若腹不满，肝之邪气必循经上冲，滞留两胁而引起两胠部疼痛。肝气上逆，脾不得疏泄肝气，脾失升降之枢，则脾气呆滞不运，气滞则大便难。纵观本症，由寒邪引起，当用温药以温散虚寒之邪，邪去则症除。

以下是关于"趺阳脉微弦"的几种看法，一是中阳不足，阴寒偏盛的病理概括，如徐忠可所说："趺阳脉微弦，微为阳虚，弦为客寒，腹者脾主之，焉得不满，《内经》曰：'脏寒生满病'。"二是弦为肝寒上逆，其中的代表是唐容川，他说："脉弦属肝，两胠是肝之部位，虚寒欲从下而上者，肝气之逆也。"（《补正》）以上两种观点，当合参之。

原文中还提及到："法当腹满，不满者必便难，两胠疼痛"，盖虚气作满，盛寒作痛，满甚于痛者，虚多；痛甚于满者寒胜，今见满而不痛，是由脾阳不运，中气

腹满寒疝宿食病脉证治第十

痞塞所致。若病情进一步发展恶化,即原文所言"不满",阳虚生内寒,寒邪就会上犯下闭,有两胠疼痛和大便困难之症出现。

"此虚寒从下上也",进一步阐述上述脉证的病机,历代对此句的争议就较大。一是肝气之逆说,以唐容川为代表,认为肝气之逆是由于土虚木贼所致,是"见肝之病,知肝传脾"的具体反映。故"当先实脾",亦本条"当与温药服之"之义。二是肾虚寒动于中说,以尤在泾为代表。谓其云:"然其寒不从外入而从下上,则病自内生,肾虚则寒动于中也"。(《金匮要略心典》)。三是肾寒相随肝气上逆说,以沈目南为代表,认为中阳虚,肝木乘于脾胃,肾寒相随肝气上逆。四是脾胃虚寒说,其中的代表是徐忠可。上述诸说,比较全面的阐明了本系脉证的病机,指出本病为腹满,病性属虚寒,病位重点在脾胃,并密切相关联于肝肾阴寒之邪上逆,这就要求我们在辨证时,要注意脏腑之间的病理联系,从而确定确切的治法。

本症的疗法,原文概括为"温药服之",但临床上有温补、温下的区别,当结合病机,辨证施治。

病者腹满,按之不痛为虚,痛者为实,可下之。舌黄未下者,下之黄自去。(二)

语译 病人腹部胀满,用手按之无压痛的是虚证,有压痛的则是实证,下法可疗之,若病人舌苔黄厚,没有服过下药,亦可用下药导其邪热下行,黄厚苔自然退去。

阐述 本条从腹诊、舌诊两个方面辨别腹满的虚实。虚证,手按之不痛;舌诊,舌苔白滑,治则宜温;实证腹诊,按之有痛感,舌诊,舌干黄焦或黄厚,治则宜攻下。

按之不痛为虚,注家对其机理有两种认识:尤在泾认为:"无形之气,散而不收,其满为虚"(《心典》);魏念庭认为:"无形之虚气作痞塞,则按之无物,何痛之有"临床上有痞塞感者,多为虚证兼有气滞或积滞,虚而无滞按之濡软,当属虚气不行,散漫不收所致。总之虚证腹满是脾虚而致气聚,按之可助脾气运转,气机得通,亦可使滞气得以消散,所以不仅没有痛感,而且喜按。据寒气得温可散之理,本真尚可用温熨热敷法治疗。

对按之"痛者为实"有四种认识。沈目南认为是食痰燥屎引起;吴谦认为是"胃家实";魏念庭认为:"宿食在胃,疝气在少腹等是也,按之有物阻碍于脏之侧,焉有不痛乎?"(《本义》)陆渊雷归纳为燥屎宿食,瘀血水饮。因为实证腹满是有形实邪积结于胃肠,有碍于内脏气机的正常转输,所以按之疼痛,因而对实证腹满在按之痛或不喜按(拒按)的基础上,尚须进一步辨别是何种实邪。但必须指出,某些严重的虚寒性腹满,尚有按之痛的情况,如本篇大建中汤证就有"痛不可触近"之候。故腹部切诊分辨虚实之时,还须合参四诊,才能诊断正确。

再辨之于舌,苔白为寒,苔黄为热,腹

满见于舌黄,故知邪实而热盛,用下法治疗。但临床上,有舌黄有燥干厚腻之不同,须斟酌而用,故仲景概括为"可下之"。黄厚燥,当用寒下,承气之类;黄干属热结津枯,必燥屎不行,当增液行舟,增液承气汤以润下,如黄厚腻属于食积者,可消导同用,保和丸之类。另外,对于瘀血、水饮、痰浊、虫积所致腹满,应采取祛瘀、逐水、化痰、杀虫等相应疗法诊治。

五版教材认为:"舌黄未下者,下之黄自去。"是辨证的关键。舌黄未经攻下,可用下法;已经攻下,但病重药轻,舌仍然黄者,仍可用下法治疗。若见湿温病,舌苔虽黄,但尚未化燥成实,或实证转虚,舌黄仍在,上述诸方都不易攻下。

腹满时减,复如故,此为寒,当与温药。(三)

语译 病人腹部胀满,时有减轻,时又加重者,主要由寒邪引起,当用温药治疗。

阐述 脾胃虚寒,运化失司,虚寒之气痞塞则为腹满。如果清阳得长,寒得阳煦则腹满减轻,若浊阴有时复胜,则又腹满如故,存在寒邪时聚时散的特点。但本病又为中阳不足,所以时减而不愈,均由虚寒引起,当用温药治疗。

本篇第二条以按之痛与不痛分辨虚实,此条以腹满"时减"言其虚,呼应十三条的"腹满时减,减不足言,当须下之"实证腹满,以腹满减与不减辨寒热,是本条的重点,如黄竹斋所言:"上节为辨腹满证虚实之法,此节为辨腹满寒热之法。"(《集注》)指出了本条的主要精神。

"时减"的原因有两种认识,尤在泾认为:"腹中寒气,得阳而暂开,得阴而复合也"(《心典》)。程门雪在此基础上认为是阴消阳长。他说:"脾阳不运,中气痞塞则为满,清阳有时复张,故满减;浊阴有时复胜,故复满"(《金匮篇解》)。由于阴阳的消长,致寒气时聚时散,是"时减"的主要原因。

本条"此为寒"也有两种认识,尤在泾认为是"腹中寒气";周扬俊认为是虚寒,如他说:"实则未有或减者也,故断之为寒",(《金匮要略心典二注》)与临床实际较相符。

虚寒性腹满的治法,本条指出:"当与温药",这里主要指温补之品,可选用理中、附子理中之类。《金鉴》对本证以温中理气为法,指出厚朴生姜甘草半夏人参汤的方治。值得借鉴。

虚寒性腹满与实热性腹满的鉴别要点

证型	虚寒性	实热性
病机	脾胃虚寒中气痞塞	实邪阻滞胃肠气机不通

续表

程度	时有减轻	持续不解
触诊	按之不痛　喜温喜按	按之痛　拒按
舌诊	舌淡苔白滑	苔黄燥
脉象	脉虚而迟	脉弦滑数
治疗	温补	寒下

病者痿黄①**，燥而不渴，胸中寒实，而利不止者，死。（四）**

注释　①痿黄："痿"同"萎'，指肤色枯黄，黯淡无泽。

语译　病者若肤色枯黄，黯淡无泽，烦躁，口中不渴，是由于寒实之邪结于胸中，若再有下利不止，则属危重之证。

阐述　因胸中寒实，伤及脾胃阳气，脾气衰败，故皮色枯黄，无光泽。寒实内结，故不渴，胸中阴盛阳微，阴不得阳，故躁动不安，有而无烦的为阴躁。若疾病进一步恶化，阳气衰，则脏气不固，下利不止，病情险恶，危及患者生命。

本条辨证的重点是"躁而不渴"，对此有两种认识：一谓躁是燥之误，以《金鉴》为代表，如"燥而不渴，文始通顺"（《金鉴》）。若燥前口渴，则为热邪引起，真虚假实，如用攻法，则虚者愈虚；如用补法，则满者愈满。且胃气为养生之本，胃气下脱，多成不治危候，二是躁当阴躁讲，如五版教材，结合本条病机，认为是阴躁之症。如《伤寒论》298条："不烦而躁者，死。"同于本条意义。躁而不烦不渴，证明不是热邪所致的躁动，为阳气欲绝，阴寒凝聚胸中所致。结合《黄疸病脉证治第十五》："腹满，舌痿黄，躁不得睡，属黄家"，故以第二种说法为更好。

"胸中寒实"是本条的病机。关于"胸中"二字，一种认为即陶中，如喻嘉言说："痿黄乃中州土败之象，躁而不渴，乃阴盛阳微，胸中寒实，乃坚冰凝冱之象"。（《医门法律》）二种认为为胃中，如吴谦云"胸中寒实，当是胃中寒实"。（《金鉴》）结合本条主论腹满，当是胃中有阴寒凝积，脾气衰微，则肤色暗淡而黄，故曰："病者痿黄；内竭于中，故"躁而不渴"；失脱于下，则"下利不止"。表明人体正气大衰，阴阳离决之迹，预后不良，故曰："死"。

治疗，当以温中回阳为法，四逆汤、附子理中之辈应为首选。如曹颖甫所说："然用大剂术附以回阳，用去湿之赤石脂，禹余粮以止涩下焦，或亦当挽救一二也"（《金匮发微》）。有一定的参考价值。

腹满寒疝宿食病脉证治第十

寸口脉弦,即胁下拘急而痛,其人啬啬①恶寒也。(五)

注释 ①啬啬:形容瑟缩畏寒的状态。

语译 寸口见弦脉,病人一定有两胁拘急疼痛,并且有瑟缩颤抖,非常怕冷的症状。

阐述 寸口脉主表,弦脉主寒主痛,寸口脉弦,是寒在于表,故啬啬恶寒。胁下是肝之部位,肝气挟寒,故胁下拘急而痛。

后世注家对寸口脉弦认识不一,唐容川认为是肝木侮肺所致;徐忠可则认为是卫气为寒邪所结而不行所致。尤在泾认为是阴邪加阳之象。结合起来看,寸口主表,肺合皮毛,寒邪外袭,肺首当其冲,皮毛受邪,营卫失和,故有啬啬恶寒的症状。所以本条指出寸口脉见弦象,有主表寒之意。

对本条"寒邪"来源,有以下几种观点。一是里寒说。以程云来为代表,如他说:"寒胜于内阳气不行于外,故外亦啬啬而恶寒也"(《金匮直解》)。二是外寒说。"如张璐所言:"表中阳虚,故啬啬恶寒"(《张氏医通》)。三是体虚直中说。如余无言说:"此体气素虚,外受寒侵,故有啬啬恶寒之表证。"(《金匮新义》)以上三说均可合参。

本条为表、里皆寒,故可选用柴胡桂枝汤去黄芩增芍药治疗。

夫中寒家,喜欠。其人清涕出,发热色和者,善嚏。(六)

语译 素体虚寒,中阳不足者,常常打呵欠,如果出现鼻流清涕,发热,面色如常人,这是新受外感的症状,故很容易打喷嚏。

阐述 中寒家是言中焦阳虚阴寒内盛之人,《素问·调经论》云:"阴盛则寒",阴寒内盛,阳气虚乏,阳气不伸而频频呵欠。如《灵枢·口问》云:"阳者主上,阴者主下,故阴气积于下,阳气未尽,阳引而上,阴引而下,阴阳相引,故数欠。"如果再感受外界寒邪,邪壅肺窍,故鼻流清涕。同时,清涕出的另一原因是中阳虚,脾不化津。外来寒邪先伤肌表,卫阳被遏,郁而发热;外寒初犯肌表,邪气轻浅,未犯于里,故面色如常。趁邪气尚浅,正气欲祛邪外出,故好打喷嚏。如《灵枢·口问篇》曰:"阳气和利,满于心,出于鼻,故为嚏"。结合本条说明,正气不甚虚(色和)与邪相争,驱邪外出,故见善嚏。对判断疾病的预后有一定意义。

历代医家对清涕出的认识,持有以下观点:魏念庭认为:"外寒郁者,内热必生,其人所以清涕出而发热也"。(《本义》)周扬俊认为:"然则肺主皮毛,外受邪而肺气有不伤乎?清涕出,势必所致也"。(《金匮玉函经二注》)吴谦则强调:"今中寒而清涕出者,是阳气虚寒也"。(《金鉴》)前两种认识强调外邪的致病因素,指出外感寒邪,肺窍壅塞,不能布津,是导致清涕出的原因。而吴谦则从人体全身情况出发,指出中焦阳气虚,不能化津,亦不能摄津,是导致清涕出的另一原因。所以结合起来看,比较全面。同时本症状在临床上还具有鉴别意义。如《金鉴》认为,老年人清涕出,是阳虚所致;受寒后清涕出,是寒盛所致。本条所指清涕出是阳气虚寒所致,对临床有非常重要的指导作用。

中寒,其人下利,以里虚也,欲嚏不能,此人肚中寒。 一云痛。(七)

语译 体质虚寒之人,感受寒邪以后,大便泄泻。是由于里阳太虚的缘故,想打喷嚏而打不出来,属于腹中寒。

阐述 病人素体里虚,阳气不能卫外,寒邪凝滞,以致清阳下陷成里虚泄泻之证,里阳无力抗御外邪,故虽外触风寒,应作嚏而不能,这是肚中凝滞寒邪,里阳虚衰之证。如尤在泾所言:"中寒下利者,里气素虚,无力捍蔽,邪得直中脏也"。(《金匮要略心典》)

对"欲嚏不能",周扬俊认为阳气不能上升;尤在泾认为阳欲动而复止,邪欲去而仍留,正不胜邪的表现,此说很符合实际临床实际情况。

夫瘦人绕脐痛,必有风冷①,谷气不行②,而反下之,其气必冲,不冲者,心下则痞也。(八)

注释 ①风冷:贪食生冷,感受寒凉。

②谷气不行:指饮食不化,大便不通。

语译 患者身体瘦弱,脐周围疼痛,这是感受风冷寒邪,饮食因而不能消化,谷气停滞,大便不通,若误用下法,势必引起腹中气逆上冲,假如气不上冲,结于心下则为痞满之证。

阐述 "夫瘦人",乃因日久中焦虚寒,气血来源不足所致。又贪食生冷,寒邪直犯于里,凝滞腹中,故绕脐周围疼痛。寒邪阻滞胃肠气机则谷气留著而不行,饮食不化,大便坚涩不通,此因风冷寒邪所致,故必伴有喜热恶冷、口中和、便清长等症。理应服"当与温药"服,用温下法。如选《本事方》之温脾汤或《千金》温脾汤,便可治愈。若医者误认为"瘦人多火",大便不通为燥实之症,误用苦寒之品攻下,此时谷气虽行,大便得通,但风冷不除而阳气更伤。若伤下焦阳气,不能制伏阴寒之邪,必然上冲;若伤及中焦阳气,阴寒不化而成心下痞,故气不上冲。

从原文字义看,前句言"必有风冷",而后言"反"下之,可见用下法是假说之词,重在强调便秘的里寒症,不可滥用下法,否则会生变他病,预示瘦人便秘,除了阴虚火旺,津液不足,肠道失润所致外,虚寒便秘也不可忽视。

关于"其气必冲"有以下几种认识:一是脾胃之气虽虚,但尚未大伤,正气场尚与风冷邪气相拒,其气必冲。如《伤寒论·太阳病篇》曰:"太阳病,下之后,其气上冲者,可与桂枝汤"。理同。二是徐忠可认为误下损伤下焦元阳，而引动肾气所致。三是张璐认为风冷直入，误下虚其肠胃，邪气愈逆，因而上冲。我们认为第一种观点较为确切，因为本条虽然里寒盛，阳气虚，症状只是大便不行，尚未发展到手足逆冷，阳气大伤的阶段。

病腹满，发热十日，脉浮而数，饮食如故，厚朴七物汤主之。（九）

厚朴七物汤方

厚朴半斤　甘草三两　大黄三两　大枣十枚　枳实五枚　桂枝二两　生姜五两

上七味，以水一斗，煮取四升，温服八合，日三服。呕者加半夏五合，下利去大黄，寒多者加生姜至半斤。

语译　病人腹部胀满，已见发热十余日，脉象浮且数，饮食如常者，主治应用厚朴七物汤。

阐述　患者腹部胀满，为气滞热壅所致，此症状从方中用厚朴三物汤便知。原文言发热十日，可见发热已久，必在腹满之前，指出外感风寒化热，十余日不解，邪热在表，故脉浮而数。热邪入里，津液受到伤害，热迫于肠，肠中实热内结，所以出现腹满。发热，腹满必兼见便燥、口干、口苦等症状，由于病变重点在肠，脾胃尚未受到影响，故尚能饮食。形成太阳表邪未解，又见阳明腑实之症。若发热，解其表，里实已成，解表徒然；只通里，不解表热，病根未除，所以发热与里实同时出现，应采用表里双解之法，用厚朴七物汤治疗。

方用厚朴三物汤以行气除满，泻里实热，桂枝汤以解表邪和营卫，因腹满不痛，故去芍药之酸敛，此表里兼治之法。若呕是胃气上逆，加半夏降逆止呕。下利是脾气已伤，去大黄以防止泻下重伤脾气。多寒者是指寒凝气滞而病腹满，本不发热，复因外感发热十日，脉浮而数，应在去大黄的基础上，加生姜以温胃散表寒。

本条虽属表、里同病，历代见解尽同，但对表里孰轻孰重看法有所分歧：程云来认为重里症，并指出"今表邪微而里邪盛"；（《直解》）周扬俊认为表症重，正如他所说："发热脉浮数，此表邪正炽之时"。（《二注》）近代人均推崇程氏之说，句中脉浮是表症，腹满是里症，脉数与发热十日的脉象和病史，意指其病邪已倾向里症，故本症是里重表轻的表里同病。

下面是有关"饮食如故"的三种看法：程云来认为数为在里，热能消谷；徐忠可认为胃气素强；尤在泾认为胃气未病。有上述诸论可见，我们更加推崇尤氏所说，因病变重点在肠，而胃气未病，故尚能饮食，胃气素强的一面也不容忽视。

腹中寒气，雷鸣切痛，胸胁逆满，呕吐，附子粳米汤主之。（十）

附子粳米汤方

附子一枚（炮）　半夏半升　甘草一两　大枣十枚　粳米半升

上五味,以水八升,煮米熟,汤成,去滓,温服一升,日三服。

语译 腹内有寒气者,便会肠鸣音响声大,如刀切样地腹中剧痛,并且逆气上攻,还可引起胸胁胀满、呕吐,可用附子粳米汤主治。

阐述 "腹中寒气"是脾胃阳气虚衰而阴寒之气内盛,指出脾胃虚寒是本条的病因,水湿内停。寒气水湿,流于胃肠,故肠鸣切痛,如曹颖甫所说:"切痛者,沉著而不浮也。"(《金匮发微》)形容疼痛危重触之深在肠间,故曰:"切痛"。寒气横逆,上犯胸胁则胸胁逆满;影响于胃,胃失和降,故呕吐。故脾胃阳虚,阴寒水气是本条的病机,内肆上逆。所以,其痛当喜温喜按,呕吐多为清稀水饮,或挟有不化食物。此外尚有四肢厥冷,舌淡苔白滑,脉沉迟等症状。

以下是另外几种对本条病机的认识:一是寒邪搏击于肠间,漉漉有声,如《灵枢·五邪篇》云:"邪在脾胃,阳气不足,阴气有余,则中寒肠鸣腹痛"。二是尤在泾认为,中土虚衰,下焦浊气上逆阳位。三是曹颖甫认为,中阳虚,肾寒上僭。四是寒气乃外寒诱发为病。学习本条还要注意肾阳虚衰的一面,脾胃虚寒,后天不足,先天失养,肾阳必受到影响,外寒的致病因素也不可忽视。

既然病机是脾胃阳虚,阴寒水气上逆,故治当温中祛寒,降逆止痛,用附子粳米汤。附子大辛大热温中散寒止痛,半夏降逆化湿以止呕吐,粳米甘草大枣补益脾胃以缓急,是对症治疗的有效方剂。根据病情可酌加蜀椒、干姜以逐寒降逆。

痛而闭者,厚朴三物汤主之。(十一)

厚朴三物汤方

厚朴八两　大黄四两　枳实五枚

上三味,以水一斗二升,先煮二味,取五升,内大黄,煮取三升,温服一升。以利为度。

语译 腹部胀满、疼痛,大便闭结不通者,可用厚朴三物汤主治。

阐述 腹痛而大便不通是有里热壅滞,气机不畅而成,且气滞重于积滞,故腹痛并见有腹胀满,脉沉实有力等症,故用厚朴三物汤治。

对此条后世注家有三种不同的认识,尤在泾认为是六腑之气不行;黄树曾认为:"因痛而闭,显系内实气滞"。(《金匮要略释义》)高学山认为应结合上条,指出"风寒入腹而化热"。(《高注金匮要略》)因本条叙证简单,把三者结合起来看更为合理。风寒入腹化热成实,内实气滞,六腑之气不通,胀重于积。

本方重用厚朴、枳实且先煎,取其行气止痛以除胀满,大黄后下取其通大便,泻热除滞,合为行气导滞,通便泻热之方。

按之心下满痛者,此为实也,当下之,宜大柴胡汤。(十二)

大柴胡汤方

柴胡半斤　黄芩三两　芍药三两　半夏半升（洗）　枳实四枚（炙）　大黄二两　大枣十二枚　生姜五两

上八味，以水一斗二升，煮取六升，去滓，温服一升，日三服。

语译　用手按压病人心下胃脘两胁部，感到胀满而疼痛的病人，此属实证，应用大柴胡汤治疗。

阐述　按之心下满痛是本条辨证的关键，第二条指出："腹满，按之不痛为虚，痛者为实。"可见此两条虽属实证，但实邪停聚的部位不同。本条邪在心下，病位较高，而第二条是邪在于腹部，病位较低。结合《伤寒论》136条："伤寒十余日，热结在里，寒热复往来者，与大柴胡汤"。可见本条心下，当为胃脘部连及少阳两胁之处，为少阳、阳明合病。主要是实热之邪壅郁肝、胆、胃所致。此正如黄坤载说："心下满痛者，少阳之经，郁迫阳明之府也"，又说："少阳之经由胃口而引两胁，胆胃上逆，经府郁塞，故心下满痛"。'（《金匮悬解》）结合临床还应具备以下症状：微烦郁郁，寒热往来，胸胁逆滞，舌苔黄，脉弦有力。

由于本条为内有实热，阳邪在少阳阳明，病位较高，故不用大承气而用大柴胡汤以和解少阳，攻下阳明。本方为小柴胡汤去参、草增生姜之量加芍药、大黄、枳实而成。方中以柴胡为主，配半夏、生姜以解少阳之邪，配芍药、大黄、枳实以泻下阳明热结之实，用大枣以安中，则少阳阳明之邪可解，"按之心下满痛"之症除。

后世医家对本方的认识，已不再局限于少阳阳明合病，其适用范围有所扩大。如连日不大便，热盛烦躁，舌焦口渴，渴欲饮水，面赤，脉洪实，可加芒硝以泻热通便；若心下实痛，连于左胁难于转侧，大便实者，加瓜蒌、青皮以清热下气，若发黄者加茵陈、黄柏等。若呕不止则加左金丸，生姜、竹茹以清热止呕。实热下利加大黄。肝火上攻的狂症的治疗，本方加青黛、栀子、牡丹皮，芒硝等清热泻下之品，《类聚方广义》谓本方："治狂证，胸胁苦满，心下痞塞，膻中动甚者加铁粉奇效"。《证治汇补》有关"用本方治疗地道不通之呃逆"的记载。

腹满不减，减不足言，当须下之，宜大承气汤。（十三）

大承气汤方：见前痉病中

语译　病人腹部胀满甚剧，呈持续性不见减轻，即使有一点轻，也微不足道，病人也无感觉，此实证，用攻下之法治疗，大承气汤主治。

阐述　"腹满不减"，是形容腹部胀满没有减轻的时候，是腹满的里实证，因气滞与燥屎内结而起；当有所减轻之际，便是虚证。正如本篇第三条："腹满时减，复如故，此为寒，当与温药。"而本条为实证，故用大承气汤治。

其中"减不足言"一句为文中插笔，

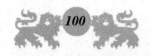

目的在于加强辨证,意指腹满有时若有所减轻的话为实证。"不足言",即微不足道,为否定词,对举于前一句的肯定词"不减",在于加强实证的辨证。

某些医者认为本方有独重的厚朴量,为本方主药,故方名"承气"。但厚朴味苦而温,只能治气滞的胀满,不宜治热结的便秘,而大黄苦寒泻下,既能治病之因,又能治便结之主症。三承气汤中有用枳、朴的;还有用芒硝的,也有不用芒硝的,有用甘草的,也有不用甘草的,唯大黄则无不用,可见大黄是三方的主药。若枳、朴为主药,则调胃承气汤不用枳、朴,仍以承气汤名,难解其义。本篇厚朴三物汤药味与小承气汤同,厚朴量比大黄倍,重点在于行气导滞,命名反而不加"承气"二字,可见"承气"二字,不是因厚朴而得名的。

心胸中大寒痛,呕不能饮食,腹中寒,上冲皮起①,出见有头足,上下痛而不可触近,大建中汤主之。(十四)

大建中汤方

蜀椒二合(去汗)　**干姜**四两　**人参**二两

上三味,以水四升,煮取二升,去滓,内胶饴一升,微火煎取一升半,分温再服,如一炊顷②,可饮粥二升,后更服,当一日食糜③,温覆之。

注释　①上冲皮起,出见有头足:是形容腹中寒气攻冲,腹皮突起如头足样的块状物上下冲动。

②如一炊顷:约当烧一餐饭的时间。

③食糜:指吃粥。

语译　病人心胸部寒邪极盛,发生剧烈疼痛,呕吐不能进饮食。腹中寒气攻冲,将腹壁冲起,出现有头足样的块状物,在腹壁内往来鼓动,上下移动疼痛,不能用手触近,可用大建中汤主治。

阐述　本条的病因为"腹中寒",主要病机是脾胃阳衰,中焦寒甚,阴寒之气横行腹中,向上影响心胸胃。所以病变部位相当广泛,从下而上,由腹部到心胸,由脏腑到经络,可见寒邪之甚。

从症状而言:疼痛比较剧烈,在腹部上下痛不可触近,上下痛是言腹部胀满时有起伏,这主要是腹内寒气冲逆所致;不可触近,是言病人腹诊拒按,说明阳气大衰,阴寒极盛,寒气充斥于腹腔之内,脏腑经络亦为之阻塞,按之影响到脏腑经络而疼痛,则拒按。

对"上冲皮起,出见有头足"历代医家有两种认识:一种以吴谦为代表,认为是:"寒盛拒坚于外"。(《医宗金鉴》)另一种以尤在泾为代表,认为是:"阴凝成象,腹中虫物乘之而动"。(《心典》)我们认为:腹中阴寒之邪凝聚,阻碍气机不得通畅,寒邪与腹中滞气相结,壅滞撑胀向外攻冲皮肤,邪聚之处结成不同形状之块,其状高低不平,故形容其状如头足。至于尤氏蛔虫之说,可根据临床实际,对于蛔虫因寒而动者,应采取温脏安蛔和适当的驱虫措施。

心胸中大寒痛,呕不能饮食,主要是寒邪挟胃气上逆所致,寒邪收引,故胸部胀满疼痛,寒邪犯胃,则致呕吐。

本条为阳虚阴寒内盛,横行腹中,上逆胸胃,所以用大建中汤温中建运,祛寒止痛。方中胶饴缓中补虚为主,人参补中气,健运为辅,蜀椒辛热散寒降逆,且能安蛔,蛔得辛而伏,干姜辛温散寒,椒、姜合用能散寒止痛。方取建中之义。正如冉雪峰所说:"本方从建中着手,所谓病在上下,治其中也。此际补中而虚未可复,宽中而气未可通,故唯借椒姜之大辛大温者,兴奋鼓舞,建立中气于既败之余,而重加饴糖,且复饮粥,纯在培育中焦生生之气斡转,迥非他项温窜之品,无余者可比,其妙处在于人参,可助饴糖之培养,助姜椒之奋,大气一转,其结故散。太阳既出,爝火皆消。后天谷气为人之本,中之阳回,则上下之阳俱回,上之阳回,而中气安有不建中者乎,故谓之大也,痛不治而自止,下不温而阴除,上不温而阳宣,立方之妙也在此。"(《历代名医良方注释》)

方中蜀椒二合大约10g。炒去汗指蜀椒炮制时须炒至发响,油出,后取出放冷,以减少其毒性。临床本方常用治疗虚寒性腹痛、呕吐及虚寒虫积、疝瘕等。若腹胀满痛加厚朴、砂仁;寒甚或头痛目眩加吴萸;恶寒加附子;呕吐加半夏、生姜;脾虚加白术;血虚加当归;口干加白芍;手足麻痹加桂枝。

胁下偏痛,发热,其脉紧弦,此寒也,以温药下之,宜大黄附子汤。(十五)

大黄附子汤方

大黄三两 **附子**三枚(炮) **细辛**二两

上三味,以水五升,煮取二升,分温三服;若强人煮取二升半,分温三服。服后如人行四、五里,进一服。

语译 病人胁下若偏于一侧疼痛、发热,且脉象紧而弦者,是寒邪凝聚腹中,用温下法治疗,宜大黄附子汤主治。

阐述 "此寒也",是指本条的病因。脉紧弦:主寒主痛,可知本条病机为寒实内结。多由病人素有沉寒,阳气不运,所致的积滞内停。如吴谦曰:"发热若脉数大,胃热实邪也,今脉紧弦,脾寒实也。(《金鉴》)"故病人应具形寒肢冷,舌苔白而黏腻等症。"胁下",就两胁及腹部而言,胁下偏痛为左胁或右胁疼痛,并非两胁俱痛。主要是寒实内结,阻遏气机而腹中胀满疼痛,胀痛牵及胁肋。因阴寒挟实邪偏于一处,郁而不伸,故两胁偏于一侧疼痛。历代医家对于发热有两种认识:一是多数医家认为寒实内结,阳气被郁,如尤在泾说:"阴寒成聚,偏于一处,虽有发热,亦是阳气被郁所致"。二是少数注家认为是寒热相结之症,如魏念庭曰:"乃肝家寒热之邪结不通也"。不符于"此寒也"、"以温药下之",攻下寒热不宜用本方温下,宜用附子泻心汤。故后世认为第一种说法更妥。同时本条发热还应与表证发热、阳明腑实发热相鉴别。这样才能从脉证、病机上加深对本条的认识。邪气客于肌表,阻遏卫气不能外达,卫气与邪气相争,营卫不和所致表症发热,其脉浮,有表症症候;阳明实热症发热是邪入阳明,阳热亢盛所致,全身发热,脉滑数;有阳明经症或腑症的症候。

从病机与治法"温下"可知,本条应有"大便不通"的症状,由于寒实内结,腑气不行所致。但有别于虚寒性便难。正如本第一条便难证,是脾胃虚寒,运化无权,当用温补,不可滥用苦寒攻下,其症状为满痛时减,喜按,按之濡软,脉象微弦。若本症腹满痛不减,拒按,脉象紧弦宜用大黄附子汤,温阳祛寒以散结,通便行滞以除积。方中附子辛热温通,祛脏腑之沉寒,细辛善于散寒止痛,二药辛热散寒,止痛之力较强;大黄与附子、细辛之辛热同用,制其寒凉之性而存其走泄通便作用,以泻内结之寒实。若腹痛甚,喜温,加桂枝、白芍以和营止痛,腹胀甚满,加厚朴、木香以导滞行气;体虚或积滞较轻,可用制大黄,以减缓泻下之力;若体虚较甚者,还可加党参、当归养血益气。

寒气厥逆①,赤丸主之。(十六)

赤丸方

茯苓四两　乌头二两(炮)　半夏四两(洗),一方用桂细辛一两,《千金》作人参

上四味,末之,内真朱②为色,炼蜜丸如麻子大,先食酒饮下三丸,日再夜一服;不知,稍增之,以知为度。

注释　①厥逆:一言病机,又言症状。

《伤寒论·厥阴篇》云:"凡厥者,阴阳气不相顺接便为厥。厥者,手足逆冷者是也。"

②真朱:即硃砂。

语译　寒气过盛,阴阳之气不相顺接,出现四肢厥冷等症状,应用赤丸主治。

阐述　由于本条叙证简单,历代医家对此分歧很大。对于病机:高学山认为厥为寒战,是"微阳深伏至阴之下,而逆阴自动"。(《高注》)黄元御认为厥为手足厥冷,为寒水侮土所致。陆渊雷认为寒气在肠胃,当为古之痰饮。吴谦则认为必有脱简,难以为后世法。我们认为主要是脾胃阳虚,水饮内盛,寒气挟水饮上逆,阳气不振,不能达于四肢,故手足厥冷。

就本条中的有无腹痛,历代注家有两种不同的认识,一是无腹痛,以徐忠可为代表。如他说:"此即《伤寒论》直中之类也,腹无所苦而止厥逆。"二是厥逆重于腹痛,而未言腹痛,从所急而救治也,以黄树曾为代表。正如他说:"列入本条,必有少腹痛之证。"(《释义》)我们说当有腹痛,主要是腹中聚寒湿,寒凝拘急所致。还应有呕吐,心下悸等症状。治疗应散寒止痛,化饮降逆。方用赤丸,以乌头大辛大热助脾肾之阳,并配用细辛辛温散寒之品,祛散腹中沉寒痼冷,达到救厥止痛目的;用茯苓、半夏化饮降逆,使水饮下行而不上逆,以收降逆止呕之功;用朱砂为衣,取其重镇以降逆。诸药共用,知本方是散寒止痛,化饮降逆之

剂。用作丸剂，是与本症沉寒痼冷，水饮久停有关，意在缓图。与四逆汤、通脉四逆汤阳气暴张，新病寒厥，须速生效不同。此外，服法理应注意，乌头为剧毒之品，服用时须经炮制才可入药，否则与酒同服，极易中毒。而半夏与乌头配伍，为收其作用相反、相成的奇效。

腹痛，脉弦而紧，弦则卫气不行，即恶寒，紧则不欲食，邪正相搏，即为寒疝。

寒疝绕脐痛，若发则白汗出，手足厥冷，其脉沉紧者，大乌头煎主之。（十七）

乌头煎方

乌头大者五枚（熬，去皮，不㕮咀）

上以水三升，煮取一升，去滓，内蜜二升，煎令水气尽，取二升，强人服七合，弱人服五合。不差，明日更服，不可一日再服。

语译 病人腹痛，脉象弦而紧，弦为阳虚，卫气不能运行于外，故恶寒；紧为寒凝，胃阳被困，故不欲食，寒邪、正气相搏击，进而为寒疝病。其主要症状为绕脐周围疼痛，若发作剧烈则伴有冷汗、手足冰凉发冷，脉象变为沉紧者，用大乌头煎治疗。

阐述 病人腹痛而脉弦紧，主寒邪凝结。因里阳虚，卫气不能行于外，故有恶寒之感；紧脉说明外感寒邪，脾胃失运，寒不杀谷，则"紧则不欲食"。里阳虚而阳气不行，寒邪凝结三阴经脉所过之脐部，正邪相争，则腹部绕脐剧痛，进

而引发为寒疝。可知发病的根据是素体阳虚阴盛，诱因是外感寒邪，内外皆寒为其特点。正如尤在泾所言："弦紧脉皆阴也，而弦之阴从内生，紧之阴从外得。"（《心典》）

以上论述的是寒疝一般情况下的特点，其发作时，病人脉象由弦紧转为沉紧，表明寒邪与正气相搏，里阳大伤，故腹痛转剧，阴阳之气不相顺接，四肢失去温养则手足厥冷；因疼痛剧烈，阴寒内闭，虚阳外浮，卫气不能固密，故发为冷汗。对于出白汗，历代注家有以下几种看法。一种为虚汗说，其中代表为尤在泾，认为白津汗之谈不成立，有虚汗；二种似汗非汗说，以魏念庭为其代表，认为"发则白津出，津，似汗非汗也"（《本义》）。三种为有难忍痛苦之汗，以丹波元坚为代表。认为："此云白汗交流者，盖不堪痛苦之甚，而汗出也"（《辑义》）。四种为冷涎说，以徐忠可为代表，认为因阴寒盛，疼痛时有清冷涎液从口流出（《论注》）。五种为白液说，以黄元御为代表，认为若肾不藏精，小便有白浊流出（《悬解》）。六种为冷汗，便白痰猪脂，遗精均作白津。其中以黄树曾为代表，认为："冷汗淡而不咸，大便下如白痰猪脂，或未睡流精，皆渭之白津（《释义》）。七种把"白"解释为"明显"，白汗即明显出汗，表明汗出得多而大（李孔定《成都中医药大学学报》）。我们以"尤氏和丹波氏所言"为准，尤氏所言其病机，丹波氏所言其症状。如《素问·经脉别论》云："真虚㾓（酸痛）心，厥气留薄，发为白汗"。是指因心痛而出

的白汗,是疼痛难忍而汗出的根据。

因本证为阴寒内结、寒气极盛,故用大乌头煎破积散寒止痛。用大辛大热的乌头,猛峻善治沉寒痼冷,对于腹痛肢冷,脉象沉紧的发作性寒疝,能祛寒助阳,缓急止痛,蜜煎,既能治乌头毒性,且可使药效延长,亦可甘缓补虚。合为治沉寒疼痛,缓中益脾之剂。其方后所云:"强人服七合,弱人服五合,不瘥,明日更服,不可一日再服"。为的是告诫我们:本方药性峻猛,服用时,要根据病人体质的强弱,给予不同的剂量,用时要慎重。

寒疝腹中痛,及胁痛里急者,当归生姜羊肉汤主之。(十八)

当归生姜羊肉汤方

当归三两　生姜五两　羊肉一斤

上三味,以水八升,煮取三升,温服七合,日三服。若寒多者,加生姜成一斤;痛多呕者,加橘皮二两、白术一两。加生姜者,亦加水五升,煮取三升二合,服之。

语译　寒疝者,若腹中疼痛拘急,且两胁受牵引而作痛的,主用当归生姜羊肉汤治疗。

阐述　本条所指寒疝,为血虚引起,血为气母,血少气亦少;血虚气亦虚;气不足便是寒。故本条寒邪为内寒,寒邪凝滞则腹痛拘急,有喜温喜按,得温则减等特点。因血虚故肝不能养,肝血一旦不足,肝脉便失养,故胁痛。因此,本条病机为血虚生寒,经脉失养,病位主要在肝与脾。用当归生姜羊肉汤,养血散寒。当归养血,行血中之滞;生姜宣气,温散寒邪,两药配用,宣行气血,温散寒邪而止痛;羊肉为血肉有情之品,气味浓郁,补益气血,与当归、生姜同用,温肝脾,散寒邪而止痛。若偏盛寒邪者,多用生姜意在增强温散止痛的效力。呕吐,可加白术、陈皮用以健脾理气止呕。

寒疝腹中痛,逆冷,手足不仁,若身疼痛,灸刺诸药不能治,抵当①乌头桂枝汤主之。(十九)

乌头桂枝汤方

乌头

上一味,以蜜二斤,煎减半,去滓,以桂枝汤五合解之②,得一升后,初服二合,不知,即服三合;又不知,复加至五合。其知者,如醉状,得吐者,为中病。

桂枝汤方:

桂枝三两(去皮)　芍药三两　甘草二两(炙)　生姜三两　大枣十二枚

上五味,锉,以水七升,微火煮取三升,去滓。

注释　①抵当:有四释。一言直击其当攻之地,《广雅·释诂三》:"当者,直也";《汉书杜钦传》:"抵者击也"。二作抵御、抵挡(《辞海》)。三谓犹"至当、极当"(任应秋《金匮要略语译》)。四谓"犹言只宜、只应的意思",抵为"只"之讹。(同上《语译》)。第四说较符原义。

②解之:解,稀释。用纯蜜煎乌头,药汁浓

稠,故用桂枝汤稀释。

阐述 本条所述寒疝,指出其病因为寒邪,结合逆冷,手足不仁,可知为阳气大衰,阴寒内盛所致,寒邪凝滞,气机不通而腹痛,阳气虚衰,不能温养四肢,故四肢厥冷。阳气鼓动无力,血行涩滞,阴寒痹于四末,故手足麻木,知觉迟钝。"若身疼痛",而是由于阳气不能与邪抗争来驱散外寒,寒邪痹阻肌表,营卫不和而致。正如《素问·调经论》云:"阳虚则外寒"。故阳气大衰,寒邪凝滞,内外皆寒为本症病机。若医者单纯用灸法或刺法以温里寒或祛外寒皆不对症,宜用乌头桂枝汤,来解表、里两种寒邪。

历代注家对于本症病机有以下几种不同的认识:程云来认为寒邪盛,充斥于内外,但阳虚寒盛见解一致;张璐玉认为手足不仁是因风邪、肝风内动所致;魏念庭则认为寒邪内犯,阳虚不温。正他所云:"手足为脾土之末,末不仁者,寒客中焦,无阳气以温之也"(《本义》)。既强调内因,也不容忽视致病外因,进一步说明本条病机为"内外皆寒",有着及其重要的参考价值。

乌头桂枝汤,乌头用蜜,取大乌头煎之意,辛甘缓急,祛痼结之沉寒,缓中止痛,合用桂枝汤调和营卫,肌表之寒邪皆散,两方共用,表里同治。因乌头有毒,故其煎服方法必须注意。其煎服方法分以下几种:一是,用蜜同煎,可减轻其毒性,提高疗效,并延长药效;二是,用桂枝汤溶化蜜煎的乌头制剂,再煎汤服;三是,方中乌头未见用量,现多从校勘为五枚,但服时剂量宜由小到大,以知为度。如方后云:"初服二合,不知,即服三合,又不知,复加至五合"。以知为度,就是指病人有如醉,得吐的反应,这是中病得到救治的有效瞑眩反应,药物达到效力,沉寒痼冷,得以温散,阳气突然得以伸展,这时病人会有轻微的中毒反应,说明药物剂量已达到安全量的最大限度,不可再加大服用剂量,否则会导致乌头中毒。

其脉数而紧乃弦,状如弓弦,按之不移。脉数弦者,当下其寒;脉紧大而迟者,必心下坚;脉大而紧者,阳中有阴,可下之。(二十)

语译 病人脉象呈现数紧者,为弦脉,其脉状如弓弦那样硬直,重按沉取也不变动。若脉数兼弦,用温下法以去其寒。日片脉紧兼迟,病人必然有心下坚实的感觉。如果脉大兼紧,这就是外见阳脉而内有寒实的病变。可用温下法治疗。

阐述 弦脉、紧脉均属阴脉,同主寒主痛,但是既有联系又有所区别,从文中可见:数而紧乃弦为其联系,其他文字论述的是其区别。弦多并数,紧多与大、迟并见,虽然主病不同,但病邪性质(寒实)相近,皆可用下法治疗。

"脉数而紧乃弦",数者急迫也,是就其脉象而言;紧者,紧急有力,是言其形,数紧同见,脉象数而急迫兼紧急有力,形成弦象,状如弓弦一样绷得很紧而端直有力,因脉象绷紧劲急,故按之,其左右也不得移动。同时,数弦并见,乃为紧脉,故后言当下其寒。同时说明此处数脉非热也是有根据的,李中梓《诊家正眼》论"数弦",乃言"数而弦急,则为紧脉";张景岳也说:"凡弦数之属,皆(与紧脉)相类也。"这些都是指紧、弦两脉可以相互转化,必兼见数急之象。

"脉紧大而迟",紧主寒主痛,迟主病在里,脉紧迟兼见,是阴寒结于胸膈而致心下坚满疼痛,此处"大"有"紧脉和主上"之义。脉大而紧,"大"是言脉来盛去衰,触之极大,在外表现为阳脉之象。又言"紧",为阴寒内盛,故言"阳中有阴",用温下之法去其寒实。

历代注家对本条还有以下几种认识:尤在泾认为是阴阳参见,寒热交至;黄树曾认为是火中伏寒;丹波元简认为"数"当"浮"说;《金鉴》认为"其脉数而紧乃弦,状如弓弦,按之不移,脉数弦者"十九字,当是衍文。综上所述,弦紧是寒实的主脉,脉来弦紧兼见数、大、迟,皆为寒实可下之症。后世医家大都认为宜用大黄附子汤治疗。

【附方】

《外台》乌头汤:治寒疝腹中绞痛,贼风入攻五脏,拘急不得转侧,发作有时,使人阴缩,手足厥逆。方见上

语译 《外台》乌头汤主治寒疝病腹中绞痛,风寒之邪直入五脏,寒凝于中,病人腹中拘急,不能转侧。发作时,出现生殖器因受寒上缩,手足厥冷之症。

阐述 此方由《外台》、《千金》而来。方中乌头十五枚,桂心六两,芍药四两,甘草三两,生姜一斤,大枣十枚,可知由仲景乌头桂枝汤化裁而来,将桂枝易桂心,乌头的用量已指出:"《金匮》用五枚",此方用十五枚,故见其法取于仲景。主要用于素有里寒,复感风寒之邪,直入五脏,外内合邪,寒凝于腹中,腹中绞痛拘急,不能转侧的寒疝病。因正气未复,故有时发作的时候,寒凝肝脉,外阴生殖器上缩,阳不能外达于四肢,则四肢厥冷,故本症较乌头桂枝汤症状更为严重。方中用乌头大辛大热以祛沉寒,桂心辛热,治腹中冷痛,共用二药,可辛热散寒止痛;芍药、甘草合用更能缓急止痛;生姜、大枣,能和中温脾胃,共奏温中通阳,散寒止痛之功。

《外台》柴胡桂枝汤方:治心腹卒中痛者。

柴胡四两　黄芩、人参、芍药、桂枝、生姜各一两半　甘草一两　半夏二合半　大枣六枚

上九味,以水六升,煮取三升,温服一升,日三服。

语译 《外台》柴胡桂枝汤方:治疗偶感外邪而成心腹疼痛之症。

阐述 本方原出于仲景,即《伤寒论·太阳病下篇》136条的柴胡加桂枝汤,治疗表寒未解,邪结少阳的外有发热恶寒,肢节烦

腹满寒疝宿食病脉证治第十

痛,内有微呕,心下支结之症。《外台》用本方治寒疝腹中痛。有表邪兼重内寒的寒疝当用乌头桂枝汤,若有表邪但里寒并不严重的寒疝,或内挟有郁热的心腹卒中痛,则须用柴胡桂枝汤治疗。本症是因外感风寒,内传少阳,气血不畅,故心腹卒痛,并当有气郁化热的表现,如寒热往来,心烦喜呕,胸胁疼痛,脉弦等症。故取桂枝汤与柴胡汤各一半的量组合成方,小柴胡汤和解少阳,桂枝汤调和营卫,散太阳表邪,调中止痛,合而治疗外感性胸腹两胁疼痛之症。

《外台》走马汤①:治中恶心痛腹胀,大便不通。

杏仁二枚　巴豆二枚(去皮心,熬)

上二味,以绵缠捶令碎,热汤二合,捻取白汁,饮之,当下。老小量之。通治飞尸鬼击病。

注释　①走马汤:形容病情及药效急速,捷如奔马,故名。

语译　《外台》走马汤,主治中恶病,心痛腹胀,大便不通等症。

阐述　本方治疗中恶,通治飞尸、鬼击病。《巢源·中恶候》谓:"将摄失宜,精神衰弱,便中鬼毒之气。其状卒然心腹刺痛,闷乱欲死。"《飞尸候》谓:"飞尸者,发无由渐,忽然而至,若飞走之急疾,故谓飞尸。其状心腹刺痛,气息喘急胀满,上冲心胸者是也"。《鬼击候》谓:"鬼击者,谓鬼厉之气击著于人也,得之无渐,卒著如人以刀矛刺状,胸胁腹内绞急切痛,不可抑按,或吐血,或鼻中出血,或下血。"由此可知,这几种病,均发作急剧,都有剧烈心胸腹部疼痛等症状。文中"心痛腹胀,大便不通",为其共同症状。主要因臭秽恶毒之气,从口鼻而入心肺,气血不行,肠胃脏腑被寒浊秽毒壅塞,故胸胁腹出现绞急切痛,为寒实内结,升降受阻之症。故用走马汤,速攻寒实以开闭结,取峻烈温通的巴豆破积攻坚,开通闭塞为主,以苦温之杏仁佐,宣利肺与大肠之气机,使秽毒从下而泄,二药共用,通行壅塞腑气,泻下胃肠沉寒痼结,对因感受秽浊寒邪、腑气壅闭不通所致脘腹疼痛、胀满、大便不通的症候均有疗效。

问曰,人病有宿食,何以别之?师曰:寸口脉浮而大,按之反涩,尺中亦微而涩,故知有宿食,大承气汤主之。(二十一)

语译　问:若病人胃肠食物积滞,从脉象上如何分辨?老师回答:病人寸口脉浮取大而有力,重按反见涩象,尺部脉象也是微而涩者,病人则宿食不化,用大承气汤主治。

阐述　宿食病,大都是饮食不节,食谷经宿不化,而停聚中焦所致。临床上多见腹胀痞闷,嗳腐吞酸,食臭或腹痛,大便不调等症状。脉象上,主要从以下几方面辨别。首先,在寸口脉表现为浮大有力,是宿食停滞,气机不畅,气壅于上所致。若积滞日久,气滞不通,气血的

腹满寒疝宿食病脉证治第十

运行受到阻碍,故重按其脉有力,但见涩脉。这里的涩脉并吧不是气血衰少,脉道失养,或血少血瘀的涩脉,主要是指食邪阻滞气机所致。其次,尺脉表现上为微而涩。历代注家对此有以下几种看法,尤在泾认为:"谷多伤脾,中气阻滞,血气不利";张璐认为:"浮大按之略涩,非涩弱无力之谓";丹波元坚认为:即所谓的沉滞不起,如"非微弱之谓,乃沉滞不起之微"(《金匮玉函要略述义》);吴谦则认为:"微"应作"大"字解。就其以上观点,我们认为,这里并非微涩无力的里虚证。究其原因,是食滞久郁,脾胃不能运化,糟粕停于大肠,下焦气血不得宣通,而致的尺中脉微而涩。不管其脉象如何变化,都是宿食停积所致,就其这种病症,若不急攻,失去时机,待正气已虚时,攻之则正不能任,不攻则难除积滞,故用大承气汤清除积滞宿食,使其速去,正如《素问·阴阳应象大论》所说:"其下者,引而竭之。"

脉数而滑者,实也,此有宿食,下之愈,宜大承气汤。(二十二)

语译 病人脉数而滑,是实证的脉象,是由宿食内停所致,用下法可以治愈,宜用大承气汤。

阐述 脉数,即胃肠有热;脉滑,即宿食新停。胃肠气机壅滞不甚,食气相搏,脉来滑利,故脉数而滑者,是因宿食初滞不久,用大承气汤,荡涤肠胃积热食滞,则病自愈。

对本条之脉滑数,历代注家也有争议。黄树曾认为是痰热,宿食所致;尤在泾认为是谷气之实;魏念庭认为是实邪欲成而未成。不过,我们可以发现,他们对其病的论述,都有宿食成实的一面,故可相互参考。

下利不欲食者,有宿食也,当下之,宜大承气汤。(二十三)

大承气汤方: 见前痉病中

语译 病人泻痢,又不思饮食,是食浊停滞胃肠的宿食病,宜用下法,当用大承气汤治疗。

阐述 宿食病,有痢泻者,是宿食停积,气机受阻,脾胃升降功能失和,水谷不得消化而大便稀薄,甚则泄泻的缘故。本可使食浊积滞从下而去,但病人又不欲食,是宿食尚未悉去,胃肠功能未复之症状,故食滞胃气而恶食臭,不欲饮食。本可用下法,使积滞物由下排除皆可,但其病已见下痢,则用大承气汤重剂攻下就不合适。文中"当下之,宜大承气汤",有斟酌之意,可仿大承气治疗。如黄树曾所言:"此节之证具,如病人色脉形质不宜下者,即难遽投大承气汤,学者宜注意"。(《释义》)

对宿食而致下痢的机理,历代注家还有以下几种认识:尤在泾认为,谷多伤脾,脾伤清气不升,水谷不分,周扬俊认为积滞未消,利数旁流;沈明宗认为食滞胃中,升降之机不转,肠不能分清泌浊而致下利。这些观点,分别从不同方面论

腹满寒疝宿食病脉证治第十

述下痢的病机,但都不离"宿食停滞"这一病理基础,故可供我们相互参考。

宿食在上脘①**,当吐之,宜瓜蒂散。(二十四)**

瓜蒂散方

瓜蒂一分(熬黄)　赤小豆一分(煮)

上二味,杵为散,以香豉七合煮取汁,和散一钱匕,温服之,不吐者,少加之,以快吐为度而止。亡血及虚者不可与之。

注释　①上脘:胃分上、中、下三脘,上脘即胃的上部。

语译　病人的胃的上部若有不消化食物停积,应当用吐法治疗,宜选用瓜蒂散。

阐述　胃分上、中、下三脘,饮食停积于胃,会呈现相应的临床症状:在上脘主要症状为:嗳腐吞酸、胸脘痞闷,泛泛欲吐,是因饮食停滞,正气驱邪外出的缘故,属暴病新病,治疗应当因势利导,根据《素问·阴阳应象大论》"其高者,因而越之"的精神,当用吐法治疗。至于饮食停积在中、下脘的表现,吴谦云的"胃有三脘,宿食在上脘者,膈间痛而吐,可吐不可下也;在中脘者,心下痛而吐,或痛不吐,可吐可下也;在下脘者,脐上痛而不吐,不可吐可下也"的观点可供参考(《医宗金鉴》)。今食在上脘,当用瓜蒂散以吐之。

方中瓜蒂味苦,涌吐实邪,赤小豆味酸性泄,利小便,与瓜蒂共伍,为酸苦涌泄之治,可以催吐。佐以香豉汁以开郁结,和胃气。本方为实邪郁在上脘而设,然药性悍猛,易伤正气,故亡血,致人虚弱,须慎用。总之,宿食在上宜吐,在中宜消,在下宜泻,三法已立,因症施治。

本方亦可用于有痰涎壅塞,而致的胸膈胀满之症,故凡病属邪高实证,病势迫近于胸咽,泛泛欲吐者,皆可用本方,不必限于宿食。如果病人有失血病史,或妇女妊娠期间,以及老弱病人,本法不宜。此外,如仓卒之际,药不及办,可顿服极咸盐汤一盏,立吐,亦可用鹅毛等应急之法探吐。临床施治不可拘泥于原文。

脉紧如转索①**无常者,有宿食也。(二十五)**

注释　①转索:形容脉象如转动的绳索,时紧时松,疏密不匀。

语译　病人脉紧,时紧时松,变幻无常,似转动的绳索状,这就是宿食的症状。

阐述　脉紧,不但主表寒,也主内停宿食。本条有如转索的脉紧出现,是因宿食停积,气机壅滞,紧束脉道所致。并可能是因脾胃失调致营卫不和而出现的寒热症状,以及嗳腐、吞酸、食臭诸症,故曰"有宿食也"。

脉紧,头痛风寒,腹中有宿食不化也。一云寸口脉紧。**(二十六)**

腹满寒疝宿食病脉证治第十

语译 病人脉紧,不但见于头痛风寒的外感证,腹中宿食不化的宿食病也可见这种症状。

阐述 脉紧、头痛、寒热既可源于外感风寒,又可由宿食不化而致,但二者是有区别的。紧脉于外感风寒,是因感受寒邪,寒邪收引凝敛,脉道收缩拘急而成,紧象多较恒定,多兼于浮脉。见寒热,是因风寒直伤营卫,而致营卫不和而成,兼见头、身疼痛等表症。而脉紧由宿食不化所致的,是由于宿食内停,食积气壅,紧束脉道,气机失调,脉乍紧乍疏,无常规。同时,脾胃失调,以致营卫不和,而出现寒热之症。食积不化,郁滞于中,清阳不升,浊气上乘,可出现头痛,并可伴有吞酸、嗳腐、食臭,以及痞满腹痛等症。由于二者症状较似,临床上务必认真鉴别。正如陈修园云:"脉紧、头痛风寒,言脉紧头痛与风寒证无异。但风寒证,有恶风恶寒、项强、脉浮等证兼见,而此则但觉头痛也。"(《金匮要略浅注》)

五脏风寒积聚病脉证并治第十一

本篇对五脏中风、中寒的证候以及五脏之死脉加以重点论述,并稍带叙述积聚在脏腑证候上的鉴别以及上、中、下三焦和大小肠所发生的病变。因其皆与脏腑经络密切相联系,故合篇论述。

《金匮》全书中的各篇条文,残缺最多的当属本篇。如肾中风、肾中寒、脾中寒;肝、脾、肺、肾四脏之"所伤";心、脾、肺之"邪气留着";中焦竭等,均无记载,故我们学习、诊断时,要相互参照其他有关文献。本篇"肝着"、"肾着"、"脾约"有具体治疗方药,其他的则有论无方,应结合其他篇幅内容予以补充。

所谓五脏中风、中寒,是指两种性质不同的病因干及内脏而产生的五脏症候,并非专指外感风寒。本书《脏腑经络先后病篇》云:"经络受邪,入脏腑,为内所因也。"可知五脏风寒可能就是经络受邪入脏腑后的不同症候的表现。又《素问·阴阳应象大论》云:"故邪风之至,疾如风雨,故善治者治皮毛……其次治五脏。治五脏者,半死半生也。"可知五脏受到风寒的侵扰,多为痼疾,预后不佳。此外,五脏中风、中寒应鉴别于其他类似病症,它既非《伤寒论》中太阳病的中风或伤寒,也非《中风历节病篇》的中风病。至于《素问·风论篇》所载"五脏风",是指狭义的风邪,而《金匮》的五脏中风、中寒则主内伤。

本篇所论积聚同于《难经·五十五难》之意,气之所积,痛有定处为积,属脏病;气之所聚,痛无定处曰聚,属腑病。

肺中风者,口燥而喘;身运而重[①]**,冒**[②]**而肿胀。(一)**

注释 ①身运而重:"而"作"则"解。即身体运转动摇则感觉笨重,不能自主。
②冒:昏冒,沉闷。

语译 风邪侵袭到胃的患者,见口中干燥而气喘的症状,身体动摇不能自主且感沉重,头昏、体胀。

阐述 风邪侵袭肺部,其风邪为阳,性燥,风燥伤肺,津液被灼,气不化津,津液不能濡润口舌,故见口干燥;肺与气道失濡,气息壅而不降故喘;肺主一身治节,宗气被伤,气机不利而卫阳无法外达,故身体动摇,不能自主且感沉重;肺主通调水道,肺气不利,则水道失调,清阳不升而浊阴不降,浊阴上逆,水湿浸渍肤表,故身体肿胀、昏冒。

本条原文的"中"字,陶葆荪《金匮易解》认为,应读平声,因杂病主内因,不同于伤寒外邪入中的"中"字。我们认为陶氏之义可从。

原文中的"身运而重",吴谦认为,"当是头运而身重""冒而肿胀""当是冒风而肿胀"(《金鉴》)。临床证明,浮肿可出现昏冒,水湿内盛之人可因冒风寒而发浮肿,其理可通。

尤怡对本条注释较明晰、精炼;徐彬对"身运"一词阐释较当。(参〔选注〕)

肺中寒,吐浊涕。(二)

语译 寒邪侵袭到肺,口中有稠浊如涕的黏液吐出。

阐述 《素问·宣明五气篇》云:"肺为涕",肺受寒邪侵袭,胸阳不布,则津液凝聚,变生浊涕,此同于《素问·阴阳应象大论》所谓"寒气生浊"之意。肺气不宣则鼻窍不通而出气难,故浊涕不从鼻出而从口出。

论"涕"字,此处作"鼻涕"讲,但"涕"理应从鼻窍而出,为何言"吐浊涕"?李僔指出,肺窍不利而鼻塞涕唾,"浊涎壅遏不通,吐出于口也",其说甚通;梁运通认为此条"吐浊涕",与肺痿吐浊唾涎沫相似,其状如鼻涕,亦可参考。而赵以德将"吐浊涕"分浊饮从口唾出、浊涕流从鼻而出,二义与临床不悖,有所启迪。

肺死脏①,浮之②虚,按之弱如葱叶,下无根者死。(三)

注释 ①死脏:为脏气将绝而出现的一种真脏脉,出现这样的脉为预后不良之征,故称为"死脏"。
②浮之:指轻按、浮取之意。

语译 "肺死脏"的脉象,轻按无力,重按则软弱非常,犹如中空而无根的葱叶症状,即死症。

阐述 肺脏真气涣散,阳浮于上,阴弱于下,故脉轻按则虚,重按则弱如葱叶。中空,沉取无根,是因肺气已绝,故主死。

历代医家对原文中"下无根",持有两种不同看法,喻嘉言:以沉取无根,孤阴渐亡作解;黄树曾谓:尺脉无根,重按空豁。据本条文气,浮取则虚,按之,则稍用力按捺之义,弱如中空之葱叶,言下,即沉取没有根蒂,喻氏之解较符。

肝中风者,头目瞤①,两胁痛,行常伛②,令人嗜甘。(四)

注释 ①头目瞤:瞤(shùn 顺),《说文》:"瞤,目动也",这里形容头部颤动和眼皮跳动。
②伛(yǔ宇):原意指驼背。伛者谓行走时常曲背垂肩,腰不能挺直之状。

语译 肝脏受了风邪的患者,头部颤动,眼皮跳动,行走时常弯腰驼背,喜甜饮食。

阐述 风邪侵袭到肝,影响到其正常生理功能,会有一系列内伤为主的临床表现呈现出来。肝脉上行巅顶而开窍于目,肝属风而主筋,风胜则动,故头目瞤动,"诸风掉眩,皆属于肝"即为此意。肝脉布于胁肋,风邪中肝,肝气郁结,故两胁疼痛;消灼精血,筋脉失养而拘挛,伸展运动不能自如致"行常伛"。肝喜疏达而苦急,故嗜食甘味以缓其急。

以下是历代医家对本条注释的不同看法,程云来所注较为详备;陈修园点明此条与《内经》所云"肝中风"不同于肝受表邪之外象。关于病机,曹颖甫强调血虚生风,高学山认为肝脏阴阳自虚而中风,黄坤载认为"经气壅塞""木郁风动"。但他们对风胜血燥的论点,观点却是统一的。

肝中寒者,两臂不举,舌本①燥,喜太息②,胸中痛,不得转侧,食则吐而汗出也。《脉经》、《千金》云:时盗汗、咳、食已吐其汁。(五)

注释 ①舌本:一指舌根,一指舌体。此处指舌体。
②太息:即叹长气。

语译 肝受了寒邪侵袭者,两只手臂不能上举,舌体干燥,长气常叹,胸中疼痛,不能自如转动身体,食后就有呕吐且出汗的症状。

阐述 肝主筋而司运动,肝中寒邪,致手正内侧手厥阴心包经脉拘挛状引,故两手臂不能自如地上举,肝脉上络舌本,肝寒而津液不布,舌咽失濡而"舌燥"。肝喜调达,肝气郁结则常"太息;肝脉上贯胸膈,寒郁于肝致胸阳不布,脉络凝塞则见"胸中痛,不得转侧";肝寒犯胃,胃不受食,逼迫津液外越,故"食则吐而汗出"。

本条中的"舌本燥",魏荔彤认为是"寒郁而内热生";梁运通则认为,有别于咽干口燥,"必舌咽燥而不烦渴,乃阳虚津液不布之症。"其说可从。

历代注家对原文中本条是否"肝中寒"颇有争议。吴谦认为,"两臂不举,舌本燥"二句与"而汗出"三字,文义不符,是错简;曹颖甫也因此把这三句列入"肝中风"条内;谭日强又认为本条"可能是脾中寒的条文",而前条的"肝中风",则认为"可能是肝中寒的条文",并提出《脉经·卷六》所载"肝中寒者,其人洗洗恶寒,翕翕发热,面翕然赤,娭娭有汗,胸中烦热"一条,与本篇心中风、脾中风笔法一致,故提出"可能是肝中风"的条文。以上研究时均可作参考。

魏氏对本条中的注释较全面;金寿山认为本条"似指胆道疾病"(《金匮诠释》);曹颖甫则结合临床列出具体方剂,故可以借鉴。

肝死脏,浮之弱,按之如索不来,或曲如蛇行者,死。(六)

语译 肝死脏的脉象,浮取软弱无力,重按似悬空的绳索,手应即去,不能复来,或者脉象曲折,如蛇蠕行之状的,均为死症。

阐述 肝的真脏脉,浮取无力,轻按软弱、无神。"按之如索不来",是说明重按如悬空的绳索,轻飘游移,手应马上拿开且不可重复这样的动作,此乃一种散乱而毫无端直以长的脉象;"或曲如蛇行者",是指如蛇行的脉形,逶迤曲折而不能畅达,欲作弦象而不能,毫无柔和之象。其产生机理是脉无胃气以养肝,肝血虚竭,生气已失,故见脉道挛急"曲如蛇行"。上述三种脉形,实际上都是无胃气的弦脉,故主死。

历代注家对本条的释义大体相同,虽各有侧重,但高学山阐述得更为全面,当详参。金寿山从脉"迟缓"注释本条,同样有参考价值。

肝着,其人常欲蹈①其胸上,先未苦时②,但欲饮热,旋覆花汤主之。臣亿等校诸本旋覆花汤方皆同。(七)

旋覆花汤方

旋覆花_{三两} 葱_{十四茎} 新绛_{少许}

上三味,以水三升,煮取一升,顿服之。

注释 ①蹈:有三说。①用足践踏②蹈体系搯(tāo 掏)字之误,即用手扣击胸部③动也。无论按揉、叩击、捶打,甚至足蹈,都可达到振动胸膺之目的,此说甚当。

②先未苦时:指疾苦未发前的时候。

语译 患有肝着病者,常按揉其胸部,开始病情较轻时,只要饮热汤,用旋覆花汤主治即可。

阐述 肝着病,是因肝脏条达疏泄功能失职,致邪气凝固气血,形成肝经经脉气血郁滞、着而不行的病症。主症是"其人常欲蹈其胸上",若肝气有所不足,风寒湿等邪气则肝经易痹阻,胸中气机受到影响而不利,经脉气血不畅,常见症状为:胸中痞塞满闷,甚至胀满刺痛,喜捶、打、揉、按或用脚蹈踏,其做法均可使胸胁气机舒展,暂时通行气血,条达肝气,留着之邪气得散,故"其人常欲蹈其胸上"。

初期的肝着病,"先未苦时",病在气分,仅见胸中痞结轻症,故只想饮热汤,通利气机,胸阳暂时宣达,暂时可缓解寒凝气滞。但待肝着已成,肝经脉络血凝气滞,病已深入血分,此时虽欲饮热汤,其痞结亦不能暂减,必然要"其人常欲蹈其胸上"了。

历代注家对肝着之病位、病因病机持不同看法:有谓肝郁乘脾者;有谓肝乘肺者;有谓阳虚寒凝者;有谓肝脏气血郁滞者;有谓血着膈膜中者;有谓病位在胸;有别于胁痛者。但《金匮要略讲义》所谓"肝经经脉气血郁滞,着而不行者"的说法较妥,可从之。肝着病的病机,以气郁血滞,阳气痹结为主,宜用行气活络、通阳散结法,主用旋复花汤治疗。盖旋复花性温,理气舒郁,宽胸开结,善通肝络而行气;辛温葱管,芳香宣泄开痹,温通阳气散结,亦有通络之功;新绛以活血化瘀见长,为治肝经血滞之要药。诸药共用,使肝经气行血畅,阳通瘀化,肝着病则愈。

心中风者,翕翕①**发热,不能起,心中饥,食即呕吐。(八)**

注释 ①翕翕(xī息):原为形容鸟羽开合之状,此处形容轻微的发热。

阐述 心主火热而为阳脏,风为阳邪,阳邪干及心包,则心中蕴郁火热之邪,蒸越于外,故见发热轻微;风热内盛,壮火食气,气液耗伤,精神疲困,不想起立行动,风热内扰,由心包通过胃络干及胃府,化燥伤津,胃中失濡则烦躁嘈杂;胃中风热盘踞则胃失和降,入食则火势愈盛而上逆呕吐。

历代医家对本条持有不同看法,有谓火热上壅者;有谓心火与胃脘痰饮同时致病者;有谓心中阳热激动胃气,胆汁上逆者;陆渊雷则指出本条实为"胃中风"者,皆具参考价值。

心中寒者,其人苦病心如啖①**蒜状,剧者心痛彻背,背痛彻心,譬如蛊注**②**。其脉浮者,自吐乃愈。(九)**

注释 ①啖(dàn 啖):吃的意思。
②蛊注:病证名。发作时心腹烦懊而痛,甚则流注传染致死。详见《诸病源侯论·蛊注候》。本条"譬如蛊注",形容痛如虫咬之状。"蛊"是毒虫,"注"是传染。

语译 心脏受了寒邪的侵袭,病人痛苦,好像吃了大蒜似的,病情严重的,心痛牵引到背部,背痛牵引到心胸,好比蛊注病益虫啃咬一样。有的病人脉象浮,不因服药而自己呕吐,病就可以痊愈。

阐述 寒为阴邪,心中有寒邪凝滞,阳气郁结,心火闭敛于内,有如食辛辣味浊的薤蒜一样,产生似痛非痛、似热非热等感觉,故曰"心中寒者,其人苦病心如啖蒜状。"病情重者,阴寒上盛,心阳闭阻,无力鼓运气血,胸背前后气机闭塞不通,故心痛彻背,背痛彻心,难以忍受,犹如益虫啃咬之状。"其脉浮者,自吐乃愈",说明病在上焦,邪入未深,待心阳渐复,阴寒有外出之转机,如果病者不因服药而自己作吐,则阳气伸展,邪从上越,故当愈。

对本条的注释,历代医家中以程云来较确切。其他注家,各有侧重。周扬俊认为本条犹胸痹病;曹家达简言之为"乌头赤石脂丸证";郑艺文认为本条"心中常指胃,或胸中。"(《金匮要略浅释》);高学山则将原文解释为虫蛀症;陆渊雷认为此条属"胃中寒"的病变;陶葆荪深刻阐述了原文中的"自吐乃愈";黄坤载则从五行生尅角度注释。皆具参考价值。

心伤者,其人劳倦,即头面赤而下重①**,心中痛而自烦,发热,当脐跳,其脉弦,此为心脏伤所致也。(十)**

注释 ①下重:指身体下部沉重无力。亦可见肛门下坠感或脱肛。

语译 心脏受损者，劳动疲倦后，就会有头面发红且下部沉重，心中疼痛且自觉心烦不安、发热，且肚脐部位有跳动感，脉象弦，均是因为心脏受伤所引起的。

阐述 所谓"心伤"者，因心主血，血生于气，故若心血虚则气无所附，而致气血俱伤，故症见"其人劳倦"疲乏，血虚则虚阳浮越于上，而见"头面赤"，乃《素问·生气通天论》"阳气者，烦劳则张"之意；上盛则下虚，中气不足则腰及下肢沉重无力，脾气下陷而觉肛门下坠或脱肛；心虚失养，虚热不潜而扰动于中，故呈现虚烦、发热、心痛等症，心气虚于上，肾气动于下，脐则跳动。心脉不应弦而反弦，是变心脉圆润、滑利之常而为长直劲急之形，表明心之气阴俱伤，不能濡养经脉，故曰"此为心脏伤所致也"。

对本条病机的认识，历代注家各有侧重。而对于"心伤"，尤怡主心虚；曹家达主营虚；高学山主心之气血俱伤，可从。而对"当脐跳"的病机，高学山认为心气虚，浊阴上乘阳位；曹家达认为乃心阳虚而冲气上冒；魏荔彤认为心与小肠互为表里，小肠属脾，脐则亦属脾，土为火子，母病则子为症，是从五行之说给予的分析；唐宗海进一步强调"心伤则小肠之气亦伤，故发动气而脐跳"；尤怡、陈念祖认为"心虚于上而肾动于下"；梁运通则认为脐跳动虽关于肾和小肠，但心则是其根本原因。我们可从尤氏、梁氏之说。此外，对于"其脉弦"，吴谦认为当是"沉"脉，沉为肾脉，文义相属，必是传写之讹，可资参考。

心死脏，浮之实如麻豆①**，按之益躁疾者，死。（十一）**

注释 ①麻豆：有两释。一作五谷之一的实体解，即麻与豆。《素问》云："麻麦稷黍豆为五谷"，"麻"即"芝麻"；或指"麻子仁"（详见金寿山注）。二将"麻豆"解作"动乱如豆粒滚动"，以"麻"作形容词（麻烦杂乱）者，是据《脉经》"浮之实如豆麻击手"而来，但据曹家达云："如麻豆，即以坚实言之"，则"麻豆"实非"麻乱"之意。故以前说为当。

语译 心死脏的脉象，轻按坚实有力，似麻豆般，重按则更觉脉跳躁动疾速的，为死症。

阐述 心正常的脉，理应圆润、滑利，"来疾去迟"（见《难经·十五难》）。而心的真脏脉则见"浮之实如麻豆"，是指轻按则感坚实，毫无柔和之象。"按之益躁疾者"，是指重按之，更有躁疾不宁和数乱之感，表明心血枯竭、神气涣散，失去心脉钩洪本象，一致于《素问·玉机真脏论》中所谓的"真心脉至，坚而搏，如循薏苡子累累然"的观点（即牢实、搏击、坚急无根）。

关于本条注释，李僩指出与《难经》、《内经》精神一致；高学山详析真阴内竭、真阳外亡之病机；曹家达点出原文之本意，均有深义。而对于"麻豆"之辨，金寿山所释可供参考。

邪哭①**使魂魄**②**不安者，血气少也；血气少者属于心，心气虚者，其人则畏，合目欲眠，梦远行而精神离散，魂魄妄行。阴气衰者为癫，阳气衰者为狂。（十二）**

注释 ①邪哭：一指精神失常、无故悲伤的哭泣，有如邪鬼作祟，故称邪哭。二指"邪人"，言风邪侵入人体。（《金匮要略讲解》）

②魂魄：为人体精神活动的一部分。《灵枢·本神》："随神往来者谓之魂，并精而出入者谓之魄。"

语译 因邪气作祟致哭，使病人心神不安的，是血虚气少造成的；血虚气少是属于心的疾病。心气虚者，时有恐惧之感，闭眼想睡，则梦见自己走得很远，精神离决，魂魄散乱妄行。阴气衰弱的为癫病，阳气衰弱的则为狂病。

阐述 病人总是无故悲伤哭泣，似鬼邪作祟而魂魄不安，实为"血气少"，而非鬼邪也。因血虚则肝无所藏，不能随神往来而魂不安，气虚则肺不敛，不能并精而出入故魄不藏，故导致神气不宁的精神病变。"血气少者属于心"，是说明其邪哭的病位、病因。肝虽藏血，肺虽主气，但主宰气血之化源的皆为心。《素问·经脉别论》云："食气入胃，浊气归心，淫精于脉，脉气流经，经气归于肺"、"散精于肝"等，即可说明气血与心、肝、肺三脏的相关甚密。若心脏血气虚少，肝肺则会失养，故致魂魄不安。"心气虚"，则心神失其主宰，胆气也会不足，故"其人则畏"。尤怡云："人寤则魂寓于目"（《心典》）而目开，今心神虚弱不能统摄肝魂，肝魂失于主宰，则精气不能上注于目，故反见"合目欲眠"而不能熟睡，"目合则神散于外而妄行"（《二注》）。魂魄虽系肝肺所藏，而实为神所主，精所御，今心神不敛，精气涣散则魂魄失统，魂不首舍，魄不安宅，故神、魂、魄皆浮荡无依，呈现出"梦远行而精神离散，魂魄妄行"等一系列精神错乱的症状。王叔和《脉经·卷六》在本条之后曾进一步阐述说："魂属于肝，魄属于肺，肺主津液，即为涕泣，肺气衰者，即为泣出，肝气衰者，魂则不安，肝主喜怒，其声呼"，临床上有一定的参考价值。

对于治疗以上病症，曹家达曰："此证正虚为重，外邪为轻，治此者，朱砂以镇之，枣仁以敛之，熟地、潞参、当归以补之，而又加远志以化痰，半夏以降逆，秋米以和胃，或者十活四五人"（《发微》）；秦伯未认为可借用酸枣仁汤；王渭川在《金匮心释》中阐述，可用蠲饮六神汤（《女科撮要方》：半夏曲、橘红、茯神、胆星、旋复花、石菖蒲）加铁落、竹沥清邪化痰，蜈蚣、全蝎舒筋活络，小量龙胆草醒脑镇痉，疗效较佳；金寿山则主张用甘麦大枣汤这些治疗方药。以上诸方皆有参考价值。

对于"阴气衰者为癫，阳气衰者为狂"，历代注家都有分歧，但归纳起来有五种不同看法。①《金匮要略讲义》第二版教材认为，不符《难经·二十难》

"重阳者狂,重阴者癫"之说。故云:"其义未明,当存疑";吴谦及谭日强均确定必系传写之讹误,应为"阴气衰者为狂,阳气衰者为癫"。②"衰"不是作"衰弱",而作"重叠"讲,"阴气重叠就成为癫病,阳气重叠就成为狂病"(见李今庸《金匮要略讲解》)。但也有学者认为,本节着重讲述在精神方面的阴气衰、阳气衰的病理反应,治癫狂可用补法不容否定。③"衰",应作"裒(póu 剖)",即相通于"重"之义。④原文之阴、阳是就部位而言,但所指部位各注家有所不同。赵以德认为内外即言阴阳;曹家达具体指明太阴、阳明则言阴阳,提出任何阳气衰的,邪就趁虚侵及阳位,表现为狂症,若阴气衰的,邪就趁虚侵袭其阴位,表现为癫症。⑤阴阳指正气,非邪气,且正、邪含义各有所指。如魏荔彤指阴精衰和阳气衰;黄坤载指肾精虚和心阳虚;陶葆荪指肝阴虚和肺气(阳)虚;黄树曾指心阴气衰之癫和阳气衰之狂。

以上不同看法,虽各具道理,总言之,"阴气衰者为癫,阳气衰者为狂"旨在指明"血气少者属于心"而致的癫狂的病因及其病理转变。《金匮》未言其常,但多言其变,即阴气虚衰者可以转变为癫,阳气衰者可以转变为狂。

《内经》中既有属阳热症的大量论述,也有不少关于阳气虚的论述。如《素问·腹中论》"厥逆……石之则阳气虚(谓砭石针刺泄其阳气,上下俱虚),虚则狂",《素问·气厥论》"肝移寒于心,狂。"《灵枢·通天》"阳重脱者易狂"。可知《金匮》本条"阳气衰者为狂"与《内经》原文精义是完全一致的,它从另一角度补充完善了《难经》对癫狂论述的不足。

在临床实践中,癫狂确有阴、阳之分,狂病亦有阴寒凝结,水泛为痰,虚火上逆,"心无所依,神无所归"之阴狂。宜用诸如温阳化饮、交通心肾、潜镇摄纳、引火归元等法,如仲景治"亡阳必惊狂"的桂枝去芍药加蜀漆牡蛎龙骨救逆汤,《张氏医通》中有关于单味人参治愈神不守舍的虚狂症的记载,临床中有用桂枝加龙牡汤合交泰丸疗"阴狂"的医治案例等,均可为证。

脾中风者,翕翕发热,形如醉人,腹中烦重①,皮目瞤瞤而短气。(十三)

注释 ①腹中烦重:有谓"腹部很不舒服并有重坠的感觉"(中医研究院编《金匮要略语译》);有谓"心烦而腹重""腹重为甚"者(《金匮要略自学辅导》)。

语译 脾脏受了风邪侵袭的患者,肌肤微微发热,形状好像喝醉了酒一样,腹部感觉沉重满闷,很不舒服,眼胞皮肉跳动而短气。

阐述 风属阳邪,脾与胃相合,主四肢肌肉,营卫源于脾胃。"脾中风"者,水谷中悍热之卫气与风邪相搏,则会微微发热;脾为湿土,居于腹,风邪内干,郁遏脾气,阳气不能宣达于四肢,则身体怠惰无力,四肢收持不能自如,病者形状似醉酒之人,故曰:"形如醉人";阳气郁遏,湿浊内停,腹部满闷沉重,感觉及其不适,故曰:"腹中烦重";眼胞属脾,脾中风,风淫于外而气阻于内,则眼胞皮肤瞤瞤跳动,甚者眼皮浮肿,或见《千金》所云:"皮肉瞤瞤"而动;脾不运湿,气机阻滞,呼吸则不利而见短气,故云:"皮目瞤瞤而短气"。

至于本条疗方,越婢加半夏汤或越婢加术汤可酌用。

脾死脏,浮之大坚,按之如覆盃①**洁洁**②**,状如摇者,死。**臣亿等详五脏各有中风、中寒,今脾只载中风,肾中风、中寒俱不载者,以古文简乱极多,去古既远,无文可补缀也。(十四)

注释 ①覆盃:有两种解释,一为复置之义,则复盃为安然不动;二为倾覆之义,则覆盃为盃之倾倒。但原文下有"状如摇"三字,可知第二义为是。

②洁洁:清白貌。此处形容里面空无所有。金寿山认为"洁洁"可能为"岌岌"之音讹,形容杯子将要倒翻。《金匮诠释》)可供参考。

语译 脾死脏的脉象,轻按大而坚,重按则似摸着即将倒翻的杯子,中空无物,形状动摇不定,属死症。

阐述 正常的脾脉,应当从容且缓而有神。现在"浮之大坚",轻取脉气已不柔和,已感觉阔大坚实;"按之如覆盃洁洁",重按则似摸着倾复的杯子,外表坚硬而中空无物;"状如摇者",指脉摇荡不定,不成至数,躁急无根,无任何规律可循。此皆属脾气败散,胃气衰竭,外强中干,脏腑经络无所禀受的真脏脉象,其精神实质与《内经》有关"死脾脉"、"真脾脉"的描述是一致的。

历代注家对本条之释,各持己见。高学山释本条脉理细致入微;曹家达谓即"雀啄脉";黄树曾断为"脾死,脏"作解;郑艺文称"脉管硬化";金寿山赞同徐忠可与《千金》之注释,这些论述均有一定得参考价值。

跗阳脉浮而涩,浮则胃气强,涩则小便数①**,浮涩相搏,大便则坚,其脾为约**②**,麻子仁丸主之。**(十五)

麻子仁丸方

麻子仁二升 **芍药**半斤 **枳实**一斤
大黄一斤 **厚朴**一尺 **杏仁**一升

上六味,末之,炼蜜和丸,梧子大,饮服十丸,日三,以知为度。

注释 ①数:读"朔"(shuò)时,作"频繁"解;读"醋"(cù)时,作"细密"解。

②脾约:病名。因脾的功能受胃热津伤的约束,既不能为胃行其津液,也不能转输水津上归于肺,由于水津不能四布,胃热盛而脾阴弱所产生的大便燥结、小便频数细长的症状。意乃弱者为强者所约束,故称脾约。

语译 病人跗阳脉浮而且涩,脉浮表示胃气强盛,脉涩说明因小便频数而津液缺乏,浮脉和涩脉同时并见,病人往往会有便秘,这是因为脾为胃热所约制,不能为胃行其津液,是为脾约症。应该用麻仁丸主治。

阐述 趺阳脉主候脾胃病,趺阳脉浮而涩,浮是举之有余,为阳脉,主胃热气盛;涩是按之滞涩而不流利,属阴脉,主脾脏津液不足,脾阴不足,则不能为胃行其津液而肠道失润;胃热气盛,则胃阴为其所伤,膀胱为其所迫,故见大便干结、小便频数细长之症。此即胃强脾弱的脾约病,盖脾受胃热约束之故也。用泄热润燥、缓通大便的麻子仁丸治之。

历代注家关于脾约病症的认识,其中对"胃气强"和肠燥基本持一致看法。但对"其脾为约"的理解有所不同:有谓脾弱者;有谓脾阴虚者;有谓胃肠津液亏耗者;有谓脾土过燥者;有谓脾被湿热所约制者。但分析其原文观点,重在"胃气强"与"脾阴弱"两方面。

麻子仁丸"泄热润燥"是泄其阳明燥热,乃针对"胃气强"而言,而滋润太阴津液和肠燥,又是针对脾阴弱和"小便数"而言。麻子仁丸中有三组药物:胃气强者,有大黄、厚朴、枳实以抑其胃强;脾阴弱者,有麻仁、芍药、杏仁、蜂蜜以扶其脾弱;水津不能转输四布者,则杏仁、厚朴又能利肺气、助脾气以输转之。

肾著①之病,其人身体重,腰中冷,如坐水中,形如水状,反不渴,小便自利,饮食如故,病属下焦,身劳汗出,衣一作表里冷湿,久久得之,腰以下冷痛,腹重如带五千钱,甘姜苓术汤主之。(十六)

甘草干姜茯苓白术汤方

甘草、白术各二两　干姜、茯苓各四两

上四味,以水五升,煮取三升,分温三服,腰中即温。

注释 ①著:此处音义同"着"(zhuó),即留滞附着之意。

语译 肾着,这种病症,患者身体沉重,感觉腰部寒冷,似坐水中般;外形似水气病,但口却不渴,小便通利,能正常饮食,是属于下焦的病。若身体劳动而出汗,衣服里面冷且湿,久矣就易得这种病。腰以下部位,感到寒冷而疼痛,腹部沉重,似有五千个铜钱围着,这种病宜用甘草干姜茯苓白术汤主治。

阐述 本条宜分两段阐述。

从条首至"病属下焦"为第一段,叙述肾着病的全身症状及其病位。肾主水,若患者脾肾阳气有所不足,则寒湿之邪易随三阴经脉及冲任督带奇经下注,肾之外府的腰部必容易受到影响,形成"肾着"病症。由于水湿寒邪留着于肾经和腰部,阳气痹着不行。故见"其人身体重,腰中冷,如坐水中","形如水状";"反不渴,小便自利,饮食如故,病属下焦"状,这时由于肾之本脏如果自虚或膀胱内有水湿停蓄,则不能化气行水,津液不能上潮于口,必有口渴和小便不利;今见上焦无热,中焦胃气尚和,亦无停水,说明并非病在肾之本脏和膀胱,不属水气病,而"病属下焦"的肾之外府"腰"有寒湿,故曰:"反"而不渴,小便自利,饮食正常。

从"身劳汗出"至条末为第二段,重

在阐述肾着病的成因、特征、治法及方剂。

肾着病是由于"身劳汗出"则阳气易虚而形成的,"衣里冷湿"则寒湿留着于腰,"久久得之"说明病程较长,多见慢性病。而"腰以下冷痛,腹重如带五千钱"则是肾着病的主要特征。"腰者肾之府……又为冲任督带之要会"(《引临证指南医案·卷五》),而"带脉总束诸脉,使不妄行"(《奇经八脉考》)有调控上下虚实的平衡作用。今寒湿注着于腰之肌腠,影响督脉通达阳气,带脉约束诸脉的功能减弱,则寒湿更易下注,故腰以下部位冷痛,似有五千串铜钱重滞腰腹一周的感觉。前已言"身体重",故未再明言"腰重"。

肾着病的病机特点可归纳为:阳气不行,寒(冷)湿(水)留着,病在腰部。总属经络疾患,密切相关于肾经虚、督脉带脉功能减弱、脾气虚等。

肾着病的治法,无需温肾之本脏,而主祛除腰部经络寒湿,故宜温行阳气、散寒除湿、燠土制水,指出用辛甘化阳、甘淡渗水法,甘姜苓术汤主治。

历代注家对肾着的病因、病机持有不同看法:有谓肾元未病,病在肾之外府,寒湿黏着腰间和带脉者;有谓肾气本衰,外着湿气为病者;有谓冷湿浸渍经络、肾气痹着,水旺侮土为病者;有谓肾阳不振,水湿泛溢为病者;有谓脾阳不运、寒湿停留为病者。上述观点,各有所据,应综合参考。

甘姜苓术汤中干姜辛温,能"去脏腑沉寒痼冷,发诸经之寒气";茯苓甘淡渗湿而暖腰膝,专导水湿下走;重用干姜、茯苓,具温通阳气、散寒除湿之功;助以白术之苦温,健脾燥湿而利腰脐之气;再和以炙甘草益其脾气,脾气健运则湿邪易除。诸药配用,能使脾肾阳气充足而寒湿得去,肾着可愈。方后云:"分温三服,腰中即温",揭示甘姜苓术汤既理中焦,又可顾及到"病属下焦"肾之外府的腰,实乃审因论治之方。

肾死脏,浮之坚,按之乱如转丸,益①下入尺中者,死。(十七)

注释 ①益:音义通"溢"。"益下入尺中",是寸口脉跳动部位下移,后世称为"垂入尺泽"。《临证指南》常描述此脉,可以参考。(参《金匮诠释》)

语译 肾死脏的脉象,轻按则坚,重按则呈现弹丸转动般的脉象,其脉溢满涌入尺中的,是死症。

阐述 肾脉本当沉实有力,而今却轻取坚实,脉不沉而外鼓,说明肾失胃气之资助,故脉不柔和。重按则弹丸般乱转,是变沉实之脉为躁动不静之象,"益下入尺中者",指上述脉形满溢,涌入尺部更加明显,乃真气不固而搏跃外越,元阴元阳将脱,反其封蛰之性,故主死。

归纳历代注家对本条病机的认识,有三种不同看法:①谓脉至尺泽犹大动乃真气外越者,以尤怡为代表;②肾脏死脉为阳绝,其中高学山为代表;③真阴出于阳,真阳将脱,阴阳离绝之兆,周扬俊为其代表。我们可从此说。

问曰：三焦竭①部，上焦竭善噫，何谓也？**师曰**：上焦受中焦气未和，不能消谷，故能噫耳。下焦竭，即遗溺失便，其气不和，不能自禁制，不须治，久则愈。（十八）

注释 ①三焦竭部：有三说，一言三焦各部所属脏府的机能衰退（中医研究院中医研究生班：《金匮要略注评》）；二言"竭，不是枯竭的意思，有更迭之义。《礼记·礼运》："五行之动，迭相竭也。"郑玄注："言五行运转，更相为始也。"三焦竭是说三焦虽分部而相因为理，上中下三焦之病也是互相关联的。（金寿山《金匮诠释》）。三言"三焦因阻竭而不能各归其部，不能各司其事，且不能相互为用。"（李今庸《金匮要略讲解》）均可供参考。

语译 问："三焦各部为暂时功能衰退，而在上焦衰退时，经常嗳气，这是为什么呢？"老师说："上焦禀受中焦的气，若胃气不和，食物不能够很好消化，陈腐的水谷之气上逆，所以使人嗳气；下焦衰退，就有遗尿或大便失禁的症状，这是由于下焦气不和，不能自己约制造成的，可以不须治疗，久之正气复而病会自愈。"

阐述 "三焦竭部"，是指三焦各部所属脏腑的生理机能一时性的虚乏，应有功能不能很好地发挥。原文"上焦受中焦气"，是指心肺营卫之气皆由中焦水谷精气奉养，若中焦脾胃机能衰退，水谷不能消化，上焦所受者则皆属脾胃陈腐之气，食气上逆，肺气不降而成为噫气。故原文所说"上焦竭善噫"的病因，既与上焦（肺）本身生理功能一时性不足有关，又与中焦功能衰退不能消谷有关。"下焦竭"者，则肾气失于闭藏，摄纳无权，膀胱失约，肝气疏泄太过，而致遗溺燋大便不能自控而下。所谓"其气不和"，亦可解释为三焦之气不和，即上虚不能制下、脾气不摄、肾气不固。因三焦功能是相互作用、互相制约、互相协调的，故三焦功能一时失调，可导致暖气、遗溺、失便等病变，但可不单独依赖药物治疗，待三焦气和，正气复而"久则愈"。

历代注家就原文中的"不须治，久则愈"，有不同看法，有谓脱简者；有谓可以不用药物治疗，久则自愈者；有谓不须治下焦或上焦，但必须调治中焦者；亦有认为必须治其下焦者。但临床实践证明，若三焦功能暂时失调但形体未衰者，无须药物治疗，以免反伤冲和的中气，待三焦气和病则自愈；若下元虚者，宜用甘草干姜汤、补中益气汤补益脾肺，亦可向愈；若形气已衰，又必须温补脾肾者，理中汤中再加些许益智仁、桑螵蛸、故纸、巴戟、鹿角片等，可供参考。

师曰：热在上焦者，因咳为肺痿；热在中焦者，则为坚；热在下焦者，则尿血，亦令淋秘不通，大肠有寒者，多鹜溏①；有热者，便肠垢②；小肠有寒者，其人下重便血，有热者，必痔。（十九）

注释 ①鹜溏：鹜，即鸭；鹜溏，即鸭溏，形容大便水粪杂下的样子。
②肠垢：指带有黏液垢腻的粪便。《诸病

五脏风寒积聚病脉证并治第十一

源候论·下痢便肠垢候》："肠垢者,肠间津汁垢腻也。由热痢蕴积,肠间虚滑,所以因下痢而便肠垢也。"

语译 老师说:热邪停留在上焦的,因咳嗽而致肺痿病;热邪停留在中焦的,则大便坚硬;热邪停留在下焦的,则会尿血,亦可致小便淋沥涩痛、闭塞不通。大肠有寒者,多水粪杂下如鸭粪;大肠有热的人,则解出带黏液垢腻的粪便;小肠有寒的,其人肛门则重坠而便血;小肠有热的,就一定会生痔疮。

阐述 热在上焦,肺失清肃,气逆而咳,久咳津气俱伤,可致肺痿;热在中焦者,消灼脾胃阴津,肠道失润,故大便燥结坚硬;热在下焦者,灼伤肾与膀胱络脉则尿血,热结气分,气化不行,则小便淋沥、尿道疼痛或小便闭塞不通。大肠为传导之官,其病变有寒热之别,有寒则水粪杂下如鸭粪,有热则排出肠垢。小肠为受盛之官,其病变也分寒热,有寒则阳虚气陷不能统摄阴血,故下重便血,有热则热移广肠,结于肛门之经脉则生痔疮。

《温病条辨·下焦篇》云:"先便后血,小肠寒湿,黄土汤主之。"可见,本条中关于小肠有寒的病机与黄土汤的病机是一致的。

问曰:病有积、有聚、有䅽气①,何谓也?师曰:积者,脏病也,终不移;聚者,腑病也,发作有时,展转痛移,为可治。䅽气者,胁下痛,按之则愈,复发为䅽气。诸积②大法,脉来细而附骨者,乃积也。寸口,积在胸中;微出寸口,积在喉中;关上,积在脐旁;上关上③,积在心下;微下关④,积在少腹;尺中,积在气冲⑤。脉出左,积在左;脉出右,积在右;脉两出,积在中央。各以其部处之⑥。(二十)

注释 ①䅽气:䅽即"穀"的异体字。谷气,指停积滞留的饮食之气,以胁下痛和复发为特征。《脉经·卷六》作"繫气"。

②诸积:包括《难经·五十六难》所分五积:心积曰伏梁,肝积曰肥气,脾积曰痞气,肺积曰息贲,肾积曰奔豚。但其病因皆由气血食痰虫等积滞所引起。

③上关上:关上即是关部。上关上,是指关脉的上部。

④下关:指关脉的下部。

⑤气冲:穴名,即气街,在脐腹下横骨两端,鼠溪穴上三寸,在此代表部位。

⑥各以其部处之:有两释。一指治法,尤怡云:"各随其积所在之处而分治之。"一指诊法,李僩云:"各以其部之处,而诊积之所在也",据原条文文气,后说较是。

语译 问:病有积、有聚、有䅽气,指得是什么?老师答道:积,为五脏之病,始终不移动;聚,围殴六腑之病,有时在发作的时候,其疼痛辗转移动,是可以治愈的。䅽气病,胁下痛,则指按之则痛消失,按后又复发的䅽病。

以下为各种积病诊断的基本方法加以论述。积病:脉象沉细,重按至骨的;寸口脉沉细,则积在胸中;沉细脉微出寸口之上,是积在喉中;关部沉细的,则积在脐的旁边;积在心下的,则脉沉细而出于关脉上部；脉沉细而出于关脉下部的，是积在少腹；尺部脉沉细的，是积在气冲；积在身体左边的则表现在，沉细脉出于左手；积在身体右侧的，则沉细脉出于右手；沉细脉在两手同时出现的，则积在中央部位。进行处理诊治时，应根据积的所在部位。

阐述 本条第一自然段论述的是积、聚、䐜气三者的主症、预后和鉴别。从部位言，积病在脏，固定不移；聚病在腑，推之能移，时聚时散；䐜气在胁下，病在胃肝。从疼痛言，积病胀痛有定处，但无发作性；聚病之痛，左、右、上、下走窜移动有发作性；䐜气痛在胁下，按之痛缓，复发易；就病情轻重言，积病在脏，病根较深难治；聚病在腑，病根较浅可治。䐜气是饮食所伤，气滞肝胃，则病较易治愈。䐜治疗气，后世常用加减越鞠丸之法。

第二自然段主要论述积病的主脉，并通过诊脉判断积病在上、中、下、左、右的部位。

"诸积大法……乃积也"是指积病主脉。积病多由气血、痰食阴寒凝结而成，气血不易外达，脉多沉细重按至骨，故曰："诸积大法，脉来细而附骨者，乃积也"。

"寸口，积在胸中……积在气冲"是通过诊断寸关尺的脉象确定积病在上、中、下各部的病位。若沉细之脉见于寸部，则积在胸中，如胸痹病见"阳微"之脉者；若沉细之脉"微出寸口，积在喉中"者，如梅核气之病变等；沉细之脉见于"关上，积在脐旁"者，如疟母、肥气（类似"脾肿大"、"脾脓肿"）、息贲（包括"肝脓疡"、"膈下脓疡"）之类；沉细之脉见于"上关上，积在心下"，如伏梁、痞气、胃痛之类；沉细之脉见于"微下关，积在少腹"，如寒疝之类；沉细之脉见于"尺中，积在气冲"，如肠覃（类似卵巢囊肿）、石瘕（类似宫腔积血、子宫口粘连）、肾积奔豚之类。

"脉出左……各以其部处之。"论述的是积在左、中、右各部的脉象。沉细之脉出于左者，表明脉气不能布达于左，则"积在左"；"脉出右，积在右"者，同理；若左右同时出现沉细之脉者，脉气是不能在左右同时分布的，故"积在中央"。因脉出部位相应于积病的部位，故能诊脉之部位，用来判断积病的所在，故曰："各以其部处之"。

痰饮咳嗽病脉证并治第十二

本篇同消渴小便利、水气病篇,论述的皆属津液代谢失常的疾患。

本篇篇名痰饮咳嗽,似是两个病种,但其实质内容,重点为痰饮病,咳嗽只是其病程的一个症状罢了。

篇名的痰饮是广义的,包括痰饮、悬饮、溢饮和支饮等四种。至于留饮指水饮留而不行,伏饮指水饮潜伏不出,微饮指痰饮之轻微者,均在痰饮广义的范围内;狭义的痰饮,仅指水饮停留于肠胃的病变,应予区别。

张仲景首创痰饮病名,《脉经》、《千金翼》皆作"淡饮"。汉晋唐时期,"痰"字与"淡"、"澹"相通,意指水液动摇之貌。至宋·杨仁斋《直指方》,则以稠黏浓浊的水津为"痰",清稀的水津为"饮",可知《金匮》之"痰饮"重在"饮"病,而偏于寒饮。总因阳气衰微,体内局部脏器停聚水气而致病,呕、咳、喘、满、痛、肿、悸、眩等为其常见症状。

本篇全面而系统地对痰饮病辨证论治奠定了后世痰饮学说坚实的基础,有很好的指导和临床价值。

问曰:夫饮有四,何谓也?师曰:有痰饮,有悬饮,有溢饮,有支饮。(一)

语译 问:饮病的四种,都指的是什么?老师答道,有痰饮,有悬饮,有溢饮,有支饮。

阐述 根据水饮停留的部位和病理变化,可将饮病分为四类。

水津与阴寒之邪相聚则为饮;与阳热之气相搏则为痰;此狭义痰饮病位在肠胃,病性主偏寒。

水饮若空悬的水囊,聚于胁下者,即悬饮。

水饮满盈,浸渍肌肤,旁溢四肢者,即溢饮。

水饮支撑,上发于胸膈心肺之间者,即支饮。

问曰:四饮何以为异?师曰:其人素盛今瘦,水走肠间,沥沥有声,谓之痰饮;饮后水流在胁下,咳唾引痛,谓之悬饮;饮水流行,归于四肢,当汗出而不汗出,身体疼重,谓之溢饮。咳逆倚息,短气不得卧,其形如肿,谓之支饮。(二)

语译 问:以什么区别四饮?老师答道:若病人身体素来肥胖,现在反而消瘦,水饮肠间流走,发出沥沥的声音的,称为痰饮;饮水以后,水流在胁下,咳唾痰涎的时候，牵引胁下疼痛的，称为悬饮；饮后水液流行，渗入四肢，应当出汗而不汗出，身体感到疼痛、沉重的，称为溢饮；咳嗽气逆而倚床呼吸，气息短促不能平卧，病人的外形象呈现浮肿的，称为支饮。

阐述 本条讨论的核心是饮病，而非水病，说明四饮与水气病各有异同。现分别阐析之。

(1)狭义痰饮：人身水液代谢的正常道路，根据《素问·经脉别论》的记载，与胃、脾、肺、三焦、膀胱都密切相联。若脾胃运化水谷精微的功能失常，或因肺气阻滞，不能"通调水道"，则所入饮食，多变为痰饮。故"水走肠间"，"沥沥有声"；因脾主肌肉，肌肤之肥盛必赖水谷之气以长养，今饮食精微不能充养肌肤，故见"其人素盛今瘦"，此亦为狭义痰饮。亦即《诸病源候论》所称水在肠间摇动有声之"流饮"。主要是以病因命名的。

(2)悬饮：水液代谢亦与三焦密切联系。《难经·三十一难》云："三焦者，水谷之道路。"因三焦水道通调失常，水液不能全部下输膀胱，则水液流注胁下，故曰："饮后水流在胁下"。肝的支脉，贯膈注肺，两胁为肝肺气机升降出入必经之道路，今水饮聚胁，则肝肺气机之升降不利，饮邪上逆射肺而为咳唾，咳唾时，肝肺气机与停饮相互搏击，牵引胁下疼痛。此为有形水饮悬聚胁下，故"谓之悬饮"，主要是以病机、病位而命名的。

(3)溢饮：四肢为诸阳之本，为脾所主；而肌表之皮毛玄府，又为肺所合。四肢肌肤必赖脾阳的运化，卫阳的温煦，方能水饮排泄外出。若肺气不宣、脾气不运，则必不能将饮入之水下输膀胱，反而流行于四肢，渗溢于肤表，故曰："饮水流行，归于四肢"。"当汗出而不汗出"者，若肺气宣通，卫阳畅旺，毛窍开张，水饮当能从汗而去。今四肢肌表水湿过盛，阻遏卫阳，玄府闭塞则水饮不能从汗而解，前三句论述的是溢饮形成的病因、病机。其主症则为"身体疼重"，是因卫外的阳气不能宣散水饮，导致肢体经络营卫运行不畅而身体疼痛，水饮停留肌肉而重滞。此因水饮泛溢于四肢肤表而成，故曰"谓之溢饮"，主要是以病机命名。溢饮属实证，病重时四肢呈微肿状，不同于水气病，故应予鉴别。

(4)支饮：若水饮停聚胸膈，影响肺气宣肃而心气不宁者，则必见"咳逆倚息，短气不得卧"，因肺变动为咳也，说明阴寒水饮上逆之势较重。"其形如肿"者，水饮浸淫躯壳内外，阳气不运，因肺合皮毛，饮邪犯肺而走皮肤，气逆水亦逆也。言"如肿"，即外形好象浮肿，是饮邪犯肺，反复咳喘所致，区别于水气病的主次必肿。"谓之支饮"者，唐容川曰："水饮上出，有似木枝上发也"（《浅注补正》）故其支饮主要以病机命名。临床中，若支饮初起，则出现以邪实为主的咳嗽气逆、痰多、恶寒、苔白、脉弦等症；若病久而肺脾肾阳气俱虚，则出现本虚标实的咳嗽喘逆、甚至不能平卧，或头面四肢浮肿、脉细弦等症。

历代注家对本条阐析，各有所长。

痰饮咳嗽病脉证并治第十二

赵以德结合《内经》原文,阐述水饮形成机理,颇具见解;徐忠可明确论述了四饮之间的关系;李彣和吴谦从阳盛或阴盛的角度分析痰和饮,也有一定的参考价值。

水在心,心下坚筑①,短气,恶水不欲饮。(三)

注释 ①心下坚筑:心下痞坚、满闷不快,筑筑然悸动有力,像捣东西的样子。

语译 水饮波及心,心下坚满,筑筑跳动,呼吸短促,怕水,不想喝水。

阐述 "水在心",是指水饮波及到心,心胃之阳不足,阴寒水饮不能很好地运化,水气冲激,故见"心下坚筑";若阻遏肺气,则往来气机不利而见"短气",心胃阳气被水饮所困,则"恶水不欲饮"。

历代医家对本条注释有多种看法,喻嘉言主火衰;陆渊雷主张"水在胃中";高学山认为系病在心肺之支饮。但上述观点均与阳虚不运有关。可综合参考。

水在肺,吐涎沫,欲饮水。(四)

语译 水饮波及肺的,吐涎沫,想喝水。

阐述 肺主气而行营卫,通调水道而布达津液,今水饮波及到肺,则肺气不利,气凝液聚,变生涎沫,其绵绵不断者为涎,轻浮而白者为沫,皆因水饮所生,肺气与水饮相搏,水随气泛。故曰:"水在肺,吐涎沫。"气不化津,肺既失去津液的滋润,胃也失去了灌溉,故以"欲饮水"自救,但必不多饮。

此条注释,赵以德主"肺虚冷";徐忠可主"气郁而热";程云来主水饮酿肺,"吐多液干";尤怡主"水独聚肺,诸经失溉"。程说似更妥。

水在脾,少气身重。(五)

语译 水饮波及到脾,气短,身体沉重。

阐述 脾主肌肉而恶湿,水饮濡滞,浸淫肌肉则"身重";脾为水困,脾精不运,中气不足则倦怠气短。以上皆为水盛反悔脾土之象,故曰"水在脾,少气身重"。

对本条注释,赵以德主"中虚"兼"水气",尤怡则单主"水盛"。可合参二说。

水在肝,胁下支满①,嚏而痛。(六)

注释 ①胁下支满:犹如树枝梗于胁肋,支撑胀满。或谓"支满犹偏满"者(《金匮心典》)。

语译 水饮波及肝,胁下支撑胀满,打喷嚏时牵引胁肋疼痛。

阐述 肝脉布胁肋，水饮客于肝，则肝气抑郁，肝络不和，故见"胁下支满"；水饮随肝脉上注于肺，肺气宣布不利，故作嚏也。此处之嚏虽出于肺，然与外感无关，嚏时水饮与肝络相激，则牵引胁下作痛。故曰："水在肝，胁下支满，嚏而痛也。"

历代医家就其所注，有许多不同看法。陆渊雷认为："亦悬饮之类证"；尤怡提出："肝脉上注于肺"；徐忠可则从肝胆、阳气不和立论；陶葆荪则谓："嚏"字系"咳"字之误者，方与本篇第二条悬饮咳唾引痛相合（《金匮易解》）。诸说皆有参考价值。

水在肾，心下悸。（七）

语译 水饮波及肾者，脐下跳动。

阐述 水饮犯肾，命门火衰，肾气不能化气行水，故脐下蓄水冲逆，而为动悸。心肾水火是互相作用的，水饮随经上凝于心，亦可导致心下悸动。

对本条注释，赵以德认为：肾水盛而火气内郁；徐忠可又言及"心虚"之悸。但都不离肾水凌心之旨。

夫心下有留饮①，其人背寒冷如手大。（八）

注释 ①留饮：痰饮停留不去之意。

语译 心下有水饮停留的病人，见背部寒冷，其范围如手掌大。

阐述 俞穴是人体脏腑经络，气血输注、出入之所，心的俞穴在人体背部。背为胸之府，诸阳受气于胸中，而心阳转行于背，饮留近背，寒饮灌注于心俞，则阳气不能外达，影响督脉温煦功能的发挥。今水饮停留在心下，则饮邪留积之处，阳气被止，而不能内入，故"其人背寒冷如手大"也。

对本条"心下"的理解，历代注家不一。赵以德指"心"；陈修园指"胸中"；唐宗海言"胸膈"；陆渊雷云"胃中"。但皆有一定道理，留饮部位的决定，应据临床反应而定。至于背寒冷的机理，程云来认为"阳气抑遏而不行"；魏念庭主"气不外达"，尤怡谓"阳气所不入"。二人其说虽异，但实则大体一致。

留饮者，胁下痛引缺盆，咳嗽则辄已①。一作转甚。（九）

注释 ①咳嗽则辄已：有两释，一将辄已作转甚解，即咳嗽时痛势更加剧烈；二将辄已作"即止"解，辄，立即也；已，停止也。即因咳嗽唾出留饮，疼痛反而大减之意。（《易解》）二说均可供参考。

语译 留饮病人，胁下疼痛牵引缺盆，咳嗽时则疼痛加重。

阐述 缺盆在锁骨上缘的凹陷部位，是足少阳胆经所过之处，而后自缺盆沿胸侧过季肋部；而足厥阴肝经则上行络胆布胁肋贯膈。水饮停留胁下，不仅肝肺气机升降受到影响,且导致肝胆经脉不利,形成"胁下痛",咳嗽时振动病所,疼痛加剧,牵引缺盆亦痛。

历代注家对本条"辄已"亦有不同理解。程云来谓:"咳嗽则痛引胁下而转甚。"曹颖甫则云:"咳则痛不可忍,故欲咳而辄已。已者,中止之谓"(《金匮发微》)是不欲咳嗽,欲咳中止之意;陶葆荪称:"胁下痛因咳嗽而转甚,固然有之。但也有因咳嗽冲开留饮,唾出了稀涎,留饮移,积气泄,闭塞暂通,疼痛反而大减的"(《易解》),其意实同于尤怡的"咳嗽则辄已者,饮被气击而欲移,故辄已"。诸说均可供参考。

胸中有留饮,其人短气而渴;四肢历节痛,脉沉者,有留饮。(十)

语译 胸中停留饮邪的病人,呼吸短促而口渴,四肢关节疼痛,脉象沉的,这是留饮的表现。

阐述 胸为肺府,胸阳不振,则"胸中有留饮",导致肺气不降,呼吸不利,故"其人短气",并见"渴"者。赵以德曰:"气不布则津液不化而膈燥,是以渴也",虽渴但不多饮。《医宗金鉴》认为"渴"字应为"喘"字,其意也通。因为"短气者,呼吸虽急而不能接续,似喘而无痰声,亦不能抬肩,但肺壅而不下"(《医宗必读》)"喘"者"疾息也"(《说文》)指呼吸快速,故"短气而喘"可见之。

留饮与湿邪病性相类似。"湿流关节",肺主气而朝百脉,故胸中饮邪亦可随肺气流注四肢关节,因阳气不能畅达,筋骨关节营卫之运行皆受到影响,所以亦可形成"四肢历节痛"。此条"胸中有留饮",可归属四饮中之"支饮",由于支饮近表,故在一定情况下,有可能转归为溢饮而致的"四肢历节痛"。

"留饮"虽有部位的异同,但均有内闭郁阳气的病机,与外邪关系甚小,故"脉沉"而不浮,为里饮应有的脉象,此乃诊断留饮的一个重要依据,以上八、九、十条留饮诸症,皆可见到沉脉。

关于本条注释,沈明宗与黄元御各从支饮与溢饮立论,颇有见地。

膈上病痰,满喘咳吐,发则寒热,背痛腰疼,目泣自出,其人振振身瞤剧,必有伏饮。(十一)

语译 膈上有痰,胸满,气喘,咳嗽,吐痰涎,发作时则恶寒发热,背痛腰疼,眼泪自行流出,病人身体颤抖,且摇动很厉害,这必然是内有痰饮潜伏。

阐述 原文前两句为痰饮伏于膈上的经常病变。膈上为心肺之所居,若上焦阳虚,水津不能敷布于全身内外,则停留成痰饮,潜伏膈上,故"膈上病痰"实属支饮病位。有形的痰浊阻滞胸膈,肺胃之气不降,肝肾之气不升,出现胸膈满闷喘咳并唾痰涎等"满喘咳吐"的症状,以上为痰饮常见症状,并非伏饮所独有。

后五句为气候转变或外邪引动伏饮的暂时病变。平时,由于有伏饮,风寒伤及足太阳经脉,经俞不利,营卫被遏,故见"发则寒热、身热恶寒、背痛腰疼"而周身不适。对于"目泣自出"者,《灵枢·口问》云:"目者,宗脉之所聚也,上液之道也……宗脉感则液道开";《灵枢·五癃津液别论》云:"肺举则液上溢"。今寒束于表而闭塞皮毛,风寒之邪袭扰液道(即足太阳所过目内眦,又名泪窍),加之饮伏于内,外寒与内饮相搏,肺气被迫上逆而见喘咳,气逆则窍开,饮邪上迫液道,眼泪则不能自控而出,甚至涕泣相随。外寒触动伏饮,阻遏内饮,阳气不得宣通,在肌肉筋节之间与伏饮相搏,故全身肌肉剧烈振颤动摇,甚至不能自主,故"其人振振身瞤剧"。以上诸症,乃"必有伏饮"所致。

关于本条注释,陈修园在《金鉴》写到:俗称"哮(吼)喘病";唐容川则认为伏饮不单指哮喘一病;徐忠可、陆渊雷认为伏饮属四饮中支饮的范围;梁运通谓"古人所列为伏饮者,以其皆久病而反复发作者也。"(《金匮释按》)。上述诸说,皆可供参考。

夫病人饮水多,必暴喘满。凡食少饮多,水停心下。甚者则悸,微者短气。脉双弦[①]**者寒也,皆大下后善虚。脉偏弦**[②]**者饮也。(十二)**

注释 ①双弦:一谓左右两手之脉俱弦;二谓"有一手两条脉,亦曰双弦,此乃元气不壮之人,往往多见此脉,亦属虚。"(见徐彬《金匮要略论注》)

②偏弦:谓或左或右之一手脉弦。

语译 病人饮水过多,必会突然气喘胀满。凡是吃东西少而饮水多的,则水饮停在心下。病情重的,心下悸动;病情轻的,则呼吸短促。

两手脉象都弦的,为虚寒症,都是大下后容易里虚的缘故。若一手脉弦的,就是饮病。

阐述 本条第一自然段对广义痰饮病的病因、病机和症状加以论述。患者病后津液过伤而思饮,如饮水过多,脾胃无力运化,则饮邪溢于膈、射于肺,必见突然气喘胸满。故曰:"夫病人饮水多,必暴喘满。"此同于《伤寒论·76条》"发汗后,饮水多,必喘,以水灌之,亦喘"之旨,为一种暂时性的暴饮病变,若原无饮病,水饮消则喘自平。"凡食少饮多,水停心下,甚者则悸,微者短气"四句则是叙述脾胃虚弱所导致痰饮的症状。"食少"说明胃气弱而减少纳谷,影响脾气不能健运和转输津液,故稍微多饮,则水谷精气不能游溢上输于脾,脾气不能散精,导致"水停心下"。饮邪重者,水气凌心而为"心下悸",饮邪轻微者,气机不畅,呼吸受到妨碍而为"短气"。

第二自然段是通过弦脉来辨别(脾胃的)虚寒病(见双弦)与饮病(见偏弦)。"脉双弦者寒也,皆大下后善虚",是指平常身体阳虚的患者,大下之后,则中阳更伤,便易酿成虚寒性疾病。由于阳虚不能化津,津不上潮而欲多热饮,饮邪停留亦可转化为寒饮。因其大下后全

痰饮咳嗽病脉证并治第十二

身虚寒,主寒主痛之弦脉见于两手,但必弦缓无力。如果单手脉弦有力,则是水饮偏注于一侧,正气不一定大虚,如胁下偏痛的悬饮之类,故谓"脉偏弦者饮也"。结合临床实际,饮病见"偏弦"之脉,虽或应见,但结合本篇十三条"肺饮不弦"、十四条支饮"其脉平"来看,表明也有不见弦脉的痰饮病。且本段还启示我们,同一弦脉,有虚寒、水饮之区别。

肺饮不弦,但苦喘短气。(十三)

语译 水饮停留肺中的,脉象不弦,只感到气喘而呼吸短促。

阐述 肺饮者,即"心肺间之支饮也"(魏念庭《本义》)。肺主气而司呼吸,饮邪在肺,则肺气上逆而呼气短促,喘咳不可平卧,饮病的弦脉可能不见,因此脉象并非诊断肺饮的唯一依据,故云:"但苦喘短气。"

历代注家对"肺饮不弦"的认识,可归纳为三种:(1)就病的浅深、轻重而言,陈修园谓"饮之未甚者";赵以德云:"水积则弦,未积则不弦",说明不弦为病轻;魏念庭则云:"弦脉为病尚浅,不弦则必见沉紧而为病至深",是以不弦为病重。(2)就其病在肺的症状:徐忠可曰;"乃肺之形病不妨脉,故不弦"。(3)认为悬饮脉弦,支饮脉不弦。吴谦云:"弦为诸饮之诊,然专主者肝也,水在肝部,则病悬饮,故脉沉弦也;水在肺部,则病支饮,故脉不弦也"(《医宗金鉴》)。

笔者支持上述第二种看法,此条重在强调肺饮的临床症状,而非以切诊作为诊断饮病的唯一依据。且临床也不该拘泥于"脉偏弦者饮也"的定论,如痰饮在肺,虽右手脉弦很多见,但也有滑脉之症,故诊断时要合参四诊。

支饮亦喘而不能卧,加短气,其脉平也。(十四)

语译 支饮,且气喘而不能平卧,还出现呼吸短促的症状,其脉象平和。

阐述 本条且与本篇第二条"咳逆倚息,短气不得卧,其形如肿,谓之支饮"可以互参。因其支饮仅在气道上浅层的支络中,故此轻则彼重,这里不再赘释。

就本条"其脉平"而言,有两种不同看法:(1)并非无病脉。此与上条"脉偏弦者饮也"是相对而言,指其脉不弦,表明饮邪留伏未深,故弦脉并非诊断饮病的唯一依据;(2)指脉平和如常,人虽病而脉未病,含义相同于《妇人妊娠病篇》第一条"妇人得平脉"所指的平和无病之脉。故临床中,不能因其平人之脉而误诊。

可从赵以德、徐忠可对本条的解释。

病痰饮者,当以温药和之。(十五)

语译 患痰饮病的,治疗时宜用温性的药物调和。

阐述 广义上的痰饮病,是指中阳不运,津液停聚为湿,湿凝成痰,积留为水饮,由于阴凝饮邪,最易伤人阳气,其临床表现为虚实并见。所以其总的治疗原则,宜用药性偏温的调和之药。

温药作用表现在三方面:振奋阳气、开发腠理、通行水道,使患者表里阳气温升宣通,水饮得化,水谷精微营贯周身,去旧饮而不生新饮。

所谓"和之"者,有调和、调理之义,非燥之、补之也。若刚燥则伤正,"饮当去水,温补反剧"(张子和语)。"温药和之"者,即在温药之中,加以行气、消饮、开阳、通导二便和清郁热的药物。其具体疗法,如温中降逆、行气利水、消痰涤饮、通导二便等。寓意痰饮病应辨证施治的宗旨。

本篇用以治痰饮的温药有桂枝、白术、附子、细辛、干姜、生姜、半夏、椒目等;而"温药和之"的代表方,当首推苓桂术甘汤。其他的如肾气丸(桂附配阴药温养下焦阳气)、小青龙汤(姜、辛、夏配白芍、五味以制约之)、真武汤等,均可视为代表方,其刚柔并济。

历代学者对本条阐析,持有不同观点:(1)有谓此条是针对四饮消除后,所用调理善后的大法;或在运用发汗、利尿、逐饮法的基础上,佐以温药宣通阳气之意;(2)有谓不属痰饮病的正治法者;(3)有谓"和"字,应是"利"字者。

赵以德强调了温药发越阳气;魏念庭提出痰饮"必可有开导"之法;梁运通谓"振奋阳气、温化水饮",并选用"疏导饮邪"的药物,方谓"和之"。上述诸说皆有见地。

心下有痰饮,胸胁支满,目眩,苓桂术甘汤主之。(十六)

苓桂术甘汤方

茯苓四两　桂枝、白术各三两　甘草二两
上四味,以水六升,煮取三升,分温三服,小便则利。

语译　心下停留有痰饮,胸胁支撑胀满,眼目晕眩,用苓桂术甘汤主治。

阐述　徐忠可言:"心下"包括"胃之上,心之下";唐容川谓其"膈膜中"。膈膜、胃脘有停饮,则气机上下循行受到阻碍,饮邪弥漫于胸则胸满,淫溢于胁则胁满,故见"胸胁支满"。所谓"支"者,正如徐彬所云:"撑定不去,如痞状也。"中有饮阻,则清阳不升,故头目眩晕。

本条阐述的是由脾胃阳虚所致的狭义痰饮,故用苓桂术甘汤温阳蠲饮、健脾利水。本方的配伍特点是温化三焦水饮。若在上焦者,有茯苓利肺通调水道,宁心而镇水气凌心之惊悸,桂枝辛温以通心胸阳气,炙甘草振奋心阳;若在中焦者,茯苓用以健脾,白术燥湿运脾,炙甘草补脾护液,共治水饮上泛;而在下焦者,有茯苓甘淡渗利水邪,桂枝化气下气,降冲行水,白术利水。故本方被后世称为苓桂剂之祖方。

关于本条病位及饮病分类,历代注家有歧义。徐彬认为此乃"上焦所主",曹颖甫认为是"病支饮";高学山认为"痰饮是其总名",即属广义痰饮;尤怡言"内属脾胃"则属狭义痰饮了。我们

痰饮咳嗽病脉证并治第十二

以尤氏说为准。

夫短气有微饮,当从小便去之,苓桂术甘汤主之;方见上。**肾气丸亦主之。** 方见脚气中。(十七)

语译 呼吸短促,水饮停留轻微,应当从小便去其饮,用苓桂术甘汤或肾气丸主治。

阐述 原文"短气有微饮",因有脾虚、肾虚的区别,故治法也有所不同。此处"短气"乃因轻微饮邪阻碍呼吸所致,与第十二条"水停心下……微者短气"之意相同。"微饮"是因痰饮病处于缓解期中,其没有明显症状,是因为没有根治而产生的。

"微饮"为何"当从小便去之"? 尤怡云:"饮,水类也,治水必自小便去之"(《心典》)因饮邪虽微,乃水饮内阻,脾肾气机之升降必然受到妨碍,三焦水道不得畅通运行,多致小便不利或其无常,若小便正常者,乃是肺脾肾气化功能恢复的指征。饮与水既同类,欲蠲其饮,宜利其水,故治此类微饮,当用化气行水法,使气化水行,饮有去路。可知"当从小便去之"原文有两层意思:一是有小便不正常的饮病症状者,直接用利小便一法以去饮,这与"病痰饮者,当以温药和之"总治则中"通行水道"的作用是一致的;二是通过利小便达到通阳化饮的目的。即使饮病没有"小便不利"的症状出现,利小便药亦可用,所谓"通阳不在温,而在利小便",是指间接达到"振奋阳气"的目的。

人体气机的升、降、出、入,密切相关于心、肺、脾、肝、肾,《难经·四难》曰:"呼出心与肺,吸入肾与肝,呼吸之间,脾也。"故本条"短气",因其产生部位有别,故治法迥异。

"苓桂术甘汤主之"者,若因脾阳不运,津液留而为饮,"气"不能上升于心肺,症状的特点是呼出之气短促,当用此汤通阳化气利小便,药后使饮随小便而去,故方后注云:"分温三服,小便则利。"

"肾气丸亦主之"者,若因下焦肾气虚弱,不能化气行水,津液聚而成饮,水无出路,饮泛心下,肺失宣降者,症状的特征是吸入之气短促、动则更甚,以及兼见畏寒、手足逆冷、少腹拘急不仁、小便不利或失调、舌质淡、苔细白,脉沉虚弦滑或沉细,当用此丸温阳化气,使肾中阳气蒸腾,水化为气,饮随小便而去,故短气有微饮亦解。这里须指出的是,本条微饮是由肾气衰微所致,肾气依赖于肾阴与肾阳,阳根于阴,若徒用辛温燥烈之药壮阳化饮,则独阳不长,反而不能蒸腾化气、通阳蠲饮,故肾气丸中有熟地、山茱萸、山药等滋阴以生阳的药物相伍,此"阴中求阳"(张景岳语)也;更用少许桂枝、附子生少火而化气行水,所谓"少火生气"也。微饮去,则短气解,与治痰饮病当"温药和之"的总规则并无违背。

历代注家对本条见解各有侧重。徐彬认为:本条总是水饮在心下,故当利小便;魏念庭认为:苓桂术甘汤燥脾祛饮,能利小便而不是强行利泻。肾气丸更能补命门火,暖脾胃以化饮;王子接:从纳气归肾、补足三阴、三阳着手释解肾气丸方义;陆渊雷则指出二方主候,不可忽视整体而只执一症;赵以德从呼气、吸气辨别二方之所主。

病者脉伏,其人欲自利,利反快,虽利,心下续坚满,此为留饮欲去故也,甘遂半夏汤主之。(十八)

甘遂半夏汤方

甘遂大者三枚　半夏十二枚(以水一升,煮取半升,去滓)　芍药五枚　甘草如指大一枚(炙),一本作无

上四味,以水二升,煮取半升,去滓,以蜜半升,和药汁煎取八合。顿服之。

语译　病人脉象为伏,将要下利,下利后反而感到爽快舒适。但虽见利下,心下仍觉硬胀满,这是留饮将去而未去的症状,用甘遂半夏汤主治。

阐述　本条拟从四方面进行分析。

(1)本条留饮症候的特点:"病者脉伏,其人欲自利,利反快……此为留饮"。其留饮症候的特点有二,一是重在"利反快",此为留饮下利与寒湿性下利的区别。寒湿脉伏的"欲自利",下利后必然精神困倦、气短而脉转虚弱,因其阳微湿盛,故所下之物,应为不消化的清稀完谷。而本条并非脾胃虚寒的下利,而是痰饮久留于心下肠胃或膈间经隧隐僻之处,因其水饮深结,闭郁血脉,故不见弦沉脉,而见脉伏,可将其归属到狭义的痰饮兼支饮的范围。由于阳气被郁而气血失调,但正气未虚,仍有逐饮外出之力,故有"其人欲自利"之症,此"自利"属实症,以其"利反快"也;二是下利物必多涎沫而未尽,且有所区别于宿食下利。若仅根据"利反快",仍说明不是留饮去而阳气运行之征。若宿食积结胃肠,所下之物酸腐秽臭,一旦宿食得去,下利后仍反觉快爽的,必见下利物多涎沫而未尽者,方为留饮下出、阳气得通之象。

(2)本条留饮欲去未去的症状、病机、治法、方义。

除前述脉证而外,尚见"虽利,心下续坚满",一个"续"字,可知在"其人欲自利"之前,早有"心下坚满"症。即使下利后,"利反快"爽者,但快爽不久,心下继续会坚硬胀满,说明留饮牢结,未能去尽。"此为留饮欲去故也"一句,《金鉴》提出"当在利反快"之下,合乎因势利导的道理。就原文"欲去"者,徐彬云:"虽坚满而去者自去,续者自续,其势已动,故曰欲去",但新饮仍然日积。则留饮欲去、未去而新饮日积为本条的病机。

治法:正如魏念庭曰:"盖阴寒之气立其基,水饮之邪成其穴,非开破导利不可也"(《本义》)此条若不施用攻下逐饮、因势利导的甘遂半夏汤,不但留饮不能尽去,正气亦将日渐衰弱,此《内经》"留者行之,结者散之"之义也。

方义:甘遂半夏汤,主用攻逐膈膜心下留饮的甘遂,驱水由胃肠随大便而去,以半夏散结除痰、降浊下行,补甘遂之不逮为佐。再加芍药散结和阴,甘草护液调

中,蜂蜜缓中解毒,共奏开破利导而不伤正之功。临床实验表明,方中无蜂蜜亦可奏效。

(3)本方煎煮法、用量、甘遂与甘草相反的问题:

本方煮药法,当从《千金》记载,即甘遂与半夏同煮,芍药与甘草同煮,最后将二汁加蜜合煮,顿饮,较为安全。原文甘遂用量"大者三枚",若用散剂,可取1~3克,面煨冲服,或胶囊装甘遂末服。若用煎剂,应少于6克,可直攻水饮而不致人体中毒。

甘遂半夏汤为攻逐留饮之猛剂,正是取其相反的甘遂、甘草二药,同用之以激荡久留深伏的饮邪,使之下降外出,陈元犀曰:"甘遂与甘草相反而同用之者,盖欲其一战而留饮尽去,因相激而相成也。"(《金匮方歌括》)据实验研究,相等或大于甘遂的甘草剂量,其毒性较大(恶心呕吐等)。

注家解析本条,赵以德认为脉伏乃中焦堵塞、胃气不得转输所致;徐忠可分析利后续坚满,在于病根未拔;高学山认为甘遂、甘草相反者,是缓急之性相反,并非增其毒性。皆可一定的参考价值。

脉浮而细滑,伤饮。(十九)

语译 病人脉象呈现出浮而细滑的,是水饮所伤也。

阐述 本篇除本条而外,皆言有某饮(有悬饮、有溢饮、有支饮、有痰饮、有留饮、有伏饮)。此处曰"伤饮"者,并非内有水饮停积,是为外饮所骤伤,其病尚浅。由于水饮外入,肺气尚能鼓邪达表,故只见脉浮,而不言水饮留伏的沉弦脉。言"细"脉者,犹言"小"脉,与滑脉相合,作"小滑"理解,因水饮初聚为痰,故脉象多见细滑,犹育饮邪之轻浅也。

对本条脉象解释,历代注家各有侧重。尤怡主"饮之微";陶葆荪认为本条乃为心肺气血被水饮所伤,"浮为肺气虚弱,细为心血虚少,滑为有水饮,且当兼见苦短气、满喘咳唾等症状。(《金匮要略易解》);梁运通认为是"虚人初病饮证,故谓之伤饮";今人亦有将"细脉"释为"水湿阻碍,脉道不利"者,依此驳魏念庭将浮细强解为弦脉之说(《金匮要略注评》)。以上之说均各有据,但以尤氏之说较当。

脉弦数,有寒饮,冬夏难治。(二十)

语译 出现在冬季和夏季的脉象弦、数,又有寒饮的患者,是很难治疗的。

阐述 原文既云:"有寒饮",则易伤阳气而脉见"弦",不应见"数"脉,饮聚化热伤阴虽可见"数"脉,但寒饮而见"弦数"痰热之脉,显与脉证不符。就治疗用药而论,用温药治寒饮,则不利于热;用寒药治热,而又不利于寒饮。从时令而言,冬寒季节虽有利于热,但不利于饮,欲用温化饮邪之药必然阴受到伤害致脉数更甚;夏热季节有利于饮,但不利于热,欲用苦寒清热之药则易伤阳而寒饮愈甚,不利于弦脉。故冬夏两季,寒温用药两难,所以曰"冬夏难治"。"冬夏"是寒、热的代词,症情兼见寒热则用药不能单纯偏寒或偏热,宜当并用寒热。若在春秋季节,则其寒温而调治之法可适。

对本条注解,尤怡认为病脉相佐,故难治;《金鉴》认为原文"弦数"当为"弦迟",始合于寒饮之理,但脉证相应,就不难治了。

脉沉而弦者,悬饮内痛。(二十一)

语译 脉象沉而弦的,是由悬饮引起的胸胁疼痛。

阐述 "脉沉"主里病,"弦"脉属阴而主饮主痛,为肝病主脉,"脉偏弦者饮也"(本篇第十二条),故"脉沉而弦者",为水饮内结,悬积于胸胁之间,肝、肺、三焦气机受到阻遏,胸胁气滞不通,故曰"悬饮内痛","内痛"者,胸胁牵引疼痛也。

本条合参第二、四条。

病悬饮者,十枣汤主之。(二十二)

十枣汤方

芫花(熬)　甘遂、大戟各等分

上三味,捣筛,以水一升五合,先煮肥大枣十枚。取九合,去滓,内药末,强人服一钱匕,羸人服半钱,平旦温服之;不下者,明日更加半钱。得快下后,糜粥自养。

语译 患悬饮病者,用十枣汤主治。

阐述 本条是从两方面做的阐述。
(1)十枣汤的适应证:

本条当合参本篇第二、二十一、三十二、三十三条,结合《伤寒论》有关条文,以心下痞,硬满引胁下痛为主症,结合临床,病者主诉心下痞者甚多,而诉心下硬满者较少,医生用手切按病人心下,觉抵抗力较强,似有硬满之状。病者极少有称心下痛的,而称牵连胸胁痛者较多,若积饮较重者,或有窒息感,故"硬满引胁下痛"应是他觉症。应用十枣汤,宜注意"表解里未和"者可用,即没有发热、恶寒的表症,而有痞满坚实的里症;凡悬饮久积,曾服它种祛痰涤饮药病未解,且脾胃尚不大虚,能胜任峻猛攻逐者,方投以本方;若服一次,无明显效果者,需停服几天后再服;若病重且伴有虚象,可用陈无择《三因方》的十枣丸(即芫花、甘遂、大戟三味等量为末,枣肉为丸,体弱者每次服3克,强者服4.5克,每日清晨空腹服一次)。

(2)十枣汤方义、服法及服后的反应:

方义:甘遂性苦寒,能泻经隧水湿,而迅速直达;大戟性苦辛寒,能泻脏腑水湿,为控涎之主;芫花性苦温,能破水饮窠囊;三味峻攻水饮,恐正气受伤,故又以大枣十枚为佐,调和安中,使下不伤正,且寓补土制水之意。十枚大枣,约在30克以上。

服法:方后注谓"强人服一钱匕",折合今制约五分左右;羸人服"半钱"应为"半钱匕",约三分左右。目前,临床用量,用诸药的末,每服3克至4.5克,一日一次,清晨空腹,枣汤调下;或亦可服用药末做成的装胶囊。

服后反应:药后约1~2小时腹中鸣响,轻微腹痛,继颁则有稀水泻下,而3~5次不等;有的同时出汗,上腹部不适,泛恶呕吐。若不用枣汤送下,则呕吐更甚。若服药后有胸闷烦躁,泻后疲软者,为药已中病的反应,不久便可自除;而服药后若无任何反应者,则大多说明效果不理想。

多数注家认为十枣汤是逐水峻剂,宜慎用。唯黄树曾、曹颖甫认为只要药证相宜,仍当急用峻剂逐之,此说可从。

病溢饮者,当发其汗,大青龙汤主之,小青龙汤亦主之。(二十三)

大青龙汤方

麻黄六两(去节)　桂枝二两(去皮)　甘草二两(炙)　杏仁四十个(去皮尖)　生姜三两(切)　大枣十二枚　石膏如鸡子大(碎)

上七味,以水九升,先煮麻黄,减二升,去上沫,内诸药,煮取三升,去滓,温服一升,取微似汗,汗多者,温粉粉之。

小青龙汤方

麻黄三两(去节)　芍药三两　五味子半升　干姜三两　甘草三两(炙)　细辛三两　桂枝三两(去皮)　半夏半升(洗)

上八味,以水一斗,先煮麻黄,减二升,去上沫,内诸药,煮取三升,去

滓,温服一升。

语译　患溢饮的,应当发汗,宜用大青龙汤、小青龙汤主治。

阐述　本条拟从三方面分析。

(1)溢饮的病因、病理:

患者肺气闭郁,又感外邪,或口渴而暴饮,正如《素问·脉要精微论》所云:"溢饮者,渴暴多饮,而易(宜作"溢"解)入肌皮肠胃之外也"。脾虽能为胃行其津液,上归于肺,但若肺气不宣,则水道不通不能下输膀胱,以致肌表水湿或饮入之水泛溢四肢,留滞肌表,则形成本条表实无汗之溢饮。

(2)溢饮主症及与风水的关系:

结合临床实践,溢饮患者除"身体疼重"、"无汗"外,也可出现第十二条所云的"夫病人饮水多,必暴喘满。凡饮多食少,心下停水,甚音则悸,微者短气"诸症,甚至发展到面目四肢浮肿,以及兼见外感风邪的表症,这是水饮外溢,不得汗出之故。溢饮与风水虽同有水饮侵溢肌表腠理的病机,但其轻重程度有别:溢饮是饮邪流于局部,归于四肢,可以发展到风水;风水是全身泛溢水液,包括头面、肢体等,必见水肿。故《金鉴》所云"溢饮……即今之风水,水肿病也"将二者相提并论,似欠妥。

(3)溢饮的不同治法:

治疗溢饮,应当发汗解表,因势利导,使外溢四肢肌表的水饮,随汗外泄。但同一溢饮,有外感风邪、内有郁热和外感风寒、内停寒饮之区别,故须

同病异治。

大青龙汤之脉证,辨证要点为"不汗出而烦躁",属于外感风寒,内有郁热,肌表受水湿阻滞,风、水、热三者郁结肺气,卫气不能鼓荡外溢水饮所致,故当从肺以发汗散水、清热,着力在表中之表的皮毛,使风邪、水饮及郁热皆随汗而解,而用之最当的为表寒偏重者。

小青龙汤证,常见症状为恶寒、背部显著怕冷,或有发热、身痛,喘咳稀痰量多,甚则咳逆倚息不能卧,胸满心悸,干呕或呕吐清水,恶水不欲饮,小便不利,脉浮紧或弦滑,苔白滑,是寒饮内停、外感风寒的实证,治当涤饮发汗,温肺行水,着力在表中之里的肌肉。若脾肾阳虚的痰饮咳喘,本方则不宜。

对治溢饮宜发汗的见解,历代注家持一致意见,尤怡等对大、小青龙汤的异同有中肯分析,可从。

膈间支饮,其人喘满,心下痞坚,面色黧黑①,其脉沉紧,得之数十日,医吐下之不愈,木防己汤主之。虚者②即愈,实者③三日复发,复与不愈者,宜木防己汤去石膏加茯苓芒硝汤主之。(二十四)

木防己汤方

木防己三两　石膏十二枚鸡子大　桂枝二两　人参四两

上四味,以水六升,煮取二升,分温再服。

木防己去石膏
加茯苓芒硝汤方

木防己二两　桂枝二两　人参四两　芒硝三合　茯苓四两

上五味,以水六升,煮取二升,去滓,内芒硝,再微煎,分温再服,微利则愈。

注释　①黧黑:黧,黑中带黄的颜色。黧黑,谓黑而晦黄。
②虚者:指心下虚软。
③实者:指心下痞坚结实。

语译　膈间有支饮,病人胀满气喘,心下痞坚板硬,面色黑而晦黄,脉象沉紧,得病已经数十天,经过医生用吐、下的方法而不愈者,用木防己汤主治。心下虚软的,就即时而愈,心下痞坚结实的,三天后膈间支饮复发,如再给木防己汤而不愈的,应用木防己汤去石膏加茯苓芒硝汤主治。

阐述　本条宜分两段阐述。

第一自然段为"膈间支饮……木防己汤主之",论述支饮症、虚邪盛的症治。病乃"膈间支饮",则肺气受阻,心阳不布,故"其人喘满",此乃支饮"咳逆倚息、短气不得卧"的互词。水饮内结、脾不散津而有郁热,故见"心下"(包括膈膜及胃上脘)痞坚板硬感;"面色黧黑"者,因膈间阴凝水饮上浮,营卫运行不利,阴乘阳位,饮邪与郁热上蒸于面,故脸部见黑而晦黄之色。"其脉沉紧",未言浮紧,非属外寒,沉主水,紧为寒,表明水饮留伏内结于里。上述诸症,"得之数十日",说明病程较长,正气易虚。由于膈间留饮,更非食积里实,其病位不以肠胃为主,若误用呕吐或攻下,则支饮不去,而津气俱伤,故曰"医吐下之不愈"。上述病情,说明其病机乃气虚、饮热互结的膈间支饮重证。故其治法,应补虚清热、通阳利水,支饮则由小便而解。

第二自然段为"虚者即愈……宜木防己汤去石膏加茯苓芒硝汤主之",论述重于正虚的支饮邪实的治法。"虚者即愈,实者三日复发",原文"虚者……实者"是指"心下痞坚"这一症状变虚软或结实而言。若膈间支饮"心下痞坚"变虚软,说明患者服用木防己汤后,里无结聚,饮热互结渐散,"水去气行而愈"(尤怡语);若"心下痞坚"未转虚软,结实仍在,说明饮邪凝结,里实有物,患者服用木防己汤后,阳气暂行而饮邪重聚,故曰:"实者三日复发"。若"复与"木防己汤而"不愈"者,经过"试探"观察,表明患者木防己汤症的病情已经发生了变化,故当据症加减。因病机重在饮热交结的实证而仍兼气虚,故治当通阳利水、软坚补虚,用木防己汤去石膏加茯苓芒硝汤主治。此时因水饮盛而郁热轻,加之有痞坚结实证,故将前方之木防己汤去其石膏(石膏辛凉重坠、清解郁热、降逆定喘,但不长于散结。)而易以芒硝之寒咸以软坚破结;再加茯苓(合防己)益脾,利水宁心;茯苓合桂枝通阳化气,增强导水下行之力;仍用人参益气补虚,共成攻补兼施之剂,以木防己名汤者,因该药能疏通全身体液的郁滞和郁血,善通

全身十二经和膈膜间水饮,所以为全方主药。

对本条病位的认识,历代注家略有分歧。赵以德责之心肺气血,尤怡等责在肺胃。而对于原文"虚者……实者"的理解,亦略有出入。赵以德将虚、实作邪气浅、深解释;黄树曾以饮邪盛或不盛辨虚实;《金匮要略讲义》明确指出"虚者,指心下虚软",实者乃"痞坚结实",从症状立论,有很高的参考价值。

心下有支饮,其人苦冒眩^①,泽泻汤主之。(二十五)

泽泻汤方

泽泻五两　**白术**二两

上二味,以水二升,煮取一升,分温再服。

注释　①冒眩:尤怡云:"冒是昏冒而神不清,如有物冒蔽之也。眩者,目眩转而乍见玄黑也。"(《心典》)

语译　泽泻汤专主治心下有支饮,苦于昏冒目眩的病人。

阐述　清阳出上窍,浊阴出下窍。今见"心下有支饮",则心阳被遏,阻碍脾胃阳气升降之职,清阳不能上走于头目,浊阴不能下行为小便,加之中虚湿盛,肝风易动,因而阴浊水饮上干清阳之位,见"苦冒眩"症状,此乃本篇中第三十八条"支饮者法当冒"之意,简称为"水饮眩晕症"。综上所述,脾虚水泛,

蒙蔽清阳为本条病机,治当利水补脾。

本方重用泽泻(可达二两)利水除饮以下走,白术健脾燥湿,筑堤坊以制其水邪上泛,一补一泄,使脾运恢复,阳气畅达,则阴浊水饮下降,清阳上升,此为上病下取、单刀直入之法,药后阳气通畅,可絷絷汗出而解。

对本条归属支饮或狭义痰饮,历代注家持不同观点。黄树曾认为属支饮,定有效逆身肿之症,心下即膈间,且肺肾俱病;《金匮要略注评》据程云来"小剂以治支饮之轻者",认为是"支饮轻证"。杨百茀认为本证除冒眩之外,没有其他症状伴随,相对而言"本证为狭义痰饮之轻证"(《金匮集释》),梁运通据《金鉴》认为"当属痰饮"。

据临床经验而知,本条原文虽未提出"咳逆倚息、短气不得卧"等支饮主症,但可治疗"苦冒眩"而兼有咳嗽气喘者,故泽泻汤证可视为支饮与狭义痰饮之轻证。

支饮胸满者,厚朴大黄汤主之。(二十六)

厚朴大黄汤方

厚朴一尺　大黄六两　枳实四枚

上三味,以水五升,煮取二升,分温再服。

语译　支饮病胸部胀满的患者,主治时宜用厚朴大黄汤。

阐述　支饮病位,本在胸膈,若水结气滞,郁而化热,饮热交结上焦气分,则"觉支饮症、胸满症同俱也。"因心肺与大小肠互为表里,若上焦饮热过盛,则影响到胃肠气机之畅通,大便必秘结。故其病机为饮热交结于胸(腹)的支饮实证,治当逐饮荡热、行气开郁,主治用厚朴大黄汤。厚朴专于逐饮消满,以枳实导痰破滞为佐。二药共用,行气开郁,上达胸中通降痰饮;再以气厚力宏、上至咽喉、下达直肠的大黄推荡饮热下泄,则饮热互结的支饮胸满症,可用上病下取法治愈。本方主药为厚朴、大黄,故方名以之命之。厚朴一尺系汉制,其长度约为23.1厘米。

就"支饮胸满",孙思邈认为是酒客咳者,久饮过度所致;张璐亦云:"此支饮胸满者,必缘其人多湿热,浊饮上逆所致。"(《张氏医通》)黄树曾则认为是饮塞胸中,阳气凝滞而成;《金鉴》则认为是错简,"胸"字当是"腹"字。

支饮不得息,葶苈大枣泻肺汤主之。方见肺痈中**(二十七)**

语译　呼吸困难的支饮病,用葶苈大枣泻肺汤主治。

阐述　首言"支饮",既是病名,又是病因。其主症是"不得息",正如《金鉴》所曰:"喘咳不得卧,短气不得息,皆水在肺之急症也。"因胸膈中停积水饮,郁而化热,水热互结,上逆射肺,肺气不利,故肺气愈滞而水饮愈壅,水饮积结而肺气不利。饮壅与气滞互为因果,导致肺失肃降,呈喘咳气逆症状,呼与吸不易分清,胸满或张口抬肩,口吐稀涎,咽干不欲饮,其脉滑数等,其皆可总称为"不得息"。此为水饮壅肺之实证,与肺痈初起、喘不得卧的痰热壅肺证相同。故治当泻肺逐饮,补脾和中,用葶苈大枣泻肺汤主治。方中葶苈泻肺开结平喘,大枣佐以扶脾,并缓和葶苈峻烈之性,使邪去而不伤正,与十枣汤之用大枣、皂荚丸之用枣膏,其意相同。

关于此条注释,赵以德阐述与肺痈热结同治之理,沈明宗指出为峻攻支饮在肺之方,皆颇有建树。

呕家本渴,渴者为欲解,今反不渴,心下有支饮故也,小半夏汤主之。《千金》云:小半夏加茯苓汤。(二十八)

小半夏汤方

半夏一升　生姜半斤

上二味,以水七升,煮取一升半,分温再服。

语译　经常呕吐者,本来应该口渴,因口渴是疾病将要解除之候,现在反而不渴,是心下有支饮的缘故,用小半夏汤主治。

阐述　本条是从呕吐后渴与不渴的反应,从而推测支饮解或未解,从而决定其治法。

沈明宗云:"此支饮上溢而呕之方也。凡外邪上逆作呕,必伤津液,理应口渴,故谓呕家本渴,渴则病从呕去,谓之欲解。"(《编注》)故支饮呕吐患者有渴象,即为向愈之兆。但若久呕而"今反不渴"者,则知水饮不仅停留于胃,又停滞于心下膈间。舌为心之苗窍,舌本为支饮所浸淫,而舌不干燥且不渴,"心下有支饮故也"。原文"心下有支饮"是产生呕家不渴的病名、病因和病位。心下(膈间及胃)有支饮滞留为其主要病机,治当蠲饮降逆、和胃止呕,用小半夏汤主治。方中半夏、生姜既能蠲饮散结而开痞,又能降逆以止呕,用来开宣上中二焦之阳气,所长祛寒痰宿饮,故支饮去而呕自止。方后谓"以水七升,煮取一升半"者,乃久煎浓煎法,可降低生半夏的毒性。

沈明宗、吴谦、尤在泾等多数注家皆认为本条属四饮中之支饮;赵以德则认为"有痰饮动中";梁运通认为是"饮邪停积胃中,应是痰饮证";杨百茀明确指出本条"实乃狭义痰饮"(《金匮集释》)。笔者认为,结合临床实践,本条属狭义痰饮兼见支饮。

腹满,口舌干燥,此肠间有水气,己椒苈黄丸主之。(二十九)

己椒苈黄丸方

防己、椒目、葶苈(熬)、大黄各一两

上四味,末之,蜜丸如梧子大,先食饮服一丸,日三服,稍增,口中有津液,渴者加芒硝半两。

语译　腹部胀满,口舌干燥者,是因肠间有水气,用己椒苈黄丸主治。

阐述 本篇第二条云："其人素盛今瘦，水走肠间，沥沥有声，谓之痰饮。"本条则有"腹满，口舌干燥"，其病因是先由肠胃转输不利，不能把应当下行之水液全部下输于膀胱，致使水饮留滞肠间，并不是所谓的水气泛溢全身肌肤，故曰"此肠间有水气"，亦可见腹内"沥沥有声"。而且"腹满"明显，症属狭义痰饮。原文"肠间有水气"，而无泻利症状，与肺气郁结、饮邪化热、蕴结肠间、府气壅塞有密切关系；"口舌干燥"亦因肺气郁而不降，脾气不能散布水津上潮于口所致，不能误认为单纯的热结。可知饮热交结于肠、气机不利之实证为本条病机，治当荡热涤饮，前后分消。用己椒苈黄丸主治。

本方防己"苦以泄之"，善于渗透、旋转肠间水气，椒目"辛以散之"，薰蒸水津上潮口舌，且除"心腹留饮"（《本经疏证》），二味辛宣苦泄，导肠间水气由小便而去；葶苈苦寒"破坚逐邪，通利水道"（《本经》），凡水气停留一处，有碍肺降者宜之，与大黄为伍，攻坚决壅，由上而下，直泻肺与大肠痰热水气由二便而出。用蜜为丸者，甘缓以缓药力之猛并滋润脏腑。如此则前后分消，腹满自解。肺气得降，脾气得升，饮去而水津得以上潮，故方后曰："口中有津液。"口舌干燥即解。方后又云"渴者加芒硝半两"，是说明此方而反渴者，为水饮久停、郁热内结之象，故在原方的基础上再加芒硝以软坚破结，取大黄推荡之力，攻逐其顽固

郁结的饮邪，使水去而脾气散津，口渴自解。此乃《内经》"热淫于内，治以咸寒"之义。

就"口舌干燥"一症，李㑩认为其是由"湿积中焦，津液不为灌溉"所致；赵以德认为其与"金气不宣"津液不行有关；曹颖甫则主张为里寒；高学山将渴与干燥加以区别。李氏所说较当。程云来对本方的阐析较清晰、透彻，后人可从。

卒呕吐，心下痞，膈间有水，眩悸者，小半夏加茯苓汤主之。（三十）

小半夏加茯苓汤方

半夏一升　生姜半斤　茯苓三两 一法四两

上三味，以水七升，煮取一升五合，分温再服。

语译 突然呕吐，心下痞满者，为膈间有水饮，有头晕目眩和心下悸症状的，用小半夏加茯苓汤主治。

阐述 本条致病主因为"膈间有水"，故有水饮浮动诸症。"卒呕吐"者，是因膈间水饮偶触寒邪，致胃气上逆而突然发作呕吐，此为兼症与卒症；膈间宿饮致阳气不布，饮结气滞则见心下痞满；水饮上泛而清阳不升则头目昏眩，水饮凌心则心下悸，故本条主症为"心下痞"和"眩悸"。由于膈间水饮尚未影响肺气肃降，故咳逆倚息等支饮症未见。治当和胃降逆以止呕，宣阳散寒以利水，方

用小半夏汤加茯苓引水下行,诸症即愈。

于本条病位,实与小半夏汤的病位一致,但历代注家有所偏重,有谓饮在胸肺的支饮者,如高学山称"此支饮暴停之症治"(《高注金匮要略》);也有谓胃中停水的狭义痰饮者,如陆渊雷云:"心下痞因胃中水满之故……膈间有水,可知胃部还有振水音。"但笔者认为,应合观之,小半夏加茯苓汤应是支饮兼见狭义痰饮的主药。

假令瘦人①脐下有悸,吐涎沫而癫眩,此水也,五苓散主之。(三十一)

五苓散方

泽泻一两一分　猪苓三分(去皮)　茯苓三分　白术三分　桂枝二分(去皮)

上五味,为末,白饮服方寸匕,日三服,多饮暖水,汗出愈。

注释　①瘦人:即本篇第二条狭义痰饮"其人素盛今瘦"的互辞。

语译　若瘦人脐下有悸动感,吐涎沫,且感眩晕,为水饮之症,用五苓散主治。

阐述　通常情况下,瘦人常阳有余,阴不足,水饮内停甚少。"假令"者,启示学者常中有变,即本有留饮或狭义痰饮的病人,肌肤不充,"其人素盛今瘦"。其临床表现正如尤怡所云:"瘦人不应有水,而脐下悸,则水动于下矣;吐涎沫则水逆于中矣;甚而癫眩,则水且犯于上矣",其病机乃水饮积结于中下焦,并泛逆上焦。因膀胱气化不行,下窍不通而水无去路,水停于胃中而又不得转输脾气,故水饮上下泛溢成为水逆眩晕症,治当化气利水,用五苓散。

五苓散用猪苓、茯苓、泽泻利水,白术崇土制水,桂枝温阳化气以行水,诸药共用,为阳虚、三焦气化不利而设的利水专剂,使水饮下行随小便而去,则悸、吐、眩诸症自解。若有外感发热则用桂枝,若无表症,宜用肉桂,以加强化气行水之功。方后注云"多饮暖水,汗出愈",旨在补充水津使游溢布散,并扶助胃阳、温行水气。说明五苓散又兼有发汗作用,使水饮内外分消,防止水气泛溢肌肤而发展成水肿病。

就原文"瘦人",喻昌认为"素体"即瘦人,但多数注家认为是因病(水饮)致瘦;吴谦认为"瘦"字当作"病"字讲。又原文"癫"字,《金鉴》认为"当是巅字。巅者头也,文义相符,此为传写之误。"梁运通认为"癫字应做错乱之意讲,形容其状眩晕颠倒也通"(《金匮释按》),李今庸谓"癫眩,即颠眩,即两目眩运之欲颠仆者"。(《金匮要略讲解》)亦有学者因五苓散可治水癎,故将"癫"字作"癫癎"理解者。以上见解,临床上,皆有参考价值。

【附方】

《外台》茯苓饮:治心胸中有停痰宿水,自吐出水后,心胸间虚,气满,不能食,消痰气,令能食。

茯苓、人参、白术各三两　枳实二两

橘皮 二两半　生姜 四两

上六味,水六升,煮取一升八合,分温三服,如人行八九里进之。

阐述　"心胸中有停痰宿水",是因上中二焦阳气先虚,脾不能散精上归于肺,故胸膈有痰饮宿水停积,脾为湿困,不能为胃行其津液,则湿积为饮,凝饮成痰,所饮之水,积结胃中,胃气失降而水饮上逆则"吐出水"饮,虽饮邪有所去,但因正气未复,故"心胸间虚",脾虚失运,气机阻滞,饮邪留于胸膈,虚气横逆胀满,故曰"气满,不能食",以上病情,可归属狭义痰饮兼支饮之列,以脾虚痰滞为主,治当"消痰气,令能食",亦即补脾祛痰、理气散饮之意。宿饮停痰得散,脾气健运,胃气得到恢复,则自能饮食。方用《外台》茯苓饮主治。

方中人参、茯苓、白术补脾益气,使脾阳健旺,停痰宿饮得到运化,更以枳实、橘皮利气消饮、和胃去满,重用生姜温散寒饮,并宣行中上二焦之阳气,诸药配伍,祛痰扶正,使邪去而正不伤,面面俱到。方后所云"如人行八九里进之"者,意指约一小时服药一次。

后世四君子汤、五味异功散、六君子汤实皆由此方演变而来。

咳家其脉弦,为有水,十枣汤主之。
方见上(三十二)

语译　经常咳嗽的患者,脉呈弦象,是因内有水饮,用十枣汤主治。

阐述　"咳家"有水饮,又名"饮气嗽",其临床特征正如《外台秘要·卷九·许仁则疗咳嗽方一十二首》所云:"饮气嗽者,由所饮之物,停澄在胸,水气上冲,冲入于肺,肺得此气,便成嗽,久而不除,渐成水气,若作此病,亦难疗之……其症状亦不限四时,昼夜咳嗽不断,遇到致嗽物,便致困剧,甚者乃至双眼突出,气即欲断,汗出,大小便不利,吐痰饮涎沫,无复穷限,气上喘急肩息,每旦眼肿,不得平眠。"此外,独见水饮内阻的弦脉,应区别于外感之浮脉和肺痿之数脉。因其咳嗽为水饮冲肺所致,故当饮峻下水以止咳,用十枣汤主治。

对此条注释,尤怡谓"水饮溃入肺也",高学山认为属悬饮,黄树曾则详解咳嗽者的临床辨证。皆具参考价值。

夫有支饮家,咳烦胸中痛者,不卒死,至一百日或一岁,宜十枣汤。 方见上(三十三)

语译　常患支饮病,咳嗽烦闷而胸中疼痛的者,若没有出现突然死亡,延续致一百天或一年的,应该用十枣汤治疗。

阐述　常患支饮,必有"咳逆倚息、短气不得卧",由于水饮留伏胸膈,化热则烦,阻碍气道,阳气不通则胸痛,为支饮久咳之重症。病虽缠绵,但元气尚未大伤,故不会很快死亡,故云:"不卒死",病史虽有一年之久,其病机仍属胸膈支饮上冲于肺,故应攻逐水饮以止咳,用十枣汤治疗。

痰饮咳嗽病脉证并治第十二

临床应该变通其用法。正气不太虚者，当用十枣汤原方急去水饮以止咳；若正虚而水饮不甚，兼大小便秘涩、头面身体浮肿者，则宜用《外台秘要·卷九咳嗽门》中许仁则之"大干枣三味丸"，其配方为：大枣六十枚擘去核，葶苈子一升熬，杏仁一升去尖皮。右药合捣如羔，蜜丸，桑白皮饮下之，初服七八丸（每次九克至十二克），每日服两次，以大便通畅为度，病重者令鸭溏佳，至胸痛消失而咳止，此取扶正而利气逐饮之意。若体虚且久咳者，则用"张仲景方治卅年咳，大枣丸方"，即大枣百枚去核、杏仁百枚熬、豉百三十枚，豉、杏仁捣令相得，纳枣捣令熟和，调丸如枣核一丸含之，稍咽汁，每日服两次，渐增之，常用良。（参《医心方卷第九·治咳嗽方第一》）。

后世注家对原文中的"至一百日，或一岁"理解不一，徐彬认为元气未竭，攻病不嫌峻，仍宜十枣汤；魏念庭认为："宜十枣汤者，是宜于百日一岁之前也"，主张早用。结合临床实践，久病未必都虚，此条文以饮为本，不除病根，绝无愈期，可从徐氏之说。

久咳数岁，其脉弱者可治，实大数者死；其脉虚者必苦冒。其人本有支饮在胸中故也。治属饮家。（三十四）

语译 患有咳嗽数年的患者，其脉象弱的可以治愈，脉象实的大数就会死亡。病人脉象虚的必会头目昏冒，这是病人胸中本来有支饮在的缘故。其治疗应当从水饮病方面着手。

阐述 本条"久咳数岁"，并不是虚劳病的咳嗽，而是因脾肺阳气失运，饮留胸膈，变生支饮，咳唾痰涎不止，若遇外邪则咳嗽加剧。"其脉弱者可治"，因久咳正气已虚，脉象亦多虚弱，与脉象符，此时正气虽虚而饮邪亦微，若于扶正之中寓逐水饮之法，可以徐徐收功治愈，如前述肾气丸、《外台》茯苓饮之类。若反见"实大数者死"，此即与脉证不符，正虚而邪盛，欲补其虚，有妨于邪，欲攻其邪，又有伤于正，这也正是难治的缘由。以上饮病预后的判断，与《内经》"久病脉弱者生，实大者死"的精神是完全一致的。"其脉虚者，必苦冒，其人本有支饮在胸中故也"则进一步说明脾肺俱虚，胸阳不布，不能运化水湿，阴浊痰饮上逆，蒙蔽清阳，故见头目昏冒沉重，眼生黑花。"治属饮家"者，应当考虑正虚及支饮两方面，温阳去饮，脾肺转输有权，饮去而冒眩可愈，如前述"心下有支饮，其人苦冒眩，泽泻汤主之"可参。

对原文"实大数者死"，赵以德认为是火邪刑金，沈明宗谓"邪热炽盛，阴气大亏"，黄坤载称"肺胃上逆，阳气绝根，土败于甲木，金败于相火"，高学山、曹颖甫皆从水饮内盛作解。均可供参考。而尤怡从正虚邪盛概之，似更全面。

咳逆倚息不得卧，小青龙汤主之。

方见上（三十五）

语译 病人咳嗽气逆，倚床呼吸，不

能平卧，用小青龙汤主治。

阐述 本条实为治疗本篇第二条所述支饮的主方，亦应与第十一条"膈上病痰，满喘咳吐。发则寒热，背痛腰疼，目泣自出，其人振振身瞤剧，必有伏饮"互参。

肺主声，在变动为咳，"咳逆倚息不得卧"，咳逆气促，只能倚床喘息而不能平卧。以药测证，乃因水饮滞于内，寒邪闭于外，内饮外寒壅遏肺气，形成外寒发动内饮的支饮咳喘证。治当温饮散寒，用小青龙汤主治。

各家对本条均认为是外寒内饮之症。沈明宗强调表里合邪；吴谦认为咳喘证久病多痰饮、新病多形寒。他们的见解大体一致，皆可从。

青龙汤下已，多唾口燥，寸脉沉，尺脉微，手足厥逆，气从小腹上冲胸咽，手足痹，其面翕热如醉状，因复下流阴股，小便难，时复冒者，与茯苓桂枝五味甘草汤治其气冲。（三十六）

桂苓五味甘草汤方

茯苓四两　桂枝四两（去皮）　甘草三两（炙）　五味子半升

上四味，以水八升，煮取三升，去滓，分温三服。

语译 病人服用小青龙汤之后，有很多痰唾吐出，口干燥，寸部脉象沉，尺部脉象微，手足厥冷，气从小腹上冲到胸部和咽部，手足麻痹，面部时而微微发热，如酒醉般，接着冲气又向下冲到两腿内侧，则小便难。有时，又有头目昏冒的症状，用茯苓桂枝五味甘草汤，治疗病人的冲气。

阐述 小青龙汤是治疗支饮咳喘实证的主方，体现了外散风寒、内蠲水饮的治法。如果是阳虚患者，纵有寒饮上泛的支饮咳喘病症，本方不宜。若不了解这一原则，就会有上条的"咳逆倚息不得卧"的支饮症出现。服用小青龙汤之后，口中涎沫多而喜唾，则"表邪虽退，内饮未消"（沈明宗语），是因小青龙汤盛表伤阳，水饮未尽而饮气上溢。见"寸脉沉"，说明停饮在胸，上焦阳虚。"口燥"且"尺脉微"者，乃因脾肾阳虚，不能温养少火以生脾土，则脾不散津上潮于口，并非内有实热。由于脾肾阳虚，阳气不能外达于四末，则更见"手足厥逆"；中下二焦阳气既虚，气不温煦，血不濡养筋脉，营卫运行迟滞，导致"表气虚"（《金鉴》语），亦必见麻木不仁，故有"手足痹"的症状。特别突出的是出现了"气从小腹上冲胸咽"的变症。因冲脉起于下焦而挟肾脉上行，今肾阳虚，心阳亦不足，阴寒水饮妄动，故挟冲脉上冲胸咽，当然与误用温燥之麻黄等引动冲气有关。由于阴盛于下，格阳于上，假热上浮，则其人见"面翕热如醉状"，甚者发展为阴盛戴阳症。"时复冒"者，为阴寒水饮上冲太甚，干及巅脑，故有时头冒目眩。但冲气是的发时止的，冲气一逆，则周身之气皆逆，肾气无权制敛冲气；当冲气下降时，则饮随气降，"因复下流阴

痰饮咳嗽病脉证并治第十二

股"，然而冲气仍有上逆趋势。"小便难"者，表明冲气有时虽能还于下焦，但肾阳毕竟已虚，不能化气行水。临床上，还可出现心慌心跳、脉结代或"期外收缩（早搏）"等诸症。

归纳本条病机特点，为心肾阳气素虚，外寒不重，用小青龙汤发散，更伤阳气，肾气失制，引发冲气妄动，水饮随冲气而上下。因而治其气冲则成当务之急，且必须兼顾下焦，始为虚、实两全之策。其具体疗法，当敛气平冲、通阳化饮、降逆缓急，宜用桂苓五味甘草汤。

本方桂枝辛温通阳以化饮，炙甘草之甘温扶中缓冲，桂、甘同伍，辛甘化阳以平冲气（桂枝必重用至20克以上）；茯苓行治节而健脾利饮，导水邪从小便而去；五味子酸温入肝间接治冲任，收敛散漫浮逆之阳气，敛气归元，养肾补心，且与甘草同伍，又有酸甘化阴之功，使虚阳不致上浮。这样阳气温通，阴气和调，冲气得平，正如《金鉴》所言："虽阴阳表里俱虚，然属误汗寒热错杂之坏病，故与茯苓桂枝五味甘草汤，先通阳和阴，俟上冲气平，再议他法也。"

对本条"青龙汤下已"中的"下"字，《金鉴》认为当是"汗"字，谓"大小青龙汤皆汗剂，必是传写之讹"。就"多唾，口燥"的机理，徐彬云："不堪发散动其冲气，以致肺燥如痿而多唾，唾者痰薄如唾也。又口燥，燥者觉口干非渴也。"杨百茀谓"唾：稠痰"，"服小青龙汤完毕，多唾口燥，是寒饮将去之征，同于二十八条渴者为欲解的病机（《金匮集释》）"；《金鉴》则谓"辛热则伤阴，故多

唾口燥也"。笔者认为，小青龙汤症本有咳唾清稀涎沫，药后仍见"多唾"，表明并非向愈之症。对原文中"下流阴股"的解释，徐彬谓"面翕热如醉状，所谓面如粧朱，真阳上浮也，然未至于脱，则阳复下流阴股，谓浮于面之阳，旋复在两股之阴，作热气也"此说甚有新意。对于本条发为冲气的病机，高学山云："小青龙本为发汗之剂，汗乃心液，汗出而膈气上空，则在下之气上凑，而发为冲气"（《高注金匮要略》）强调心阳不足的一面，亦可供参考。唐容川认为四磨汤调纳逆气是本桂苓味甘汤意，很有启发。

冲气即低，而反更咳、胸满者，用桂苓五味甘草汤去桂加干姜、细辛，以治其咳满。（三十七）

苓甘五味姜辛汤方

茯苓四两　甘草、干姜、细辛各三两
五味子半升

上五味，以水八升，煮取三升去滓，温服半升，日三服。

语译　冲气已平，反而咳嗽更重、胸满者，用桂苓五味甘草汤去桂加干姜、细辛，来主治其咳嗽和胸满。

阐述　患者若服桂苓五味甘草汤后，"冲气即低"，逆气平静而不上冲，"而反更咳、胸满者"，表明胸膈伏留之寒饮仍在，胸阳未复，而支饮复发，寒饮冲射于肺。治当温阳蠲饮、散寒泄满，用苓甘五味姜辛汤主治。

痰饮咳嗽病脉证并治第十二

桂枝能平冲降逆,因冲气已平,故不再用桂枝温肾化气降其冲气。而是在桂苓五味甘草汤的基础上,把桂枝去掉。因主症在于咳满,故取干姜之守而不走,既能温中阳,又能除肺寒化痰,《本经》即主治胸满;用细辛之辛温走而不守,既能散沉寒,又能去伏匿之寒饮,《本经》即主治咳逆。加干姜、细辛之目的,是专门针对咳嗽、胸满症的,此即所谓"药随证转"也。且本方姜、辛、味同用,开合相济以镇咳,正是仲景配药之独到处,亦为后世治寒饮咳喘之本。总而言之,苓甘五味姜辛汤的特点是,化饮而无麻、桂之燥,祛邪而无伤正之弊,较小青龙汤缓和得宜,是与小青龙汤媲美的又一治饮名方,亦为体虚支饮的基础方。

关于冲气即低去桂的缘由,徐彬认为桂"不能驱脏内沉匿之寒";尤氏认为桂"辛面导气",沈明宗、吴谦并云"桂走表,故去之";丹波元简解释为无己"桂枝泄奔豚"之说,认为"冲气即低,乃桂之功著矣"。丹波氏之说,可谓知其要者。此乃仲景"知犯何逆,随证治之"的又一范例。

咳满即止,而更复渴,冲气复发者,以细辛、干姜为热药也,服之当遂渴,而渴反止者,为支饮也。支饮者法当冒,冒者必呕,呕者复内半夏以去其水。(三十八)

桂苓五味甘草去桂加姜辛夏汤方

茯苓四两　甘草、细辛、干姜各二两　五味子、半夏各半升

上六味,以水八升,煮取三升,去滓,温服半升,日三。

语译　咳嗽与胸满已止,却更复渴和冲气复发的,这是因为细辛、干姜属热性药物,服了理应口渴。若反而不渴的,则是有支饮;患支饮病的理应头目昏晕,昏晕的人必定呕吐,呕吐的再加半夏以去水饮。

阐述　本条宜分两段理解。

第一段自"咳满即止"至"为支饮也",是从渴与不渴方面辨别冲气与支饮。"咳满即止",是服用苓甘五味姜辛汤后,寒饮得姜辛之温散,不再射肺,故咳满之症缓解,"而更复渴,冲气复发者",是因苓甘五味姜辛汤方过于辛热,转从燥化,伤津口渴,特别是"以细辛、干姜为热药也",而且此二味用量过重,则动其冲气,又可复发心肾阳虚的冲气上冲症,本应再用三十六条的桂苓五味甘草汤敛其冲气。然而"服之当遂渴",即患者继续服用苓甘五味姜辛汤,则当口渴不止,今再服热药,"而渴反止"者,宜渴而不渴,故称之曰"反"。究其病因,"为支饮也",此旨同于本篇第二十八条所云"今反不渴者,心下有支饮故也"。原因是有支饮未尽,旧饮与新饮上逆,气冲胸膈,但必有咳满等证,而为支饮之饮气上逆的气冲。

第二段为"支饮者法当冒……去其水",强调支饮饮气上逆的特征及其治法。"支饮者法当冒,冒者必呕",乃因

心下支饮，浊阴上逆，此言冒眩与呕为支饮饮气上逆的特征，临床可兼见喘悸，甚至面目浮肿等症状。但冲气上逆者，亦兼有眩冒，然冲气上逆之眩冒，并无呕吐。呕与不呕，是辨别饮邪、冲气的关键。支饮饮邪引起的冒呕，"呕者复内半夏以去其水"，即用苓甘五味姜辛汤加半夏，共收温阳散寒、降浊祛饮之效，而用半夏除胃中水饮而降逆止呕。

苓甘五味姜辛汤中的干姜、细辛，已由三两减至二两，既有化饮祛邪之功，还无燥动冲气之弊。

对本条注释，梁运通选评唐容川之说，指出支饮不是指饮停于胸肺，而是"饮留胃中"；《金匮要略注评》指出尤、唐二氏"论理颇当"，皆可参考。

水去呕止，其人形肿者，加杏仁主之。其证应内麻黄，以其人遂痹，故不内之。若逆而内之者，必厥，所以然者，以其人血虚，麻黄发其阳故也。（三十九）

苓甘五味加姜辛半夏杏仁汤方

茯苓四两　甘草三两　五味半升　干姜三两　细辛三两　半夏半升　杏仁半升（去皮尖）

上七味，以水一斗，煮取三升，去滓，温服半升，日三。

语译　服用苓甘五味姜辛半夏汤后，水饮消除，呕吐停止，但病人身体浮肿的，应用前方加杏仁主治；这个症候本来应该加入麻黄，但因为病人手足感到麻痹，故不宜加入；如果违反了禁忌而用麻黄，病人就会手足发凉，这是因为病人血虚，麻黄又能发汗使病人亡阳的缘故。

阐述　本条宜分两段理解。

"水去呕止……加杏仁主之"为第一段，论述肺卫气滞变肿的证治。服用苓甘五味姜辛半夏汤后，中焦脾胃之气渐复，故"水去呕止"，然而又见"其人形肿者"，正如徐彬所云："肺气已虚，不能遍布，则滞而肿"，说明肺气虚滞，表气未宣而卫气不能外达皮毛，肺气不得清肃宣行，通调水道，水气泛滥皮肤故见身肿，此与反复咳喘有关。其治疗则宜前方"加杏仁主之"，辛开苦泄，宣导肺气。肺为水之上源，肺气通利，气降水行，寒饮得散而形肿自消。苓甘五味姜辛半夏杏仁汤有温阳散寒、利肺涤饮之效，虽温而不发散，利气而消肿。

"其证应内麻黄……麻黄发其阳故也。"为第二段，阐述不应纳麻黄的用药禁忌及其机理。《水气病》篇第十八条谓"腰以上肿，当发汗乃愈"，第二十六条有"水，发其汗即已"之文；溢饮水在肌肤，本篇第二十七条有青龙汤治之。而本条有"其人形肿"，故曰"其证应内麻黄"以发汗消肿，使水随汗出而解。之所以不加麻黄者，仲景自释曰："以其人遂痹，故不内之"，是因此条支饮患者曾有三十六条所具备的"寸脉沉，尺脉微，手足厥逆……手足痹"等气血虚痹之证，故不能加用麻黄，只宜在原方中加一味杏仁利气消肿便可以了。"若逆而内之者，必厥。所以然者，以其人血虚，麻黄

痰饮咳嗽病脉证并治第十二

发其阳故也"。是进一步阐述血虚患者误用麻黄后的副作用。麻黄为发汗峻药，而汗乃心液，为血所化，血汗同源，所以，发汗既能散泄阳气（包括血中之阳的营气，卫外之阳的卫气），亦能伤耗津液和阴血。气为血帅，血生于气，血虚而气无所附，则导致阴阳气血俱虚，而见四肢厥冷、肢体麻木，故血虚患者纵有形肿之证，必须忌用麻黄发汗。

就"其人形肿"之理，徐彬与魏念庭都认为虚是根本，而徐氏则强调气滞，魏氏则认为阴凝于里，"即支饮中如肿之证也"，尤在泾与黄元御认为肺卫气壅。上述观点，当之合参。至于对原文的评述，今人认为《金匮要略注评》较为中肯。

若面热如醉，此为胃热上冲熏其面，加大黄以利之。（四十）

苓甘五味加姜辛半杏大黄汤方

茯苓_{四两} 甘草_{三两} 五味_{半升} 干姜_{三两} 细辛_{三两} 半夏_{半升} 杏仁_{半升} 大黄_{三两}

上八味，以水一斗，煮取三升，去滓，温服半升，日三。

语译 若面部热得如醉酒般，这是胃热上冲熏蒸颜面的缘故，应该加大黄泄其胃热。

阐述 原文"若"字，是承上文而言，谓咳嗽、胸满、眩冒、呕吐、形肿等症悉具，又兼有"面热如醉"，经常面色潮红，是因连续服用辛温之剂，饮邪又未尽，而酿生之胃热随阳明经气上熏其面，此异于三十六条所言的"其面翕热如醉状"属热势有休止者。彼有寸脉沉、尺脉微，手足厥逆而痹，气从小腹上冲胸咽等近乎阴盛戴阳症，因属浮阳冲气，故药用酸温敛气平冲；此条则"其人形肿"、"面热如醉"，热势毫无休止，可能兼有腹满便秘、舌苔黄腻、脉沉弦或沉数等症候，故曰"此为胃热上冲熏其面"，乃水饮挟阳热症。另外，本条亦与"面色缘缘正赤者，阳气怫郁在表"（《伤寒论·48条》）的表症不解有所区别。

本条治疗，当温脾涤饮、清泄胃热。在苓甘五味姜辛半夏杏仁汤涤饮的基础上，又加苦寒之大黄用以泄胃热，（若无大便秘结，亦可酌加石膏以清之）。方中虽有干姜、细辛、半夏之温热，但功在温脾阳而去水饮，虽辛、苦、寒、热并用之剂，且并行不悖。此正如徐彬所云："各自为功，而无妨矣"。

关于本条中面热如醉与冲气上逆其面翕热如醉者的异同，尤怡所释较为精当；梁运通所评以上六条是一份支饮病例的分析，可从；又本条首冠"若"字，有的注家认为是承上文，为辨别症候而设，方中应是七味药，不当有杏仁。或对是否为症情的又一变，含混不清。其实赵以德的《衍义》已明确提出："服后五变，因胃有热，循脉上冲于面，热如醉，加大黄以泄胃热。"有此乃第六诊所见，为服药后出现的症情变化。（参《金匮释按》）

先渴后呕,为水停心下,此属饮家,小半夏加茯苓汤主之。 方见上(四十一)

语译 先口渴而后呕吐者,是素有水饮的病人,说见面有水饮停于心下,用小半夏加茯苓汤主治。

阐述 原文"先渴",以前并无呕吐,故既不是因呕而渴,又非胃热之渴饮,乃原因是有水饮,脾不能散布水津上归于肺而渴,加之饮水过多,水饮不化,故水饮停于胃脘上口或膈间,可知本条"水停心下"为新饮,与本篇第三十条"膈间有水"同义,由于胃气不降,水饮格拒上逆而"后呕"。"此属饮家",是说病者素有水饮停积之痼疾。故本条既有新饮,也属饮家。因其饮邪较甚,虽用小半夏汤仍不能尽散其水,故再加茯苓增强利水之力,使旧饮尽去,脾阳得运,而新饮不生。

魏念庭、张璐等认为本条是先有饮邪、胃不化津而渴,后因饮水多致饮随胃气上逆而呕。《金匮要略注评》将本条与《伤寒论》"水逆"证作了区别,皆可参考。

消渴小便利淋病脉证并治第十三

本篇着重论述消渴、小便不利、淋病三种病症的脉证和施治。篇名"小便利",《衍义》《论注》《编注》《悬解》《心典》等注本皆根据篇中内容作改"小便不利",皆可从。

消渴之名,始见于《内经》,如《素问·奇病论》云:"肥者令人内热,甘者令人中满,故其气上溢,转为消渴。"根据本病的症候表现,在临床中又有上、中、下三消之分。上消属肺,即《素问·气厥论》所谓"心移热于肺,传为膈消。"中消属胃,即《素问·脉要精微论》:"瘅成为消中"之谓。下消属肾,《素问·刺热论》所说"肾热病,……苦渴,数饮身热",《灵枢·邪气脏腑病形篇》所说"肾脉微小,为消瘅"等,皆属下消的病变。

消渴有病、症之区别。消渴病属内伤杂病范畴,是以多饮、多食、多尿及形体消瘦或尿有甜味为特征的慢性疾患;而消渴症的主症为口渴,饮水无度,无多食多尿(反而尿少)及形体消瘦,属热病过程中的一个"证"。本篇穿插论述消渴病症,论"病"为主,兼述其"症",具有相互鉴别的意义。

小便不利是一个症状,即就小便短少或溺出不畅而言,现在许多疾病之中皆有出现。关于其病变的部位和机理,《内经》指出由肾虚和膀胱气化不利所致。从本篇内容看,主要涉及杂病和时病中一些以"小便不利"为主症的疾患。

淋病,是以小便淋沥涩痛为主症的疾患,其名亦始见于《内经》,如《素问·六元正纪大论》云:"脾受积湿之气,小便黄赤,甚则淋。"本病病机也很复杂,但多为肾虚,膀胱热结。根据本病的临床表现,后世有石淋、气淋、膏淋、劳淋、血淋等五淋之分,篇中对此病的论述不够全面,只涉及到了血淋、石淋。

以上三种病症虽各有特点,但其病变部位主要在肾与膀胱,而且均有口渴或小便异常(小便不利或小便过多)的症候表现,有的方药还可互相通用,故合为一篇论述。但全篇内容颇少,大部分条文与《伤寒论》互见,少部分条文或有症无方,或有方无症,故不少注家疑有脱简,因此在学习本篇时须注意掌握其主要精神,才能从中得到启发。

厥阴之为病,消渴,气上冲心,心中疼热,饥而不欲食,食即吐,下之不肯止。(一)

语译 厥阴病的症候表现,主要

消渴小便利淋病脉证并治第十三

是口渴饮水无度,气逆向上冲心,心中疼痛有灼热感,腹中饥饿而又不想吃,若勉强进食,便会立即呕吐出来(甚至吐出蛔虫)。若使用下法治疗,常可导致腹泻不止。

阐述 伤寒病至厥阴,大多表现为厥热胜复和寒热错杂两种类型,本条所论,是属寒热错杂中的上热下寒证。内热消灼肺胃津液,故口渴饮水特多。"气上冲心,心中疼热"者,足厥阴肝经循小腹上络于心,气火上冲于心,故心中热痛,即尤怡所谓"火生于木,肝气通心"之说。肝木乘胃,胃虚而热客,故胃中有似饥般的嘈杂但不欲食;如强予食,则肝胃气逆而呕吐,吐甚肠中蛔虫则窜动随呕吐而出。此症治宜寒温并用,若误以苦寒攻下,重伤脾胃,则上热未去,下寒转甚,致胃肠虚寒而变生泄泻不止。至于"下之不肯止",临床上大约有两种情况:一为寒热错杂,寒盛于下而格热于上。症见吐泻不止,四肢厥逆而手心不温,干呕,吐涎沫,欲近衣,若出现吐蛔,蛔虫则多静少动,下利物清稀,肛门无热感,舌尖虽红而根部苔白腻,此为厥阴寒格吐利,可用干姜黄芩黄连人参汤救治。二为湿热内蕴,误用苦寒攻下,湿热乘虚下陷,则成协热下利不止。症见下利秽臭,肛门灼热疼痛,四肢厥逆而手足心热,不欲近衣,多食即吐,口苦口臭,舌尖红赤,根部苔黄,此为邪从热化之症,宜用白头翁汤清热止利。

寸口脉浮而迟,浮即为虚,迟即为劳;虚则卫气不足,劳则营气竭。

趺阳脉浮而数,浮即为气,数即消谷而大坚一作紧。气盛则溲数,溲数即坚,坚数相搏,即为消渴。(二)

语译 寸口脉见浮而迟,浮脉属虚,迟脉属劳;虚是卫气不足的表现,劳则象征着营气衰竭。

趺阳脉见浮而数,脉浮是胃气盛,脉数为胃有热,胃热气盛,则易消谷食而且大便坚硬。气盛又会导致小便频数,小便频数则加剧而大便坚硬,如此便坚与溲数相互影响,消渴病就会形成。

阐述 本条分上、下两段,第一段为"寸口脉浮而迟"至"劳则营气竭",论述上消的形成机理;以下为第二段,主要对消病的病机和症候表现加以论述。

寸口脉候心肺,心主血属营,肺主气属卫。"寸口脉浮而迟"即《脉经》所述之"虚脉"(《脉经》:"虚脉,迟大而软,按之无力,隐指豁豁然空。"),故其"浮"并非外邪在表,乃阳虚气浮之象,其"迟"亦非里寒,是劳伤阴血,血脉不充之征。今浮迟并见,当属营卫气血俱不足,卫虚气浮不敛,营虚燥热内生,心移热于肺,上消病于是形成。

趺阳候胃,"脉浮"为胃中阳气有余,气盛而外达则脉浮,故"浮即为气";数脉主热,为胃热亢盛。《灵枢·师传篇》曰:"胃中热,则消谷",谷消则饥,水消则渴,胃热气盛,故病人多食善饥,渴而饮水。气有余便是火,水为火迫,偏渗膀胱,故小便频数而量多。热盛津伤,加

消渴小便利淋病脉证并治第十三

之津液偏渗,肠道失润,故大便坚硬难解。故条文指出的中消病的症候特点则为"数即消谷","溲数","而大坚"。

最后两句"坚数相搏,即为消渴"则概括了中消病的形成机理。由于胃热太盛,则肠燥便坚,溲数津亏;津亏肠燥,阳亢无制,则胃热更炽。胃热、津亏二者相互影响,互为因果,则是中消病形成的主要机理。故《素问·阴阳别论》云:"二阳结,谓之消。"即就此而言。

男子消渴,小便反多,以饮一斗,小便一斗,肾气丸主之。方见脚气中(三)

语译 男子患了消渴病,其症表现为小便特多,假如饮水一斗,小便也解出一斗者,主治当用肾气丸。

阐述 消渴病有上、中、下三消的区别,上消在肺,中消在胃,多属燥热病变。唯下消在肾,肾为水火之脏,内寓真阴真阳,阴虚则热,阳虚则寒,故下消病有寒、热之分。本条所论,乃肾脏阳气虚衰的下消病。

下消一病,并非男子独有,女子也不例外。条首冠以"男子"二字者,因男子属阳,以肾为事,若房劳过度,精耗势必导致伤阳,病源于肾虚之意。

"消渴,小便反多",不仅相对于热病伤津,口渴尿少之消渴症,"反"有"异常"之意,强调下消病的小便异常多的特点。其多程度达到,若患者饮水一斗,在相同时间内,也能解出一斗量的小便,进出相等,体内毫无留蓄,此乃肾中阳气虚衰所致。因"肾主水液",肾阳衰微,既不能蒸腾津液以上润,故上则渴饮无度;又不能化气来固摄水液,故饮入之水,直下膀胱而小便特多。治当温补肾中阳气,以复其蒸津化气之功,用肾气丸主治。

肾气丸方中,以地黄、山药、山茱萸滋补肾阴,阴生则阳长;用附子、桂枝温暖肾阳,补水中之火,鼓舞肾气。如此则水火相济,阴阳协调,阳气振奋,下消诸证可愈。这种治法,即张景岳所谓"善补阳者,必于阴中求阳"之法,对阳虚杂病的治疗具有很大的启发作用。

或问:本症肾气虚衰,用肾气丸并补阴阳,阴中求阳,其理易明,方中为何反佐丹皮、泽泻、茯苓一组泻药?况患者小便本已特多,怎反更用苓、泽利尿呢?答曰:肾司二便,二便畅通,理应为肾气功能正常的一种表现,故肾气丸中以适量之利尿活血药配伍滋阴补阳药物使用,自有相反、相成之理,以通促补之妙,同于《内经》所谓"肝欲散,急食辛以散之,以辛补之"之理。

脉浮,小便不利,微热消渴者,宜利小便发汗,五苓散主之。方见上。(四)

渴欲饮水,水入则吐者,名曰水逆①,五苓散主之。方见上(五)

注释 ①水逆:症候名,是膀胱蓄水较重的一种表现,以小便不利,渴而饮水,水入即吐为其主症。

语译 若病人脉象见浮,小便不

利,自觉有轻微发热和口渴饮水症候的,适宜并施利小便与发汗二法,用五苓散主治。

如果病人口渴想饮水,而饮后又立即吐出者,名叫水逆证,亦用五苓散主治。

阐述 条文中的"脉浮",应为浮而兼紧,乃风寒束表的征象。"三焦膀胱者,腠理毫毛其应",膀胱为津液之府,气化正常,下出则小便通畅,上达则毛窍和润。今寒邪随太阳经入里,膀胱气化受阻,水停于下,则小便不利。卫气抗邪于表,故病人发热,但表邪不甚,故曰"微热"。气不化津,津液不能蒸腾于上,故有口渴。这种口渴,既由寒水互结膀胱引起,故渴而饮水不多(或者水入则吐)。分析以上病情,属太阳经、腑同病,且腑病较为重,故治宜利小便发汗,方用五苓散分消表里。

第五条承接上条,续论寒水互结,小便不利而引起"水逆"症候的症治。风寒之邪,循经入腑,寒与水结,膀胱气化不利,津不上承,故渴而饮水。下焦蓄水过多,上干于胃,胃失和降,故对渴饮之水,拒而不纳,导致水入即吐之"水逆"症。"水逆"症既由膀胱蓄水引起,当从魏荔彤之说:"其人小便亦必不利",而且是本条之主症,故亦宜用五苓散主治。

可见,以上两条,皆为寒水互结,膀胱气化不利之蓄水症。所不同的是,第四条兼有表邪,属太阳经腑同病,病情较轻;第五条不兼表邪,但膀胱之水已上逆犯胃,属胃与膀胱同病,病情较重。因两者病机相同,故皆用五苓散化气行水治疗。以下将两条的病因、病机、症候特点和治疗原则著厄列表如下,以便于比较、鉴别:

第四条与第五条之五苓散证比较

比较\条文	第四条	第五条
病位	太阳经腑	胃与膀胱
病因	风寒在表、循经入腑	风寒在表,循经入腑,水邪上逆
病机	寒与水结,气化受阻,膀胱蓄水,表里同病	寒与水结,气化受阻,膀胱蓄水,上逆犯胃
症候	表症——脉浮,微热 里症——小便不利,渴欲次水	(小便不利),渴欲饮水,水入则吐
治则	利小便发汗(即化气利尿,解表通阳)	化气利水,通阳降逆

消渴小便利淋病脉证并治第十三

五苓散方,见《痰饮病》篇。方中用泽泻、茯苓、猪苓直达膀胱淡渗利水;白术甘温,健脾行水;桂枝通阳化气,外可发汗解表,内则利尿降逆。合而成方,具有利水健脾,通阳解表之功。服药多饮暖水,可助其利尿发汗之药力。

渴欲饮水不止者,文蛤散主之。(六)

文蛤散方

文蛤五两

上一味,杵为散,以沸汤①五合,和服方寸匕。

注释 ①沸汤:指开水。

语译 病人口渴想喝水,而喝水后,仍不止渴的,用文蛤散主治。

阐述 "渴欲饮水不止者",为热邪深入下焦,肾阴被劫,盛火上炎,故渴而饮水。但饮水只能暂润胃燥,不能消其肾热,故虽饮水而仍口渴不止。本症无吐水、小便不利之症状,故不为停水所致。乃肾热熏灼,热盛津伤之消渴症。文蛤质重入下焦,性寒能清热,味咸能润下生津,以此治之,符合《内经》"热淫于内,治以咸寒"之旨。

淋之为病,小便如粟状①,小腹弦急②,痛引脐中。(七)

注释 ①小便如粟状:指小便解出粟状之物,即砂石。

②小腹弦急:指脐以下部位拘急作痛。

语译 淋病的症候表现为,小便解出象小米样的硬物,小腹部拘急作痛,而且上引脐中部也痛。

阐述 淋病的主症,是以小便频数短涩,淋漓不爽,尿道刺痛。后世医家根据其发病机理和呈现出来症状的不同,分为气淋、血淋、石淋、劳淋、膏淋等五种类型。本条患者小便解出如粟米样的砂石,故属石淋。

淋病产生的机理,《五脏风寒积聚病篇·第十九条》和《脉经》都指出是"热在下焦"之故,《诸病源候论·淋病诸候》则补充说:"淋之为病,由肾虚膀胱热也"。可知淋病产生的机理,为热在肾与膀胱。热邪煎熬津液,日久凝结成物,或停于肾脏,或阻塞尿道,或滞于胞中,均令小便排出不畅,而淋漓涩痛,或溺出如粟状之砂石。梗阻于中,热郁气结,小便涩而难出,故小腹拘急,痛引脐中部位。赵以德认为"脐中者",为"膀胱之上口也。"(相当于输尿管部位)

趺阳脉数,胃中有热,即消谷引食,大便必坚,小便即数。(八)

语译 趺阳部位脉见数,说明胃有邪热,故大量消耗水谷而不断进食,同时必然引起大便坚硬,小便频数。

阐述 趺阳候胃,脉数主热,故曰

"趺阳脉数,胃中有热"。胃热盛则杀谷耗津,故上有消谷善饥,烦渴引饮,下则大肠失润而"大便必坚"。饮水虽多,但胃强脾弱,脾失转输,水液直趋膀胱,故"小便即数"。小便频数,津液偏渗,肠道失润,大便则更坚;热不下泄,胃热愈盛,消谷引饮益剧,于是发展为中消病。

淋家不可发汗,发汗则必便血[①]。(九)

注释 ①便血:这里指小便出血。

语译 平时患有淋病者,不可以辛温之药发汗,若发汗,就必然会导致尿血。

阐述 淋家,即所谓久患淋病不愈者。淋病的形成,大多因肾虚而膀胱积热。若淋病日久不愈,必然导致肾阴日亏,膀胱蓄热不除。素有宿疾,复加外感,治宜滋阴清热,辛凉透泄,若妄用辛温之品发散,必助热伤阴,阴伤则邪热更甚,热邪伤及阴络,动其营血,就会恶化为尿血变证。条文曰:"不可发汗",实寓养阴生津,清热通淋,兼以辛凉解表之意。须强调的是,文中"淋家"只是举例而言,凡肾虚下焦蓄热而复感外邪者,均应由此而悟出疗法。

小便不利者,有水气,其人若渴,栝蒌瞿麦丸主之。(十)

栝蒌瞿麦丸方

栝蒌根二两　　**茯苓**三两　　**薯蓣**三两
附子一枚(炮)　　**瞿麦**一两

上五味,末之,炼蜜丸梧子大,饮服三丸,日三服;不知,增至七八丸,以小便利,腹中温为知[①]。

注释 ①知:病愈也。《方言·第三》:"南楚病愈者谓之知。"

语译 患者若因水气停留而引起小便不畅利的,且口渴严重的,用栝蒌瞿麦丸主治。

阐述 肾主水而司气化,为膀胱之里,"膀胱者,州都之官,津液藏焉,气化则能出矣。"膀胱气化之源,由肾所主,肾阳不足,不能化气于膀胱,故"小便不利"。小便不利,则水无出路,故内停"有水气"。下焦真阳式微,既不能化气行水,亦不能蒸腾津液上潮于口,而致上焦燥热,故患者有剧烈口渴之感,以渴为苦。症属下寒上燥,下寒者谓小便不利,寒水偏积于下;上燥者乃津液不上承,燥气盛于上。本症上浮之焰,非滋不熄,下积之阴,非暖不消,故治宜温肾化气与润燥生津并行,方用栝蒌瞿麦丸。

栝蒌瞿麦丸方中,栝蒌根、薯蓣生津润燥,以治其渴;瞿麦、茯苓渗泄行水,以利小便;炮附子一味,能使肾阳振奋,气化有权,既可使水道通利,亦可蒸津上承,所以是方中的主药。方后注云:"以小便利,腹中温为知",是指本症当有少腹冷,或腰以下肿等阳虚水停于下焦的常见症候。服上方后,病人小便通利,少腹温暖,水肿消退,则是阳气通畅,寒去水行的象征,其病即可愈。

寒凉温燥,淡渗补益同冶一炉为本方的配伍特点。虽寒凉润燥而不伤阳气,温阳暖寒而不损阴津,淡渗利水而不耗津气,诸药共用,攻补兼施,阴阳同调,寒温并用,各达病所,正所谓并行而不悖。方剂服法更以蜜丸迭进,由小剂量逐渐增大,充分发挥其药物的治疗作用。其构思巧妙,后学可从中受到启迪。

小便不利,蒲灰散主之,滑石白鱼散、茯苓戎盐汤并主之。(十一)

蒲灰散方

蒲灰七分　滑石三分

上二味,杵为散,饮服方寸匕,日三服。

滑石白鱼散方

滑石二分　乱发二分(烧)　白鱼二分

上三味,杵为散,饮服方寸匕,日三服。

茯苓戎盐汤方

茯苓半斤　白术二两　戎盐弹丸大一枚

上三味。

语译　小便不畅利者,可依病情斟酌用蒲灰散主治,或用滑石白鱼散、茯苓戎盐汤主治。

阐述　小便不利是一个症状,在多种疾病的过程中均有呈现,引起其病的原因较为复杂。本条仅言主症,并列三方,意在分别不同病情而选用之。但条文叙症过简,故必须从药测症理解。

蒲灰散由蒲灰、滑石二味组成。蒲灰(生用)功治凉血、化瘀、消肿,滑石善于利湿清热,几者合而成方,具有化瘀利窍泄热之效。故对湿热瘀结下焦引起的小便不利、尿道疼痛,小腹急痛等病症,即可选用之。

滑石白鱼散由滑石、乱发(血余炭)、白鱼三味组成。白鱼即衣鱼,又名蠹鱼,乃衣帛书纸中的蠹虫。《本经》称其"主妇人疝瘕,小便不利"。《别录》谓"能开胃下气,利水气,疗淋堕胎"。可知本品具有消瘀行血、利小便之功。乱发烧灰存性,名曰血余炭,《别录》谓其"主五淋,大小便不通"。《心典》称"血余疗转胞,小便不利",均说明此药有止血消瘀、利尿通淋的作用。三药共伍,可凉血化瘀,清热利湿,故对湿热瘀结膀胱血分,膀胱气化受阻,并有阴络受伤,而引起小便不利,尿血,溲时茎中作痛等症,后世称为血淋者,则可选用本方治疗。

茯苓戎盐汤由茯苓、白术、戎盐三药组成。方中茯苓、白术利湿健脾。戎盐即青盐,李时珍《本草纲目》谓其"性味咸寒,疗溺血、吐血,助水脏,益精气"。但尤在泾《心典》指出:"戎盐咸寒入肾,以润下之性,而就渗利之职,为驱除阴分水湿之法也。"徐忠可《论注》补充说:"入肾除阴火,兼清热。"余无言《新义》

则称"戎盐有消炎之功,能溶解尿酸结石。"可见戎盐"益肾"的功效是间接取得的,故本方用戎盐,主要是引药入肾,同时借其咸能软坚,寒能胜热,以疗治湿凝下焦的小便不利症候。综上所述,本方的适应证应是中焦脾虚,湿凝下焦,具有健脾渗湿,软坚散结之功效。对久不愈的石淋患者,热不盛者宜,若热盛者,可于八正散或龙胆泻肝汤中加戎盐一味,效佳。曹颖甫说:"此方为膏淋、血淋阻塞水道通治之方";黄竹斋则认为是治劳淋、石淋之主方。诸说皆有参考价值。

上属三方,均以利小便为主,都有治淋病和尿血的功效。三者病机皆属湿热郁结肾与膀胱,但三方功用,又有轻、重、虚、实之别。蒲灰散滑石白鱼散都能凉血消瘀,清利湿热,前者清热利湿作用强,后者止血消瘀见优,俱治实证。茯苓戎盐汤健脾渗湿,软坚散结,热轻湿重,治虚实错杂症,属攻补兼施方剂。总而言之,本条所列出的三方皆利小便,虽其没有详细叙述其病症,其主旨在于说明治疗时要因人而宜,故不能因其文简而忽视之。

渴欲饮水,口干舌燥者,白虎加人参汤主之。方见中暍中。(十二)

语译 口渴想喝水的患者,若喝水后仍口舌干燥的,用白虎加人参汤主治。

阐述 本条"渴欲饮水",是肺胃热盛,津气两伤所致。因热能伤津,亦易耗气(壮火食气),气虚不能化津,津亏无

以上承,故渴欲饮水自救。但饮入之水,不能灭其壮火,且气虚不能敷布水液,饮入之水直趋于下,而为小便频数。津亏不能滋润脏腑组织,口舌亦失其润泽,故虽饮多水,仍感不解"口舌干燥",则出现口渴饮水——水入则消——消后仍渴的病理循环。

本病热在肺胃,但重在阳明,病尚未入腑,当属阳明经热过盛之候。故在治法上,宜清不宜下。同时因津伤化燥,且清热也不宜苦寒,因苦能化燥,但苦寒亦能伤胃。方用白虎加人参汤,清热而护津,益气以生津,津生则渴止。方主药为中石膏以辛凉清热;辅药为知母,其苦寒质润,可助石膏清阳明经热,又可滋阴润燥,味虽苦而不化燥伤津。人参大补元气,益气而生津,粳米、炙甘草甘润养胃,既可生津,亦可避免寒凉之药伤胃。合而成方,共奏清热益气,生津止渴之功。

脉浮发热,渴欲饮水,小便不利者,猪苓汤主之。(十三)

猪苓汤方

猪苓(去皮) 茯苓、阿胶、滑石、泽泻各一两

上五味,以水四升,先煮四味,取二升,去滓,内胶烊消,温服七合,日三服。

语译 脉浮发热,渴欲饮水,且小便不利者,用猪苓汤主治。

阐述 本条同于《伤寒论·阳明病篇》第226条的最后一段,此处仅少一

"若"字(若脉浮)。

　　本条与本篇第四条五苓散证,皆有小便不利,渴欲饮水,脉浮发热等症,但其行文次序不同。本条小便不利是由"脉浮发热,渴欲饮水"所引起,故列于其后。条文中"脉浮发热",并非表症,而是里热外达之象,故发热较甚,且不兼恶寒,脉象亦多见浮数。热郁伤阴,故口渴饮水以自救。肾与膀胱相表里,肾寒则膀胱气化不行,可见小便不利;肾热也可导致膀胱气化不行,而致小便不利。本条之小便不利属于后者。故用猪苓汤利水清热,兼以养阴,使水去则热无所附,利水而不致伤阴,此乃本书第一篇第十七条所云的"夫诸病在脏,欲攻之,当随其所得而攻之"之意。方中用猪苓、茯苓、泽泻、滑石利水清热,配伍阿胶滋阴润燥,宜于水热互结、阴伤不盛之小便不利或淋症。

水气病脉证并治第十四

本篇着重论述水气病的病因、病机，以及辨证疗法。

水气病，是指水气泛溢或留聚，而致周身皮肤或腹部肿胀的一类病证，统属肿胀病范畴，但分水肿、气胀两种不同病情。本篇肿、胀俱论，故本篇以"水气"冠名之。

"水气"之名，首见于《内经》，如《素问·评热病论篇》曰："诸有水气者，微肿先见于目下也。"由于水与气不可分，故《内经》中又称"水"病或"水肿"，如《素问·阴阳别论》云："三阴结，谓之水。"《素问·水热穴论》则说，"肺为喘呼，肾为水肿。"实均属水气病。

《内经》中就水气病的分类，有风水、石水、涌水等称，本篇则根据形成水气病的病因、病机，及其症候、部位的不同，分为风水、皮水、正水、石水、黄汗五种类型。同时又根据水气病产生的内脏根源，分出心水，肝水、脾水、肺水、肾水，五脏水，以及水分、气分、血分等类型。"五脏水"是本脏气化不足而产生的水气病变，其症候虽可分属于皮水、正水、石水，但又可补充它们的不足。至于水分、气分、血分，则是从气、血、水三者相互影响，相互转化的角度，高度概括水气病的病因、症候的。即由水而病血，谓之水分；由血而病水，谓之血分；由气而病水，则谓之气分。以上三种分类法，同源而异流，纵横交错，互相补充，为水气病的辨证施治指明了方向，临床实践中，要合参而行之。

《内经》中就水气病形成的机理，论述颇详，但较分散。归纳起来，大约有以下三方面：(1)肺肾气化失调。《素问·水热穴论》云："肾者至阴也，至阴者盛水也，肺者太阴也，少阴者冬脉也。故其本在肾，其末在肺，皆积水也。"肺、肾两脏，主气主水，一上一下，互化水气，水升气降，循环不已，是为常态。若肺失宣降，肾失蒸腾，或水气升降失调，皆可致水液潴留，或充斥于皮腠之间，而成肿胀病。《内经》将这一调节系统喻之为本、末，故有"其本在肾，其末在肺"之说；(2)肾脏开阖失度，《素问·水热穴论》曰："肾何以能聚水而生病？……肾者，胃之关也，关门不利，故聚水而从其类也。"因肾司二便之开阖，肾气充足，则二便通调，若肾气虚衰，开阖失常，关门闭塞，二便不利，势必导致水液糟粕不能排出体外，而停聚在内，泛溢于外则成肿胀；(3)脾肺寒结，营卫不利。《素问·阴阳别论》提出："三阴结，谓之水。"王冰注曰："三阴结，谓脾肺之脉俱寒结也。

脾肺寒结,则气化为水。"脾(胃)为营卫之源,肺主营卫之敷布,脾肺寒结,营卫之气运行不畅,故寒气合化而为水。综上所述,水气病的形成,主要关联于肺、脾、肾三脏,以及三焦、膀胱二腑,其中与尤以肾脏关系最为密切。张景岳曾总结说:"凡水肿等证,乃肺脾肾三脏相干之病。盖水为至阴,故其本在肾;水化于气,故其标在肺;水惟畏土,故其制在脾。"可谓精辟之论。

针对水气病的治疗,本篇从阳虚立论,故以温通阳气为主要治则。在具体运用上,张仲景继承了《内经》"开鬼门,洁净府,去菀陈莝"的理论,提出了发汗、利小便和攻逐水邪的疗法。但以上三种方法,只针对水气病的实证而言,至于虚证,温阳化气或滋补精血都是必需的,仲景文中亦有此寓意。

师曰:病有风水、有皮水、有正水、有石水、有黄汗。风水其脉自浮,外证骨节疼痛,恶风;皮水其脉亦浮,外证胕肿①,按之没指,不恶风,其腹如鼓,不渴,当发其汗。正水其脉沉迟,外证自喘;石水其脉自沉,外证腹满不喘。黄汗其脉沉迟,身发热,胸满,四肢头面肿,久不愈,必致痈脓。(一)

注释 ①胕肿:胕与肤通,胕肿指皮肤浮肿。如《素问·水热穴论》:"上下溢于皮肤,故曰胕肿。胕肿者,聚水而生病也。"

语译 老师说:水气病可分为风水、皮水、正水、石水、黄汗五种。风水之脉,自当出现浮象,其外表症状是骨节疼痛和怕风;皮水的脉象也是浮的,外表症状有皮肤浮肿,按之凹陷不起,不怕风,腹部肿胀如鼓,口中不渴。这两种病皆应当用发汗的方法治疗。正水的脉象沉而迟,外症表现为气喘;石水的脉象亦当沉陷,外症为腹部胀满,但不气喘。黄汗病脉象沉迟,身体发热,胸中满闷,四肢、头部及颜面部都浮肿,如经久不愈,势必出现痈疮脓肿。

阐述 条文开始之"病",统指水气病。由于水气病的病因、病机、症候表现之异同,故有风水、皮水、正水、石水、黄汗等五种不同的类型。现将水气病五种类型的脉证特点阐释于下:

(1)风水是一种什么样的疾病?《素问·水热穴论》曰:"勇而劳甚则肾汗出,肾汗出,逢于风,内不得入于脏腑,外不得越于皮肤,客于玄府,行于皮里,传为胕肿。本之于肾,名曰风水。"《素问·评热病论》云:"肾风者,面胕庞然,壅害于言……不能正偃,正偃则咳,病名曰风水。"《素问·大奇论》也云:"肾肝并浮为风水。"王冰注:"脉浮为风,下焦主水,风薄于下,故曰风水。"据此可知,风水病,不仅因感受风邪,与肾也有关联密切。故赵以德曰:"风水者,肾本属水,因风而水积也。"尤在泾也云:"风水,水为风激,因风而病水也。"可见风水是先有肾气不化(即"本之于肾"),后因感风而诱发的一种水气病,从脏腑言,当与肺、肾、三焦、膀胱有关。"风令脉浮",故"风水其脉自浮";有风则"恶风";水湿同类，"湿流关节"，阻滞营卫，故"骨节疼痛"。张路玉根据《内经》的有关记述，认为"今止言外证骨节疼痛，恶风，不言胕肿，脱文也。"临床上，风水当有头面浮肿，或兼发热等症。

（2）水聚皮下，名曰皮水。脾主肌肉，肺主皮毛，故皮水与脾肺关系较为密切。皮水形成的原因比较复杂，或由外受水湿浸淫，如《素问·六元正纪大论》云："感于寒湿，则民病身重胕肿，胸腹满。"或因劳倦过度，饮食不节，导致脾虚湿困，健运失司，升降失调，或由风水风去水留，即徐忠可所谓"邪已去经，而在皮间"。或由正水、石水经治疗后的转归等。《诸病源候论·皮水候》指出："肺主皮毛，肾主于水，肾虚则水妄行，流溢于皮肤，故令身体面目悉肿，按之没指而无汗也。"表明皮水与肾虚也有一定关系。皮水病，水气在皮肤中，其病在表，故"其脉亦浮"，"外证胕肿，按之没指"；无风则"不恶风"；脾失健运，水湿阻滞脾络，故腹满如鼓状，如因水湿浸淫皮肤，病邪在外，水气尚未入里，腹部亦不至于胀满，此时则"其腹如故"。水气尚未化热，亦未入里，没有阻滞津气的布散，故暂不口渴。"当发其汗"者，程云来指出：风水与皮水相类，皆属表。在表汗之可也，故当因势利导以去邪。不过，风水发汗，主在祛风化气；皮水发汗，意在通阳散水。正如魏念庭谓："发汗固治风，而驱水之义也在其中。"

（3）正水，是指肾脏之水自盛，治疗本病亦当正治其水脏。肾阳衰微，寒水留聚，故"其脉沉迟"；肺为水之上源，足少阴肾脉络于肺，水气随经上犯，肺气失于肃降，故"外症自喘"。本病水邪停蓄于腹内，当有腹胀满一症，如《素问·水热穴论》云："水病下为胕肿大腹，上为喘呼，不得卧者，标本俱病。"《杂病广要》也认为，《诸病源候论》所载大腹水肿候，即是正水，故"腹满"当是正水症候之省文。这里仅言"自喘"之特征，是突出正水肺肾俱病的主症，并以此区别于下面的石水。

（4）《内经》中关于石水早有记述，如《素问·阴阳别论》云："阴阳结斜，多阴少阳，曰石水，少腹肿。"《素问·大奇论》曰："肾肝并沉为石水。"《灵枢·邪气脏腑病形篇》也说："肾脉微大为石水，起脐以下至少腹，腄腄然。"表明石水是因阳气大衰，阴寒太盛，阴寒水气凝结于下焦少腹，气结血瘀而成，病在肾肝二脏。肝肾属下焦，阳气大衰，气血凝滞，故"其脉自沉"。"腹满"当是少腹肿满坚硬如石，乃寒水沉积，血脉凝固之症；"不喘"，是寒水之邪局限下焦，未及于上，肺未受邪之故。条文标出"不喘"，恰区别于正水"自喘"一症。总而言之，石水是因肾阳大衰，阴寒水邪太盛，凝聚于下焦少腹，气结血瘀而致，故症见少腹坚硬胀满如石。本病较之正水，其病位更深，病情更重。

（5）黄汗病，以出黄汗而命名，是一种肌表营卫之气被水湿之邪郁遏而成的水气病。卫郁营热，湿热交蒸肌腠，故出汗色黄。营卫郁滞，故"其脉沉迟，身发热"。（正水脉亦沉迟，但此实彼虚，宜分辨之）；营卫之气宣发于上焦，胸中大

水气病脉证并治第十四

气不畅,故"胸满";四肢、头面属阳,阳郁而水湿潴留肌肤,则"四肢头面肿"。此时若及早发散寒水之邪,使营卫畅通,则诸症可解;若经久不愈,肌表营气壅遏过久,必致气血腐败,化为疮痈脓肿。正如《素问·生气通天论》云:"营气不从,逆于肉里,乃生痈肿。"出现这种转归的黄汗病,表明病重难愈。因其病之初,主在气分,久则入于营血。总而言之,在发病上黄汗病与肾的关系不大,在转归上则可致痈脓,这是其特殊之处。

脉浮而洪,浮则为风,洪则为气,风气①相搏。风强②则为隐疹③,身体为痒,痒为泄风④,久为痂癞⑤;气强⑥则为水,难以俯仰,风气相击,身体洪肿,汗出乃愈。恶风则虚,此为风水;不恶风者,小便通利,上焦有寒,其口多涎,此为黄汗。(二)

注释 ①风气:指外界的风邪和体内的水气两种邪气。

②风强:指风邪偏盛。

③隐疹:即瘾疹,因外受风邪而诱发,以皮肤出现小丘疹和瘙痒为主症,类似"风疹"病。

④泄风:指隐疹身痒的病机,是卫气排泄风邪外出的象征,所以叫泄风。

⑤痂癞:指隐疹经久不愈,可化脓结痂,有如癞疾之象。

⑥气强:指水气偏盛。

语译 病人脉象浮而洪,浮是外感风邪,洪是水气涌盛。风邪与水气相聚合,如风邪偏盛,则可发生隐疹,隐疹使病人皮肤瘙痒,痒是正气排泄风邪外出

的象征,所以叫泄风。隐疹经久不愈,还可变成痂癞。若水气偏盛者,则为水气病,水气病人因全身浮肿,所以俯仰困难,可以采用发汗方法治愈它。怕风是表阳虚弱的象征,多属风水病;不怕风的,小便通利,这是寒湿郁于上焦,其人口中涎沫较多,此为黄汗病初起的症候表现。

阐述 本条分两段解释,第一段从"脉浮而洪"至"汗出乃愈",论"风气相搏"的脉象和病证;其余为第二段,论风水与黄汗的鉴别。

(1)"风气相搏"的脉象和病症:浮脉属阳主表,而风为阳邪,风邪伤于表,卫气抗争,其脉多浮,故"浮则为风";洪脉之象,形大而势涌,多主气盛,这里是水气盛于外,故"洪则为气"。风邪与水气相结合,卫气与之相争于表,故曰"风气相搏",或叫"风气相击"。正因"风气相搏",所以"脉浮而洪",即"脉浮而洪"是"风气相搏"在脉象上的反应。但"风气相搏"同时亦可产生病症,本条论述了两类不同的"风气相搏"病症:

其一,"风强则为隐疹"。隐疹即瘾疹,是一种以感受风邪为主要原因的皮肤疾患。本病除皮肤出现丘疹之外,其人必"身体为痒"。此因风热毒邪偏盛,侵入营血所致。"痒为泄风"者,是说风热毒邪有外泄之势,不必专事止痒。《素问·风论》记载:"(风邪)外在腠理,则为泄风。"王冰注曰:"风居腠理,则玄府开通,风薄汗泄,故云泄风。"《灵枢·刺节真邪论》也说:"气往来行,则为痒。"

可见隐疹身痒是卫气与风热毒邪相争，且风毒之邪有随汗而排泄于外的一种反应，此乃隐疹病初之证。若风邪并不外泄，反而乘虚内攻血脉，腐溃肌肉，则可变为"痂癞"。痂癞是隐疹日久不愈的一种转归，以化脓结痂，顽固性瘙痒为其特征，成无己、黄坤载等医家认为是癞疾（即"疠风""麻风"之类），《金鉴》认为是疥癣一类的慢性皮肤病，可资参考。

其二，"气强则为水"。即谓水湿之气偏盛，更加风邪激惹，故水气肆行横溢，发为肿满喘促。其症见身体浮肿特甚，喘咳上气，"难以俯仰"，平卧不能，此即《素问·评热病论》所谓"肾风，面胕庞然，壅害于言……身重难以行，不能正偃，正偃则咳"之风水病。风水之病，因其"水为风激"，水气充斥肤表，故来势急骤。其治当趁正气未至大虚之时，采用发汗之法，使风水之邪尽从汗孔而出，故曰："汗出乃愈"。

（2）风水与黄汗的鉴别：风水与黄汗均属水气为病，但风水之成，除感受风邪之外，还有阳气不足，肾气不化的内因存在。故"恶风"一症，若见于风水初期，多属风邪所致；若经使用祛风解表药治疗之后，恶风不减，即当责之于表虚不固（常伴见自汗、脉浮等症）。这是风水病之本质所在，所以条文强调"恶风则虚"，颇具临床指导意义。黄汗病"不恶风"，正与风水之"虚"相对。本病初期，水湿外浸，上焦心肺营卫之气被郁，故其病机主要责之于"上焦有寒"。寒湿之邪郁在上焦，尚未影响到下焦膀胱气化，故而"小便通利"；上焦营卫之气被郁，气滞则津聚，故"其口多涎"。综上，黄汗病初起，湿郁气滞而未化热，其病多属有余；而风水"恶风"一症，常有"虚"之内因，这是二者的主要区别。

寸口脉沉滑者，中有水气，面目肿大有热，名曰风水；视人之目窠上微拥①，如蚕新卧起状②，其颈脉③动，时时咳，按其手足上，陷而不起者，风水。（三）

注释 ①目窠上微拥：窠音科（kē），目窠即眼胞。微拥，即微肿，《灵枢·水胀》曰："目窠上微肿"。全句意为，两眼胞微肿。

②如蚕新卧起状：形容水气病人眼胞微肿，象睡眠后刚起来的人的眼胞微肿一样。

③颈脉：王冰注："颈脉，谓耳下结喉旁人迎脉也"。即指结喉旁人迎脉，属足阳明胃经。

语译 病人寸口部的脉象沉而滑，这是内有水气的缘故。它的症状是面目肿大，身体发热，这种病名叫"风水"。望诊时，还可看到病人眼胞微微肿起，如同睡觉初醒样子，颈部两侧的脉管跳动剧烈，时带咳嗽。触按病人的手足，皮肤凹陷，不能很快弹起来，这些都是风水病的症状。

阐述 风水初起，人体正气未衰，卫气与风邪在表抗争，故"其脉自浮"。本条言"寸口脉沉滑者"，沉主水，滑主气盛，沉滑并见于寸部，说明水气盛且兼有风邪，上犯于表，为风水肿势逐渐加剧时的变态脉象。因其仍由水气引起，故曰"中有水气"。

水气病脉证并治第十四

"面目肿大,有热",因头面属阳,风为阳邪,"高巅之上,唯风可到",风与水邪上犯,水湿潴留于胸颈以上,故患者面目肿大;卫气被水湿郁遏,故而身体发热。其"寸口脉沉滑"之变脉与"面目肿大有热"的主症,皆属风、水搏于肌表所致,仍属风水,故"名曰风水"。若从望颜面而诊,病人上下眼胞浮肿,如同刚刚睡醒的样子,双侧颈脉搏动明显,这些都是风水邪气过盛,进而波及脾胃所致。因眼胞属脾,胃脉所过颈部人迎脉为肺胃所主,风水上凑,经络为水气遏阻,因此眼胞浮肿,颈脉搏动加剧。"时时咳"为闻诊所得之症,为风水上渍于肺,肺气上逆所致。"按其手足上,陷而不起者",是以手按压病者手足皮肤,凹陷不起,是切诊与望诊相得之症,是因水湿浸浮,溢于肌肤较盛,而正气不足,难以聚复所导致的。本条四肢浮肿,按之凹陷不起,其比面目浮肿更加严重,因四肢为脾所主,而又为诸阳之本,是脾虚湿聚,阳不化气。说明本病不仅在肺,且波及脾,表明其病情发展迅速,病势较剧,属比较重的风水病。

太阳病,脉浮而紧,法当骨节疼痛,反不疼,身体反重而痠,其人不渴,汗出即愈,此为风水。恶寒者,此为极虚发汗得之。

渴而不恶寒者,此为皮水,

身肿而冷,状如周痹①,胸中室,不能食,反聚痛,暮躁不得眠,此为黄汗,痛在骨节。

咳而喘,不渴者,此为脾胀,其状如肿,发汗即愈。

然诸病此者,渴而下利,小便数者,皆不可发汗。(四)

注释 ①周痹:病名。病在血脉、肌肉,症见周身上下游走疼痛,见《灵枢》第二十七篇。

语译 太阳病,脉象浮而紧的,理应骨节疼痛,今反而不痛,只感到身体沉重酸楚,口不渴的,即为风水病,用解表法使其出汗便会痊愈。若病人出汗后反而怕冷严重者,是因阳气虚弱而又发汗所致。若病人口渴而不怕冷的,则是皮水病。病人身体肿胀而两胫发冷,或有如周痹病等其他症状,但同时又见胸中闷塞,不能进食,疼痛聚集在筋骨关节部位,傍晚时出现烦躁不安,以致不能安眠,是黄汗病的症状。

若病人咳嗽气喘,口不渴,则是肺胀病。肺胀病也可出现水肿那样的浮肿症状,如果使用发汗法治疗就会痊愈。

然而各种水气病,若病人口渴而又腹泻,小便频数量多的,则不宜用发汗法治疗。

阐述 分五个自然段阐述本条:
(1)论风水的症候及其治疗原则:太阳伤寒,因风寒之邪闭束肌表,骨节间营卫之气不畅,故"脉浮而紧,法当骨节疼痛"。"反不疼,身体反重而痠"者,谓病人虽见发热恶寒,头项强痛,脉浮而紧等太阳伤寒之脉证,但骨节不痛,身体反而沉重痠楚的,是风水外盛之候。文中以二"反"字,表明人、风、水与太阳伤寒的鉴别要点在于重、痛二症。水湿重滞,故身重;风邪恋于肌表,故身体痠软;水湿还未流注关节,故"反不疼";风水病在表,水性本寒属阴,故风水泛表亦可见到浮紧之脉。"其人不渴"者,是风水在表,里无郁热;"汗出即愈",这是风水表实证的正治法,以其病在表,故当用汗法治之,使风、水邪皆从汗解。"恶寒者,此为极虚发汗得之。"文中"极虚"一词同义于《胸痹病篇》"……责其极虚",为同义反复词。"极,疲也。"(杨雄《方言》),即指阳气不足,并非虚之极。此句承接风水"汗出即愈"之后,意在从反面论证发汗法只适宜于风水表实证。因风水病虽有风邪在表,但"其本在肾",肾阳本有不足,若汗之不得法,不仅风水之邪不去,反更伤阳气,于是可由"恶风"转为"恶寒",此乃风水误汗伤阳的变症。故阳虚忌汗,是风水病使用汗法的一个原则。因水气病多有阳气不足,故这一原则也适用于其他类型的水气病。

(2)论皮水的证候:皮水之证,有常有变。首条论及皮水"不渴",是因阳气郁结不盛,多见于皮水初期,为其常;本条言皮水"渴",乃因水湿潴留皮肤较盛,肺脾阳气受阻,不能转输津液上潮于口所致,多见于皮水经久不愈者,此为其变。同理,本条言皮水"不恶寒"者,属阳气尚通;若皮水郁结过久,阳气闭阻过盛,亦可出现恶寒,甚至厥冷的症候(如第二十七条蒲灰散证)。本条对病症的叙述相对简略,但有常有变,意在示人认识疾病不可拘泥于常规,要知常达变。

(3)对黄汗症候的论述:"身肿而冷,状如周痹",言黄汗病人身体浮肿而两胫自觉寒冷,其疼痛如周痹病。《灵枢·周痹篇》云:"周痹者,在于血脉之中,随脉以上,随脉以下,不能左右……风寒湿气,客于外分肉之间……此内不在脏,而外未发于皮,独居分肉之间,真气不能周,故命曰:周痹。"可知周痹是痹症的一种,症见浑身上下疼痛游走,项背拘急,乃因阳气虚弱而风寒湿邪侵入血脉、肌腠,真气运行受阻所致。黄汗病因水湿郁遏卫阳,阳气不能下达上通,故身体浮肿而两胫寒冷;因黄汗病以水湿为主因,故不能像周痹那样随经脉上下游走疼痛,特称之为"状如周痹"。总而言之,黄汗与周痹的主要区别是:黄汗痛在关节而周身浮肿,周痹痛没有确切的定处且不肿,亦无黄汗。"胸中窒"者,是湿邪郁滞,胸阳不振,肺气不得宣畅,故患者自觉胸中闷塞不通,即首条"胸满"之甚者。胃阳不振,寒不消谷,故"不能食"。"反聚痛……痛在骨节"者,因寒湿留注,聚于关节,筋脉失于温煦,故收引而痛。"暮躁不得眠"者,因"寒中于暮",此时阳气更难以舒展,故关节痛剧,且热为寒郁、心神受扰,故患者烦躁不宁而不得安眠。上述诸证,均为水湿郁遏营卫之气,湿热郁蒸肌腠而致,为黄汗病所具备,故曰"此为黄汗"。从所叙病情来看,又较首条"身发热、胸满、四肢头面肿"的黄汗病、尤重一等。

(4)论肺胀的证治:咳嗽喘息是肺胀病的主要特征,故曰"咳而喘……此为肺胀。"其证是因外寒里饮相搏于肺,肺失宣降而上逆所致。其"不渴者",无热可知;"其状如肿"者,因寒饮闭阻肺气,玄府不开,通调不利,气攻于上,故面部浮肿。此因肺气不宣,气滞作肿,虽与风水相似,而实质不同,故曰"其状如肿"。因本病由外寒内饮搏结于肺所成,其病在上在表,故曰"发汗即愈"。《肺痿肺痈咳嗽上气病篇》云:"上气喘而躁者,属肺胀,欲作风水,发汗则愈。"与本条同义,列于此,是为了鉴别于风水病。

(5)论阴虚不可发汗的禁忌:"诸病此者"谓上述风水、皮水、黄汗和肺胀等病,虽均可用汗法治疗,但须注意体内津液情况。因汗液为阴津阳气合化而成,发汗必然伤及人体的阴津、阳气,故阳虚者忌汗,阴虚者亦当禁用汗法。如上述可汗之病,出现"渴而下利",表明内热津伤或脾虚津亏;"小便数者",是肾虚不能摄约小便,致津液从小便而消耗。此皆说明体内津液已伤,其时若再发汗,势必导致津枯液竭之危,故而告诫曰:"皆不可发汗"。

里水者,一身面目黄肿,其脉沉,小便不利,故令病水。假如小便自利,此亡津液,故令渴也。越婢加术汤主之。方见下。(五)

语译 皮水病的人,浑身、面部、眼胞都肿得很厉害,脉象亦沉。由于小便不畅利,故使人患皮水病,应该用越婢加术汤来主治。若患者小便通利,容易导致津液耗竭,而产生口渴的症状,(越婢加术汤也就不适宜了。)

阐述 皮水的形成,是因脾虚不能运化水湿,肺气失宣,不能通调水道,下输膀胱,水气阻遏于皮腠,营卫之气的通畅受到影响,玄府闭塞,三焦气化受阻,决渎失司,故见"小便不利";水无出路,湿郁化热,水热之邪充斥于表,故"一身面目洪肿"(浮肿得很厉害);里有郁热故口渴;水气过盛,浸淫肌腠,脉气不能鼓动于外,故"其脉沉"。本症水热之邪郁于肌表,治当发汗行水,兼清郁热,宜用越婢加术汤主治。方中以麻黄配石膏发散水热之邪,以白术健脾利水,与麻黄共伍,不仅可行皮中之水,且可抑制麻黄之过汗,甘草、生姜、大枣调畅营卫,一同起到发汗利水、清泄郁热的作用。

"假如小便自利,此亡津液,故令渴也"属插笔,意在指出越婢加术汤的禁忌症候。因皮水郁热常见口渴,但因气化不利,其口渴一症必兼见"小便不利",故宜用散水清热的越婢加术汤治疗。若口渴与"小便自利"并见,表明津液早有亡失,则发汗行水清热之越婢加术汤不得再与之,否则重亡津液。这正是上条"渴而下利,小便数者,皆不可发汗"这一原则的具体运用。

方后注云:"恶风加附子一枚炮","恶风"是使用越婢加术汤发散之后出现的变症,是卫阳虚弱,腠理疏松的表现,故加附子壮阳固表。

趺阳脉当伏,今反紧,本自有寒,疝瘕[①],腹中痛,医反下之,下之即胸满短

气。(六)

趺阳脉当伏,今反数,本自有热,消谷,小便数,今反不利,此欲作水。(七)

注释 ①疝瘕:指腹痛有块的证候,本条由寒气引起,所以积块或聚或散,没有定处。

语译 趺阳部位的脉象一般是沉伏的,而今反见紧象,这是素体有寒邪内结的缘故,所以病人常患疝瘕腹痛的症候,应当用温药治疗。若医生反用苦寒之药攻下,病人就会发生胸中满闷和呼吸短促的变症。

又,趺阳脉应当沉伏,现在反而见数,这是素有积热的缘故,故病人常有消谷善饥、小便频数之症。若病人的小便反而不利,就有可能形成水气病。

阐述 "趺阳脉当伏"者,趺阳属胃脉,因其部位在下,且脉道又在足背二骨之间,故趺阳之平脉,一般当沉伏于里而不显露于表。"今反紧",紧脉主寒,素有寒积于中,故曰"本自有寒"。阳虚寒盛于内,寒气攻冲,筋脉挛急,故病人常有"疝瘕,腹中痛"的症候。疝指寒疝,瘕为腹中积块,时聚时散,游移无定处,两者可单见,亦可合并而致,但皆属腹痛有形的病症。由于病因为寒,故治当用温药。若医者见其腹痛有形,误认为里实而投以苦寒之药攻下,不仅腹痛不止,而且下后重伤阳气,中阳虚衰则水湿不运,寒水相聚,上逆犯肺,肺气不得宣降,故而胸中胀满,呼吸短促。此乃素有积寒,复经误治伤阳,脾阳亏损,健运失职,

则可病水。

又,"趺阳脉当伏,今反数"者,谓其伏脉不见,反见数脉。数脉主热,示其中焦素有积热,故曰"本自有热"。胃热则杀谷,故病人常有"消谷"善饥之感;胃热气盛,则口渴饮水,脾阴不足,不能为胃行其津液,故饮入之水反而偏渗膀胱而致"小便数"。"今反不利,此欲作水"者,因胃热迫水,偏渗膀胱,小便当数,今不利,故曰反。可知水热互结,影响膀胱气化不利,水热之邪不从下泄,在内蓄积,泛溢肌表,势必会形成水肿病,故曰"此欲作水",告其转归,有则及早防治之义。

寸口脉浮而迟,浮脉则热,迟脉则潜①,热潜相搏②,名曰沉③。趺阳脉浮而数,浮脉即热,数脉即止④,热止相搏,名曰伏⑤。沉伏相搏,名曰水。沉则脉络虚⑥,伏则小便难,虚难相搏,水走皮肤,即为水矣。(八)

注释 ①潜:潜藏,指热邪潜入营血之中。

②搏:相聚合之意,同"抟"义。

③沉:指热邪内伏而不外达。

④止:伏止不行,指热邪伤及膀胱,气化不利。

⑤伏:指热邪沉伏于下,不能由小便而泄。

⑥虚:指营血虚弱。

语译 寸口部的脉象浮而兼迟,脉浮为外热,脉迟为热邪潜藏,热邪与营血相聚合,则内伏而不外达,故名之

水气病脉证并治第十四

曰"沉"。趺阳部位的脉象浮而兼数，脉浮为胃热气盛，脉数可使小便止涩不利，热邪、水相互结合，不能由小便排泄，则沉伏于下，故名之曰"伏"。热邪沉潜，加之水邪留伏，水热互结，则可导致水气病，故名曰"水"。热邪沉潜则使络脉营血亏虚，水邪留伏则使气化不利而小便困难，虚热、水邪相相合，水热之邪不从小便排泄，反而泛溢皮肤，于是形成水气病。

阐述 本条是通过合诊寸口、趺阳二脉，来论述水热互结的水气病形成的机理。可分为四段讨论：从条首至"名曰沉"为第一段；从"趺阳脉浮而数"至"名曰伏"为第二段；"沉伏相搏，名曰水"为第三段；从"沉则脉络虚"至"即为水矣"为第四段。

第一段：通过"寸口脉浮而迟"的脉象，论述客热沉潜的病机。寸口为阳位，属心肺所主。浮脉主表属阳，热亦为阳邪，今寸部见浮脉，当是外有风热犯表之症，故曰"浮脉则热"。"迟脉则潜"者，谓寸部脉迟是因热邪潜伏所致。风热之邪为何不从表解？结合"沉则脉络虚"来看，当是热邪由气分入于营分。营阴吸热，故热不出；营卫循行不畅，则脉迟涩不利。"热潜相搏，名曰沉"，是为进一步阐述上述病机。相搏即相合，指客热入舍于营，与营阴相聚合，则邪热潜伏于营而无外达之机。沉，是内伏而不出，在这里指心肺营卫郁滞，客热沉潜不出的病机，并不是指沉脉。

第二段：通过"趺阳脉浮而数"的脉象，来论述里热伏止于内的病机。趺阳属胃所主，趺阳脉浮，是胃热气盛，故曰"浮脉即热"。"数脉即止"者，数脉主热，"止"乃里热伏止不行之谓。里热为何伏止不能下泄呢？结合下文的"伏则小便难"，可知是热邪灼肾，膀胱气化不利，水热互结，水不利则热不下泄。"热止相搏，名曰伏"，是概括以上病机，即里热下灼，与水邪相聚，水道不利，故里热伏止于内。此"伏"者，即里热潜伏的病机，非伏脉也。

第三段：以"沉伏相搏"论述水热互结之水肿病机。综上所述，"沉"指上焦客热沉潜于里，"伏"指中焦邪热伏止不行，上中二焦之热相合，即谓"沉伏相搏"。两热相聚，其热必盛。上焦心肺被灼，营卫不畅，上源不清，通调失职，水道不利；中焦热盛，口渴饮水，运化无权，邪热伤肾，肾气不化，皆能导致水热互结。水热之邪在内停蓄，泛溢肌肤，于是形成水肿，因此"曰水"。可见，无论外感客热，或内伤邪热，只要影响人体水液气化功能失调，就能发生水气病。

第四段：通过"虚难相搏"，进一步阐释水热互结之水肿病机的演化。前已述及，"沉"是外感客热沉潜于营阴之中不去，热久必伤阴，故曰"沉则络脉虚"。"伏"为里热伏止于下，《五脏风寒积聚病篇》第十九条曰："热在下焦者，则尿血，亦令淋秘不通。"膀胱受热而气化不利，故曰"伏则小便难"。"虚难相搏"者，是水热互结之水肿病机的进一步发展。热盛水结，为热性水肿病之初，其时邪热虽盛，而阴犹未伤，或阴伤不盛。若邪热沉伏过久，营阴必伤，所以这里的"虚"指营阴虚弱。加之小便艰难，水热之邪不从下泄，势必泛滥肌表，因而形成水热互结、营阴虚衰的水肿病，故曰"即为水矣"。

寸口脉弦而紧，弦则卫气不行，即恶寒，水不沾流①，走于肠间。

少阴脉紧而沉，紧则为痛，沉则为水，小便即难。（九）

注释 ①沾流：沾音詹，濡也，渍也，即濡润滋养之意；流者，指水液流布膀胱而为尿。沾流是人体正常的水液代谢过程。喻嘉言作"活流"，言水液随气运行，供给全身需用，亦可从。

语译 病人寸部的脉象弦而兼紧，脉弦是卫气运行不畅，因而病人有怕冷的感觉。同时因水液不能浸渍和排泄，故在肠道之间流注，形成水气病。

若少阴部位的脉象紧而沉，脉紧主疼痛，脉沉有水气。寒自内生，气化失职，所以导致小便困难，也能形成水气病。

阐述 本条从脉证阐述水气病的形成机理与肺、肾有密切关系，分两段阐释。

（1）从脉证论述水气病的形成，与肺卫虚寒有关（相当于五脏水中的"肺水"）。"寸口脉"指寸部之脉，寸部为肺所主，卫气宣发于肺，而弦紧之脉皆属阴主寒，故"寸口脉弦而紧"者，是寒邪外束，卫阳被郁。肺卫之气不能畅行，故病人自觉恶寒怯冷。此处仅论"弦则卫气不行，即恶寒"，而无"紧则……"之句，从仲景以脉论病的行文特点来看，开始两脉并提，继而分论二脉，如《腹满寒疝宿食病篇》第十七条："腹痛，脉弦而紧，弦则卫气不行，即恶寒，紧则不欲食……"。由此推测，此处似有脱简。

"水不沾流，走于肠间"，是因卫阳为寒邪所郁，致肺气既不能宣发，水道又不能通调，故使水液既不能运化敷布以濡养形骸脏腑，也不能经三焦膀胱气化为尿，排出体外，故反而流注于肠道之间，蓄积而成水气病。综上所述，此段水气病的形成，主因是"卫气不行"，进而导致"水不沾流，走于肠间"，故与后面第十五条"肺水者，其身肿，小便难，时时鸭溏"的症候相似，当参合理解。

另外，徐忠可将文中"水不沾流走于肠间"连读，释为"水既不直走肠间，自不能不横出于肌肤矣"。因"水走肠间"并非生理状态，所以徐氏之说较欠妥。

（2）从脉证论水气病的形成，密切相关于肾气虚寒。少阴脉属肾，紧脉主寒主痛，沉脉主里主水，故"少阴脉紧而沉"者，是肾阳不足，阴寒水饮内盛之象；阳虚寒盛，筋脉拘急，或腹痛，或筋骨关节疼痛，故曰"紧则为痛"。肾阳不足，不能化气行水，则膀胱气化不行，因而小便短少困难，水蓄于内则成水肿，故曰"沉则为水，小便即难"。综上所述，本条所论水肿，乃由肺、肾两脏引起，其本为肾，其标为肺，此乃正水形成的机理。

脉得诸沉,当责有水,身体肿重。水病脉出①**者,死。(十)**

注释 ①脉出:指水气病之沉脉暴出而无根,上有而下绝无。

语译 若病人脉象见沉,而身体又浮肿沉重,此乃水气留蓄、泛滥所致的常见脉证。若水气病人的脉象由沉伏暴出而无根,上有而下绝无,这是阴盛格阳的危象,多主死。

阐述 "脉得诸沉,当责有水",谓诊脉得之于沉象,应当归属于有水气的缘故。责,归属之意。水病而得沉脉者,是因水为阴邪,阴邪盛则必碍阳气,脉中之阳气不能鼓动气血达于外,且因水留皮肤,脉络受压,营卫被阻,故其脉当沉。"身体肿重"者,为水液充斥皮肤,蓄积不行之体征,故亦当责之于有水,而且是水气病的必见症状。因沉脉主病有多种,举凡表里、寒热、虚实各症均可见到沉脉,故诊断水气病,必须合参脉证,即将脉沉与"身体肿重"结合起来分析,方可得出水气病的正确诊断。

"水病脉出者,死",脉出,是谓轻举有,而重按则散、盛大无根之脉。水气病,因其水阻脉气,营卫不畅,脉多沉伏;待肿势渐消,其脉亦逐渐转浮,且均匀和调。这都是与脉证相符之象,一般预后良好。若患者肿势未减,脉象不沉,突然出现浮大无根、散乱不均之脉,是阴盛于内,阳越于外,真气欲脱,阴阳将离之象,为邪盛而正气衰亡,故预后不良,多是死

症。此乃以脉象的变化来预测水气病的转归,具有重要的临床指导意义。

夫水病人,目下有卧蚕,面目鲜泽,脉伏,其人消渴。病水腹大,小便不利,其脉沉绝①**者,有水,可下之。(十一)**

注释 ①脉沉绝:指脉沉之甚,有如欲绝之状。

语译 水气病患者,下眼胞浮肿,似有蚕躺在那里,面部和眼胞肿得光亮润泽,脉象沉伏,其人口渴而饮水多。若患水气病而肚腹肿大,小便不利,脉象沉得很难切到,这是有水气蓄积在里,可用攻下法治疗。

阐述 水气病人,"目下有卧蚕",是指病人下眼胞浮肿,状如卧蚕,即《灵枢·水胀篇》所说"水始起也,目窠上微肿如新卧起之状"的症候。脾胃为水湿所困,水气泛溢于眼胞,故见眼胞浮肿;"面目鲜泽"是皮中水气太盛,肤润而平滑,故肤色光亮而润泽,此类同于首篇的"色鲜明者有留饮"之意;"脉伏",较之脉沉更进一层,是水气内盛,营卫被遏之象;水停气结,气不化则津不升,气郁过久则化热伤津,故"其人消渴"饮水,因其由水气停聚所致,故必饮水不多,属消渴症范畴。"病水腹大,小便不利"者,因渴饮多则气化不利,气机郁滞而三焦闭塞,阳不化水,故"小便不利";于是,水愈积愈多,溢于腹内,故而"腹大"。"其脉沉绝者",谓其脉沉伏不出,并非

无脉之绝，为水势太盛，停聚于内，阻碍阳气，脉气不达之故；曰"有水"，是指水气病人，如见上症，腹大消渴，小便不利，面目浮肿光亮，脉象沉伏不出等，是水气蓄积于里之实热症候。此时用利小便之法若治疗无效的话，则可用攻下逐水之法治之，但仍当斟酌患者正气之强弱而用，故曰"可下之"。此属《素问·汤液醪醴论》提出的"平治于权衡，去菀陈莝"之法。

问曰：病下利后，渴饮水，小便不利，腹满因肿者，何也？答曰：此法当病水。若小便自利及汗出者，自当愈。（十二）

语译 问：病人患泄泻之后，口渴想饮水，小便不畅利，腹部胀满，前阴部也出现水肿，是什么原因呢？答：按理说，这是形成水肿病的征兆。但若病人小便通利和能出汗者，此病就能自然痊愈。

阐述 "病下利后，渴饮水"者，谓泄泻日久，津气俱伤，故渴而饮水以自救。"小便不利"者，因下利后脾、肾两虚，脾虚则运化失职，肾虚则气化无力。阳气不化，水液不行，故小便不畅利。脾虚不能制水，所饮之水停留于中；肾虚不能化气行水，小便不利，水无从排泄，不仅留聚腹中，而且溢于肾所主之窍孔——前阴，故患者"腹满阴肿"。《金匮要略易解》认为，原文"因肿"不错，言其腹部因水聚而满，满而溢，故引起肤肿，与后文"汗出者，自当愈"相吻合，若仅限于"阴肿"，则仅云"小便自利"即

可。此说可参。"此法当病水"，是总结上述见症，若下利后出现脾肾虚弱之时，则是发生水气病之先兆。因为脾肾气化功能不足，所饮之水，无由排出，因此按其常理，应当发生水气病，故当及早预防之。

"若小便自利及汗出者，自当愈"，是言本证自愈的机转。小便自利，是膀胱气化正常，汗出，是营卫调畅，说明其肺、脾、肾三脏阳气未至大衰，或气化已有复苏之机。三焦腠理通畅，膀胱气化正常，水邪既可从毛窍而出，又可从小便而去，故而"自愈"。此其向愈机转，告之治水病之法，当从利小便、发汗方面求之，目的是通畅脏、腑元真之气，盖气通则水亦行矣。

心水者，其身重而少气，不得卧，烦而躁，其人阴肿。（十三）

语译 心脏病而导致的水肿者，患者会感到身体沉重，呼吸短促而气少懒言，心中烦躁不安，不能平卧，病人的前阴部也会出现水肿现象。

阐述 从本条起以下五条，皆论述五脏水的症候。五脏水，是指五脏气化功能失常之后，出现水肿及有关气化障碍的症候，并不是五脏自身有水。

"心水者"，即心脏有病而引起的水肿病。心为阳脏，主一身之血脉。心阳虚，血脉不畅，寒凝水停，故其人身体肿胀而沉重。"少气"是就气少不足而言，呈呼吸短促不续之状，为心阳虚、水邪

盛,肺气被水邪所困而致。"不得卧"指病人不能平卧,因平卧则水邪更逆于肺,如坐起则水邪下趋,肺气稍利,此相类似于"支饮不得卧"。水气凌心,心阳被郁,故患者心中烦躁不宁,或心悸不安。"其人阴肿"者,因前阴为肝肾经脉所过之处,肾脉出肺络心,心阳虚不能下交于肾,则肾水不得制约,溢于前阴致阴肿。

肝水者,其腹大,不能自转侧,胁下腹痛,时时津液微生,小便续通①。(十四)

注释 ①小便续通:指小便断续通畅,即时通时不通。

语译 患肝水的病人,其腹部肿大,甚者不能自由转动,胁腹部位常常作痛,口中津液时时微生,其小便也时通时不通。

阐述 "肝水者",即因肝有病而引起之水肿病。肝主疏泄,肝病而乘脾土,脾不能运化水湿,水气盛,留积腹内,故其腹肿大;腹部水势太盛,为肝病腹水之重证,故腹大而"不能自转侧","胁下腹痛",是指胁腹部疼痛,因胁为肝之府,而肝脉自少腹而循胁肋,行身之侧,肝气通于腹,今水气凌肝,则肝络必受阻,肝经气血郁滞不通,甚至气血瘀阻,故胁腹部胀痛或刺痛。本条之重点为"时时津液微生,小便续通"。因肝主疏泄,疏者条达而上,泄者顺利而下,肝有病则疏泄功能紊乱,升降之机失常。肝脾不升,肺胃

失降,则津液不生而小便不通;当肝气稍舒时,则脾气得升而胃气得降,水津即随肝气而上升,故见"时时津液微生",口中津润;肝气条达而疏泄畅行,三焦通畅,则小便利下。"小便续通",是指小便通利断续,时通时不通。可见"时时津液微生,小便续通"是肝脏疏泄功能紊乱、正邪相争的反映,对肝水的诊断具有重要意义。

肺水者,其身肿,小便难,时时鸭溏①。(十五)

注释 ①鸭溏:属大便溏泄之一种,其特征是水液与粪便混杂,如鸭之粪便,故名鸭溏。

语译 肺水患者,浑身浮肿,小便不利,大便时时如鸭之溏泄。

阐述 "肺水者",指因肺病而引起之水肿。肺主气而司治节,通调水道,为水之上源,若肺虚,气失所主,通调失职,水气势必横溢于体表,故"其身肿"。肺失通调,水不下转膀胱,则"小便难"。小便难,则水无去路,"其身肿"则会加剧。"时时鸭溏"者,因肺与大肠相表里,肺气不行,则大肠传化失调,肺金收敛失职,故而大便时时粪水杂下,如鸭粪,清而不实。赵以德在《金匮玉函经二注》阐述为水走大肠所致,云:"水不得自小便出,反从其合与糟粕混成鸭溏也。"可供参考。

脾水者,其腹大,四肢苦重,津液不

生,但苦少气,小便难。(十六)

语译 患脾水的病人,腹部肿大,四肢沉重异常。因为津液不能生发,所以患者唯以气短不续为最苦,而且小便亦困难。

阐述 "脾水者",因脾病而导致水肿。脾居于腹主四肢,四肢为诸阳之本,脾阳虚不能运化水湿,阳气闭郁不能达于四末,四肢被水湿所困,故见"其腹大,四肢苦重"。"津液不生,但苦少气",是脾虚气弱之征。因津液之成,源于水谷精微;津液之行,有赖脾气之转输。今脾虚气弱,水湿受困于腹,纳谷减少。同时,脾不能为胃"游溢精气",故"津液不生"。"阴虚则无气",脾不能输精于肺,故肺气虚而"少气"。"小便难"者,是脾虚不能散精于肺,肺不输津于膀胱之故。

肾水者,其腹大,脐肿腰痛,不得溺,阴下湿如牛鼻上汗,其脚逆冷,面反瘦。(十七)

语译 肾水病患者,其腹部也胀大,甚至脐肿而突,同时有腰痛、无尿,会阴部经常潮湿似牛鼻上出的汗。患者双足寒冷至膝,其面部与腹部相比,反而显得瘦削。

阐述 "肾水者",谓因肾病而致水肿。肾主水,司开阖,为胃之关,肾阳虚衰,不能化气行水,于是水蓄下焦,上犯侮土,水聚于腹,故"其腹大"。脐为腹的中央,腹中水盛,水气胀满,故"脐肿"而突。肾的外府为腰,肾阳虚衰,寒水凝聚,经络不通,故而"腰痛"。"不得溺"是小便极少,甚至无尿,为肾阳式微,阴寒凝结,是膀胱气化即灭的征象。肾开窍于二阴,水寒积于腹内,不得外泄,必下注浸淫于下,故阴下潮湿"如牛鼻上汗"。肾阳虚,不能温煦下焦,水寒下注,寒湿独盛双足营卫运行不畅,故"其足逆冷"至膝。"面反瘦"者,肾居下焦,肾病而阴盛于下,故其面部相比"腹大脐肿",反而显得瘦削,其实面目亦肿。

师曰:诸有水者,腰以下肿,当利小便;腰以上肿,当发汗乃愈。(十八)

语译 老师说:一切水气病,凡腰部以下肿得严重者,主要以利小便为治疗方法;若腰以上肿得严重的,则以发汗治疗才能痊愈。

阐述 "诸有水者",泛指一切水气病,包括前所述之风水、皮水、正水、石水、五脏水等。水气病的治法同其他疾病的疗法,当根据其上、下表里之病位的区别,采取就近因势去邪的方法治疗,才能去邪而不伤正。"腰以下肿,当利小便"者,因人体以腰部为界,腰以下属阴,为里,水气病出现腰以下肿甚者,表明水邪主要聚结在里、在下,"在下者,引而竭之",故当采用利小便为主的治法,使水湿从小便而去;"腰以上肿,当发汗乃愈",因腰以上属阳为表,腰部以上肿势较为严重者,说明水邪主要在上、在表,

"其在表者，汗而发之"，故当采用发汗为主的治法，使水邪从汗液而泄。这种因势利导之法，是水气病之一般治则，亦是《素问·汤液醪醴论》所提出的"开鬼门，洁净府"治法的具体运用。

师曰：寸口脉沉而迟，沉则为水，迟则为寒，寒水相搏。趺阳脉伏，水谷不化，脾气衰则鹜溏，胃气衰则身肿。少阳脉卑[①]，少阴脉细，男子则小便不利，妇人则经水不通，经为血，血不利则为水，名曰血分。（十九）

注释 ①少阳脉卑：少阳指和髎部位之动脉，在上耳角根之前，鬓发之后，即耳门微前上方，属手少阳三焦经脉。卑，指脉搏按之沉而弱，主营气虚弱。

语译 老师指出：病人寸部脉象沉而迟，沉脉主水，迟脉主寒，寒、水相互搏结，有可能形成水气病。若病人趺阳脉见沉伏，表示脾胃阳气不足，脾气衰不能消化水谷，于是水粪杂下，如鸭子的稀薄大便，胃气衰则营卫运行不畅，故呈现身体浮肿。若患者少阳脉沉而弱，少阴脉细而小，则表示肾气不足。若这样的脉象见于男子，因肾气不化而小便不利，可导致水气病；若见于妇人，则常见经水不通。因为月经来源于血，经水不通则表示血行不利，血不利则化而为水，也可形成水气病，被称做"血分水气病"。

阐述 本条分三段阐释，第一段为条首至"寒水相搏"；第二条为"趺阳脉伏"至"胃气衰则身肿"；其余为第三段。

第一段通过"寸口脉沉而迟"，说明肺气虚弱可以产生水气病。寸口属阳，为肺所主，沉脉主水，迟脉主寒，故曰"沉则为水，迟则为寒"。"寒水相搏"者，是指肺气虚弱，卫阳不固，寒邪犯肺，治节不行，通调失职，因而水与寒邪相互搏结，泛溢肌肤，而导致水气病。故"寸口脉沉而迟"是"寒水相搏"之象，而肺气虚弱则是"寒水相搏"之因。

第二段通过"趺阳脉伏"，阐述中焦脾胃阳虚致肿的机理。"趺阳脉伏"者，指趺阳部之脉沉伏不起。因脾与胃相合，故"趺阳脉伏"是脾胃阳气虚弱，不能鼓动脉气所致。脾胃阳虚，不能腐熟运化水谷，因而"水谷不化"。"脾气衰则鹜溏"者，因脾气虚衰，运化失职，不能辨清浊，故水粪杂下，形如鸭溏。对于"胃气衰则身肿"者，注家持不同看法，如《心典》云："胃气主表，故衰则身肿也"；《教参》认为"胃衰不能分消水液"。此处则着重强调胃气虚弱与水气病的形成的密切关系。因胃为水谷之海，五脏皆禀气于胃，若胃气虚衰，则既不能纳食，水谷亦不能腐熟，全身势必匮乏气血津液；又胃虚脾亦衰，脾失运化，则水湿内停。脾胃虚，营卫不畅，水湿留滞，故浑身浮肿。但此种浮肿属气虚气滞而致，不同于一般湿盛之肿。

第三段通过"少阳脉卑，少阴脉细"阐述肾气虚衰导致两种水气病的不同机理。历代医家对"少阳脉卑"有不同的认识：徐忠可云"少阳者，左关胆脉也"；黄竹斋据《素问·三部九候论篇》"上部天,两额之动脉",疑两额动脉为少阳脉;吴谦说是右尺脉,尤在泾说"少阳者,生气也",均指肾中真阳。至于"脉卑"的形态与主病,成无己在《注解伤寒论·平脉法》云:"荣气弱,名曰卑";王肯堂说:"按之沉而无力,故谓之卑也";《二注》读"卑"为"怯"音。意即少阳之脉沉而无力,主营气不足。我们认为,因"少阳属肾","三焦为元气之别使","三焦者,决渎之官,水道出焉",故"少阳脉卑",实指肾中元阳不足,三焦气化不利,其脉必沉弱无力。就其切诊之处,古代切耳前之动脉,但现今临床多以切按右手尺部脉为是。"少阴脉细"者,少阴脉属肾,候在足内踝太溪穴处,细脉主阴血不足,今肾脏精血亏损,脉道不充,故"少阴脉细"。

"男子则小便不利,妇人则经水不通"者,谓"少阳脉卑"兼见"少阴脉细",说明肾阴、肾阳俱不足,无论男女,皆有可能导致水气病。但因男子属阳主气,肾气易亏难复,肾气衰微,则三焦膀胱无以温煦蒸化,决渎无权,州都失职,故"男子则小便不利"而病水。女子属阴主血,肾精亏耗,冲任脉虚,寒客胞门,寒凝血少,故妇人则首见"经水不通"。"经为血,血不利则为水。"是用以补充说明妇女肾精亏虚,月经不通后而致病水的机理。因精血乃月经之源,精血亏虚,月经闭阻,则必气滞,"气行则水行,气滞则水停",今经闭气滞,则水亦不行而停蓄,故而形成水病,因此曰:"血不利则为水"。"名曰血分"者,是指此种水气病的产生,源于血分病变,虽症见水肿,实因为经血闭阻不行所致,故曰:"血分"。

问曰:病有血分水分,何也?师曰:经水前断,后病水,名曰血分,此病难治;先病水,后经水断,名曰水分,此病易治。何以故?去水,其经自下。(二十)

语译 问:为什么妇女患水肿病会有血分、水分之不同呢?老师说:若病者月经先停,后病水肿的,叫做血分,这种水肿病难治;若病人先病水肿,其后月经闭止不来的,叫做水分,这种水肿病较易治。原因是去其水,其月经自然即来。

阐述 女子因其有经血的特殊生理,故有较男子更加复杂的病理。本条即指出妇人病水,病情有血分、水分之分。"血分"者,是谓病人先见月经闭阻不通,而后出现水肿,即文中所说的"经水前断,后病水"之意。其形成之因,乃经血闭阻,血瘀气滞,而影响水液的运行,水气泛溢为肿。其病是因血而致水,故称"血分"。"血分"深而难通,血不通则水不行,病情较重,不是单纯治水之法可治愈的,故"此病难治"。"血分"病的治则是,先治血病,后治水肿,或治血为主,兼顾水肿。"水分"者,是先病水肿而后致闭经,即文中"先病水,后经水断"之意。水液阻滞,气郁血瘀是其成因。因其病由水而及血,故称"水分"。"此病易治"者,是因"水分"较之"血分",其病位较浅,病情较轻,水邪一去,则血道通畅,而经水自下,故曰"易治"。先治水病,后治经闭为"水分"的治则,

水气病脉证并治第十四

或主治治水病,兼顾血病。

问曰:病者苦水①,面目身体四肢皆肿,小便不利,脉之②,不言水,反言胸中痛,气上冲咽,状如炙肉③,当微咳喘。审如师言,其脉何类④?

师曰:寸口脉沉而紧,沉为水,紧为寒,沉紧相搏,结在关元⑤。始时尚微,年盛⑥不觉,阳衰⑦之后,营卫相干⑧,阳损阴盛,结寒微动,肾气⑨上冲,喉咽塞噎⑩,胁下急痛。医以为留饮而大下之,气击⑪不去,其病不除。后重吐之,胃家虚烦,咽燥欲饮水,小便不利,水谷不化,面目手足浮肿。又与葶苈丸下水,当时如小差,食饮过度,肿复如前,胸胁苦痛,象若奔豚,其水扬溢,则浮咳喘逆⑫。当先攻击冲气,令止,乃治咳;咳止,其喘自差。先治新病,病⑬当在后。(二十一)

注释 ①苦水:苦,形容词,或用做动词,作"患"或作"为……所苦"解。苦水,即患水气病,或为水气病所苦。

②脉之:脉,在此作动词,即诊断之意;之,代词,指病人。

③状如炙肉:形容冲气发作时的症状,病人自觉咽中如象有烤肉块阻塞一样,吞之不下,吐之不出。《说文》:"炙,炙肉也,从肉在火上。"

④其脉何类:脉代表症候;类,类别,分析。全句意为:病人的上述症候,应当如何来分析呢?即上述症候产生的机理何在?

⑤关元:任脉俞穴之一,在脐下三寸处。

⑥年盛:指壮年之时。

⑦阳衰:即阳气衰减之时,一般指女子五七(三十五岁)、男子六八(四十八岁)以后,其时阳明脉始衰。

⑧营卫相干:干,忤也。即指营卫之气不相和谐。

⑨肾气:这里指下焦阴寒水饮之气。

⑩喉咽塞噎:《说文》"噎,饭窒也"。喉咽塞噎,指咽喉阻塞不畅,甚至影响呼吸和饮食。

⑪气击:指气上冲击于咽喉、胸胁,即冲气发作时的症候表现。

⑫浮咳喘逆:指浮肿、咳嗽、喘促、冲气上逆四个症状。

⑬病:指水气病,前句新病指冲气、咳喘病。

语译 问:水气病的患者,其周身、面目、四肢皆浮肿,小便不利,但老师在为病人诊断的时候,却不谈水肿,反而仅说病人胸中疼痛,自觉阵阵有气上冲胸咽,气上冲时,咽中好象有烤肉块梗塞一样,而且应当有微微咳喘。若病情确如老师所说的那样,那么这些症候产生的机理是什么呢?

老师回答说:病人寸口部的脉象沉而紧,沉是有水,紧为有寒,寒与水相聚,常凝结于下焦关元之处。在寒水开始凝结之际,还较轻微,且年龄又正在壮年气盛之时,故感觉不大,待到年纪增大,阳气渐衰之后,营卫不和,阳气日衰,阴寒渐盛,于是蓄结在脐下的寒水之气开始蠢动。这种寒水之气一旦循冲脉上冲,病人就会出现咽喉阻塞不利,胸胁部发生拘急疼痛等症状。此时医生若以为是留饮胁痛而用峻药大下之,不仅气上冲不降,更不能根除其病。其后又因见咽喉部梗塞而重用吐法治之,反使胃气虚弱而烦闷不舒,咽中干燥而想喝水,小便

不利,饮食不消化,面目、手足皆出现浮肿。因见其浮肿,医生又给病人服葶苈丸攻下其水,当时浮肿好象略有减轻,但由于饮食过多,水肿又复发如前,而且胸胁部疼痛剧烈,其病情似奔豚那样。由于阴寒水气向上泛溢,故有剧烈浮肿、咳嗽、喘促、冲气上逆等症状出现。此时的治疗方法,首先应当平降冲气,使冲逆停止后,再治咳嗽,咳嗽止,则喘息自然痊愈。总之,先治冲逆咳喘等新发生的病症,根治水气病应当在新病愈后再进行。

阐述 本条分四段讨论。

第一段从条首至"其脉何类",以提问形式提出水气与冲气并发时,为何首重冲气? 是本条论述的引言。

"病者苦水",谓患水气病(正水、石水之类的阴寒水气病)严重的病人,症见"面目身体四肢皆肿,小便不利"。但老师诊察后,不言水气病,反而说及胸中痛,病者自觉有气从少腹上冲胸咽,咽中梗塞,好像有烤肉块阻塞于内。这是水气、冲气并发的症候。此时水气既盛,又加冲气上逆,致肺气失降,故还当见"微咳喘"。审视病情,果如老师所言,其机理何在呢?

第二段从"师曰"至"胁下急痛",论述水气与冲气并发的脉证、病因、病机。

"寸口脉沉而紧"者,谓寸、关、尺三部脉均见沉紧,因沉主水,紧主寒,故沉紧并见,是水、寒互结之象。肾主水,居下焦,水、寒互结是因肾阳虚弱,不能温化水液所致。关元穴在脐下,为元气之藏地,人身之下气海,俗称"丹田",肾中真阳不足,故水寒之邪乘虚凝结于关元之处。"始时尚微,年盛不觉",是指未发初病者,因阴寒水气初结关元,邪气不盛,且又当阳气尚旺盛的壮年之时,故对水气病无明显感觉。"阳衰之后,营卫相干,阳损阴盛,结寒微动",谓至中年之后,阳气渐衰,阴寒日盛,营卫之气不相和谐,于是寒水之邪结于关元部,乘虚而蠢蠢欲动。"肾气上冲,喉咽塞噎,胁下急痛"者,是谓下焦阴寒水饮之气循冲脉上逆,即水气、冲气并发上逆之时的症候表现。"肾气"指下焦寒水之气。因冲脉起于胞中,与少阴经脉挟脐上行,至胸中而散。下焦寒水之邪乘阳虚循冲脉上冲,于是形成"喉咽塞噎,胁下急痛"等冲气上逆的症候。

第三段从"医以为留饮而大下之"至"则浮咳喘逆",论医生误治后的变症。

上述水气并发冲气之症,若医者辨识不清,误以"胁下急痛"为饮邪留聚胁下,而以十枣汤之类峻药大下其水,不仅上逆之冲气不降,而且因药不对证,故病必不除,此为一误也;"后重吐之",是以"喉咽塞噎"误认为痰饮阻塞于上焦,而重以瓜蒂散之类涌吐之,此为再误也。先下后吐,一错再错,正气日损,故大伤中气,而致变症丛生。"胃家虚烦,咽燥欲饮水",是脾胃气阴大伤,胃中虚热上浮所致;脾胃虚弱,故"水谷不化";本症因肾阳不足,水气不化,又加误治伤正,渴欲饮水,气不化水,故"小便不利";水气泛溢,而致"面目手足浮肿"。"又与葶苈丸下水",是医者见其"面目手足浮肿"，病因未明，虚实不辨，徒以葶苈丸下水以治其标。因未能治病之本，故虽因一时下水，肿势稍减，但因脾肾虚损未复，稍有饮食不慎，则更损其气，而水肿复发如前，故文中曰："食饮过度，肿复如前"。"胸胁苦痛"是前症"胁下急痛"的进一步发展，虽其痛剧烈，但具有发作性的特点，不如气结血瘀之胸胁刺痛不休，故"象若奔豚"。"其水扬溢，则浮咳喘逆"，是对上述病情的总结，因其一误再误，阳气愈损愈虚，下焦阴寒水饮之邪乘阳虚循冲脉上逆之势更甚，于是导致水气、冲气并发的症候。水气泛溢于外则为浮肿，水气上迫于肺，则为咳为喘，这就是本条开始所谈到的病情。

第四段从"当先攻击冲气"至结尾，论述水气并发冲气时的先后缓急治则。

综上所述，本病是先有积水，继发冲气，复因误治，而见浮肿、咳喘，其病情复杂，俱备新病与旧病之症状。此时极须辨清病之新、旧，症有缓急，治必有先后。其正确的治则是，"先治新病，病当在后"。新病者，谓冲气、咳喘也，而在同一新病中，又当分其缓、急，急者先治，缓者后治。因冲气上逆较咳喘更急，故"当先攻击冲气"。"攻击"在此含有温化水饮，平冲降逆之意，可用《痰饮病篇》之桂苓五味甘草汤之类治之。"令止，乃治咳"，因咳喘皆较冲气为缓，故当在冲气停止之后予以治疗。治咳当以温肺化饮为主，如《痰饮病篇》之苓甘五味姜辛汤之属。"咳止，其喘自差"，是指本病的咳喘，皆同因于水寒犯肺，今用温肺化饮之剂治之，水寒之邪得散，肺气得降，故

咳止喘平。待新病解除之后，再治其水气的本病，故曰"病当在后"。此处之"病"，指水气病，即痼疾。治水气当以温阳化气行水为法，如肾气丸之类可以选用。

风水，脉浮身重，汗出恶风者，防己黄芪汤主之。腹痛加芍药。（二十二）

防己黄芪汤方： 方见湿病中。

语译 风水病，见脉浮、身体肿重、自汗出而恶风的，用防己黄芪汤主治。病人若腹痛的，则用本方加芍药治疗。

阐述 水为风激，因风而病水，名曰"风水"。风水"脉浮"，是其病在表，外有风邪，"身重"者，风水面目四肢浮肿，湿胜则身体沉重；"汗出恶风"，是自出汗后恶风加重，为表虚卫气不固，腠理疏松，风邪乘虚犯表所致。分析上述脉证可知，本症属表虚不固，风与水搏于肌表而引起，故当用补卫固表、利水除湿之防己黄芪汤主治。对"腹痛加芍药"者，注家看法不一。赵以德说："腹痛者，阴阳气窒，不得升降。"意为里气失于调和；张璐说："腹痛者，肝郁气塞，不得升降，再加芍药以收阴也。"肝气郁，固可用芍药柔肝，但本条别无肝郁之症。陈念祖说："腹痛者，胃不和也，加芍药以泄之。"此同于《湿病篇》，但意义不明。据《本经》载，芍药能"开血痹"，本症水阻气滞，当血脉痹阻之势受到影响，血痹不通，故而腹痛，因此加芍药开血痹以缓急止痛。

风水恶风,一身悉肿,脉浮不渴,续自汗出①,无大热,越婢汤主之。(二十三)

越婢汤方

麻黄六两　石膏半斤　生姜三两　大枣十五枚　甘草二两

上五味,以水六升,先煮麻黄,去上沫,内诸药,煮取三升,分温三服。恶风者,加附子一枚炮。风水加术四两。《古今录验》。

注释　①续自汗出:指断续自汗出,为风水壅遏于表,肌腠不畅,郁热自里而发的症状。

语译　风水病,出现恶风,全身浮肿、脉浮,口不渴,断续自汗出,没有高热征象的用越婢汤主治。

阐述　风水之病,是因风邪袭表,肺卫失宣,通调失职,影响到肾的气化,导致水气泛溢肌表而成。因其表卫被风邪所伤,故呈现"恶风"症。"一身悉肿"即浑身浮肿,为水气泛滥四溢之象。"脉浮"是病在表;"不渴"说明里热不盛,未伤津液。"续自汗出",多数注家据尤氏"脉浮不渴句,或作脉浮而渴",认为本症表无大热,里热较盛,因而作"陆续汗出"或"继续不断的自汗出"解释。唯赵以德云:"续自汗出者,为风有时,开其腠理也。"王廷富《金匮指难》明言:"续自汗出,是断续自汗。"因本症虽里有郁热,但水气壅遏于表,表气不畅,故虽自汗出,必汗出不畅;且越婢汤以发散为主要

功效,若其人里热炽盛,不断地有汗液外出,岂有再重用麻黄、生姜发散之理?故以"断续自汗出"理解"续自汗出"为妥。"无大热",不单指里无大热,表热亦不盛,说明本症以风水为主,郁热是水气遏郁气机的结果,但其热势并不严重。正因为本症属风水郁结而有化热之势,散以"越婢汤主之"。因本方以发汗行水为主,兼有清透郁热之效。

越婢汤方中,重用麻黄配生姜发汗行水,配石膏辛凉清透郁热,甘草、大枣补中益气,使邪去而正不伤。方后云:"恶风者,加附子一枚","恶风"为风水之本症,这里谓恶风加剧或服药后恶风之症为除,是肾阳虚弱,卫气不固的表现,故当于原方加附子温肾助阳以顾其本,否则,若发散过度,必将动摇其根本,导致亡阳之虞。"风水加术四两",谓本症水湿偏盛,可再加白术健脾利湿,同时麻黄与白术配伍,既能并行表里之湿,又能使之不过于发散。但越婢加术汤亦能治皮水,故谓"皮水加术四两"亦通。

皮水为病,四肢肿,水气在皮肤中,四肢聂聂动①者,防己茯苓汤主之。(二十四)

防己茯苓汤方

防己三两　黄芪三两　桂枝三两　茯苓六两　甘草二两

上五味,以水六升,煮取二升,分温三服。

注释　①聂聂动:聂音哲(zhé),树叶动

水气病脉证并治第十四

貌。聂聂动,形容其动轻微,多为自觉症状。

语译 皮水病,四肢明显肿胀,并时有轻微跳动感,是水气滞留在皮肤下所引起,用防己茯苓汤主治。

阐述 "皮水为病",概指本篇第一条所述"脉亦浮,外症胕肿,按之没指,不恶风,其腹如鼓,不渴"等脉证。本条皮水症候的特点为"四肢肿""聂聂动"。因脾主四肢,脾阳虚而不运化水湿,水气潴留四肢皮下,故明显肿胀,说明其阳虚气郁较盛,以"四末为诸阳之本"。阳气被水湿之邪郁遏于四肢,卫气欲通不通,正邪相争,故患者自觉肿处时有轻微跳动之感。本症水气过盛,阳郁不宣,故以防己茯苓汤通阳化气,分消水湿为主治方。方中防己能通腠理,祛水湿,与黄芪相配伍,能走表祛湿,使皮下之水从表而散;茯苓淡渗利水,配桂枝以通阳化气,使水邪由小便而去;且桂枝与黄芪相协,则通阳行痹,振奋卫阳,有助于散肌表之水;甘草调和诸药,并能顾中。本方为皮水治疗的常用之方。

里水①,越婢加术汤主之,甘草麻黄汤亦主之。(二十五)

越婢加术汤方:方见上。于内加白术四两,又见脚气中。

甘草麻黄汤方

甘草二两　麻黄四两

上二味,以水五升,先煮麻黄,去上沫,内甘草,煮取三升,温服一升,重覆汗出,不汗,再服。慎风寒。

注释 ①里水:即皮水,如《外台·卷二十》云:"范汪皮水,一身面目悉肿,甘草麻黄汤主之方。"又云:"《古今录验》皮水,越婢汤加术主之方。"

语译 皮水病,既可以用越婢加术汤主治,亦可以用甘草麻黄汤主治。

阐述 里水即皮水,但从本篇第五条的记述看,当属皮水表实,肿势严重者,因其挟有郁热,故用越婢加术汤发散水气,且清郁热,使水热之邪尽以表解。但也有皮水初起,或素体阳气不盛者,虽水气滞留皮下,但无郁热出现,故直需以甘草麻黄汤发汗宣肺利水和中,此也是同病异治之法。

甘草麻黄汤以麻黄发汗宣肺利水,甘草和中补脾,从而达到肺气宣发,水去肿消的目的。方后云:"重覆汗出,不汗,再服",可知本症属表实无汗,发散水湿为本方的主要功效。

水之为病,其脉沉小,属少阴;浮者为风。无水虚胀者,为气。水,发其汗即已。脉沉者宜麻黄附子汤;浮者宜杏子汤。(二十六)

麻黄附子汤方

麻黄三两　甘草二两　附子一枚炮

上三味,以水七升,先煮麻黄,去上沫,内诸药,煮取二升半,温服八分,日三服。

杏子汤方： 未见,恐是麻黄杏仁甘草石膏汤。

语译 水气病,凡脉见沉小的,属少阴阳虚正水证;若见浮脉,则为受风邪诱发的风水证。正水、风水均可使用汗法治愈,但脉沉的正水宜用麻黄附子汤,脉浮的风水宜用杏子汤。此外,如因阳虚气滞作胀者,并非水肿,故不能使用汗法治疗。

阐述 本条分三点讨论。

(1) 正水与风水的区别:"水之为病,其脉沉小,属少阴",因沉脉主里,其脉沉小,说明本证是因少阴肾阳虚弱,不能化气行水所致,因此"属少阴",应属正水;"浮者为风",因浮脉主表,"风令脉浮",说明这种水肿是由外受风邪,肺卫失宣,肾气受到影响不化而成,故当属风水。

(2) 如何鉴别水肿与虚胀:"无水虚胀者,为气",为本条中插笔,意在与水肿病相区别。所谓"虚胀",即《腹满寒疝宿食篇》中的虚寒性腹满,因其阳虚寒凝气滞,腹部胀满必有喜温喜按,时有减轻,按之无没指、无裹水之感、小便多通利等特点,不若水肿病之面目身体浮肿,按之没指,小便多为不利。张路玉说:"虚胀者,手太阴气郁不行而为虚胀也,"因其外症虚浮胀满,似是而实非于水肿病,(但也有相互转化的密切关系),故其治法亦当有所不同。水肿可发汗,虚胀宜温通阳气,而不可发汗。

(3) 正水与风水的不同治法:"水,发其汗即已",这里的"水",既包括风水,又包括正水,即不仅风水可用汗法,标本俱病的正水(肺肾同病),亦可使用汗法,因势利导而治之。但毕竟风水与正水的病机有别,故虽可同用汗法,而正水发汗却不同于风水发汗。正水须兼顾肾阳,温经发汗,故"脉沉者,宜麻黄附子汤。"方中麻黄发汗解表,附子助阳化水,甘草调中补脾,共达温阳发汗、解表祛水之目的。风水发汗当去风解表,宣肺发汗,故"浮者宜杏子汤。"杏子汤方未见,后世多认为系麻黄杏仁甘草石膏汤或甘草麻黄汤加杏仁,前者适用于风水兼肺有郁热,后者适用于风水而肺无郁热的症候。临床实践中,可酌情选用。

厥而皮水者,蒲灰散主之。方见消渴中。(二十七)

语译 皮水病出现手足厥冷的,用蒲灰散主治。

阐述 "厥而皮水者",谓手足逆冷,而又见"脉浮,胕肿,按之没指,不恶风,其腹如鼓,不渴"等皮水症候。独言其厥而未详述皮水之症,是突出表明本症之手足厥冷,病非一般阳虚或气郁所致,而是由水邪外盛,湿热内壅,阳气被遏,不达四肢所致,实为湿热较盛之皮水症。故以蒲灰散清湿热,利小便而通阳气。方中蒲灰、滑石清湿热,利小便。此处蒲灰,当从《千金》作蒲黄,有化瘀通窍之功,滑石亦能利水清热滑窍,同用使水湿郁热尽从小便而去,阳气通则厥逆

水气病脉证并治第十四

解。后世叶天士所谓的"通阳不在温,而在利小便",正体现了这种疗法。以方测症,本症还当有小便不利,或黄热短少,舌苔黄腻等。

问曰:黄汗之为病,身体肿,一作重。发热汗出而渴,状如风水,汗沾衣,色正黄如柏汁,脉自沉,何从得之?师曰:以汗出入水中浴,水从汗孔入得之,宜芪芍桂酒汤主之。(二十八)

黄芪芍桂苦酒汤方

黄芪五两　芍药三两　桂枝三两

上三味,以苦酒一升,水七升,相和,煮取三升,温服一升。当心烦,服至六七日乃解。若心烦不止者,以苦酒阻故也。一方用美酒醯代苦酒。

语译　问道:黄汗发病,身体浮肿,发烧出汗而口渴,病状好象风水。其汗液沾内衣,颜色正黄,像黄柏汁,脉象沉。那么,这种病是怎样得来的呢?老师说:因为如果出汗时,进入水中洗澡,水就会从汗孔渗入肌腠,故得黄汗病。宜用芪芍桂酒汤主治。

阐述　(1)黄汗病的症候特点:是以患者汗出色黄而命名的一种水气病,故"汗沾衣,色正黄如柏汁"是黄汗病独有的特征。因其有"身体肿,发热汗出而渴"等与风水相类似的症状,故条文曰"状如风水"。但黄汗与风水不同之处在于,风水脉浮而黄汗脉沉,风水恶风而黄汗不恶风,风水汗出色不变,而黄汗汗出色黄如柏汁等。此外,本篇第一条所述"胸满",第二条所述"小便通利……其口多涎",第四条所述"身肿而冷……胸中窒,不能食,反聚痛,暮躁不得眠……痛在骨节"等,皆为黄汗病的症候表现,宜前后互参。

(2)黄汗病的病因病机:从何而得的黄汗病呢?条文指出:"以汗出入水中浴,水从汗孔入得之。"说明本病之因,是汗出营卫之气衰弱,又外受水湿之邪,内外相因而形成的。汗出则腠理空疏,表卫虚则玄府大开,抵御外邪的能力减弱,又加之以水冲浴,则水寒之气入于汗孔,营卫郁阻,致汗液排泄不畅。湿滞肌肤,卫郁营热,湿热交蒸于肌腠,故致本病。但黄汗病的形成,并不一定就是以上所述的"汗出入水中浴"这一因素,我们应举一反三,凡汗出当风,冒雨涉水,或居处潮湿,或劳动汗出,衣里冷湿等均可导致水遏营卫化热,交蒸肌腠而发展成本病。

(3)黄汗病的治疗:"宜芪芍桂酒汤主之"。本方能调和营卫,实卫祛湿,兼泄营热。方中桂枝、芍药调和营卫;重用黄芪实卫走表以扶正达邪,且有桂枝与其配伍,则辛温振奋卫阳而行水湿;苦酒即米醋,既能协芍药以摄营敛阴,又可泄营中郁热。四药共用,使卫阳得实,营阴得益,其气得行,水湿可散,湿热则清,可解其病。方后云:"温服一升,当心烦,服至六七日乃解。若心烦不止者,以苦酒阻故也"。心烦者,是醋酸收阻湿于内所致;服至六七日乃解,是药力久积而生效,湿去气行,故而乃解,此所谓"不

水气病脉证并治第十四

止不行,不塞不流"之意。"若心烦不止者",意为苦酒用的过量,故曰"以苦酒阻故也。"

黄汗之病,两胫自冷;假令发热,此属历节。食已汗出,又身常暮盗汗出者,此劳气也。若汗出已反发热者,久久其身必甲错;发热不止者,必生恶疮。

若身重,汗出已辄轻①者,久久必身瞤②,瞤即胸中痛。又从腰以上必汗出,下无汗,腰髋弛痛③,如有物在皮中状。剧者不能食,身疼重,烦躁,小便不利。此为黄汗,桂枝加黄芪汤主之。(二十九)

桂枝加黄芪汤方

桂枝三两　芍药三两　甘草二两　生姜三两　大枣十二枚　黄芪二两

上六味,以水八升,煮取三升,温服一升,须臾饮热稀粥一升余,以助药力,温服取微汗。若不汗。更服。

注释　①辄轻:辄音哲(zhé),就。辄轻,指汗出后就感觉轻快,不出汗时则感重滞,说明黄汗病虽有汗,但汗出后营卫仍不和,故病不解。

②瞤:原指眼睑跳动,这里指身体肌肉不自主的瞤动感。

③腰髋弛痛:指腰髋部的筋脉肌肉弛缓无力,痠软疼痛。

语译　黄汗这种病,两足小腿常常寒冷。若两小腿部发热的,此为历节病。有的患者吃了饭就会淌汗,或夜晚睡觉时身体常出盗汗者,这是虚劳病。黄汗病若出汗以后反而发热的,日子长了,其身体的皮肤必然干燥起屑,像鳞甲般交错。全身发热不止的,必然要生恶疮。

黄汗病,如身体沉重的,汗出之后,往往感觉轻快些。但长此下去,病人必自觉身上的肌肉时而瞤动,肌肉瞤动时就引起胸中疼痛。又有病人还必然出现腰以上出汗,而腰以下无汗,腰髋部的肌肉弛缓无力,痠软疼痛,似有虫在皮肤里面爬行一般。病势严重的不能进食,身体疼痛沉重,心中烦躁,小便不利。这些都是黄汗病的表现,用桂枝加黄芪汤主治。

阐述　本条由两自然段组成。

第一段,论述如何鉴别黄汗与历节、劳气。"黄汗之病,两胫自冷",因黄汗病由水湿郁滞肌肤,卫郁营热,湿热交蒸而致。而湿性重浊下注,阳气郁遏,下肢失于温煦,故身虽发热而两胫发冷。历节发热为全身尽热(包括两胫亦热),此乃黄汗与历节在发热方面的区别,故曰"假令发热,此属历节"。但黄汗与历节的区别不止于此,现将二病列表比较于下:

黄汗与历节之鉴别

	黄 汗	历 节
病因	"水从汗孔入得之"、肌肤营卫失调为其内因	"汗出入水中,如水伤心",犹言水湿伤及血脉。肝肾虚损,"营卫俱微"为其内因
病机	以湿遏热伏为主	以肝肾虚而血脉瘀滞为主
病位	病在肌腠为主	病在骨节(筋骨)为主
症候	黄汗出,遍于周身;四肢头面肿;骨节疼痛而不转历诸节;身热而胫冷;脉象沉迟有力	黄汗出,局限于关节痛处;手足小关节肿;肢节掣痛剧烈,转历诸节;一身尽热,两胫亦热;脉象沉弱无力

"食已汗出,又身常暮卧盗汗出者,此劳气也。"劳气,是指劳损元气之谓,即虚劳病。虚劳汗出,多责之阴虚、阳虚两途。若因胃气本有不足,食后食气外泄,则"食已汗出";若因营阴内虚不敛,卫气不固,阴津随气外泄,则常有暮卧盗汗出。上述劳气所出的汗,并非都是黄色,故与黄汗自有不同。

注家对本段最后四句,持有两种不同意见:一是以丹波元胤的二版教材为代表,认为是续论劳气与黄汗的鉴别。因为黄汗发热,每因汗出而湿热之邪得以外泄,故汗出而热减;虚劳之热因劳伤元气所致,元气不复,发热终不得愈。发热不为汗出而衰,是为"反发热"。发热日久不解,必耗营血,肌肤失其营养,故"其身必甲错",此相似于虚劳病兼干血的大黄䗪虫丸症。关于"发热不止者,必生恶疮",二版教材也认为是虚劳病"长期发热不退,必致营气不通,正气日衰,一旦外感邪毒,与瘀热相合,还可溃烂肌肤而发生恶疮。"二是以程林、陆渊雷之四版教材为代表,认为是叙述黄汗病的转归。即黄汗病亦有汗出之后而热仍不退者,湿热瘀结肌肤过久,亦可导致皮肤粗糙如鳞甲状;若瘀热腐败气血,使肌肤溃烂,故"生恶疮",此病情符合于本篇第一条所论"黄汗……久不愈,必致痈脓"。我们认为,上述两种看法虽各有一定依据,但都有待临床验证,不可强作定论。

第二段,主要对黄汗病由轻转重、由阳转阴的病情表现及其疗法加以论述。黄汗病总由湿热郁遏而成,但细分之,又有偏热和偏湿两种病情。一般说来,素体阳盛或黄汗病初期,病情多偏实热;若素体阳弱或黄汗病至晚期,病情多偏虚寒。"若身重",是黄汗病湿盛之症。湿邪在表,汗出则湿可去,阳可通,故汗出

水气病脉证并治第十四

之后，黄汗病患者一身沉重的症状可随即减轻。但湿盛则阳微，汗出湿虽可去，然而阳虚未复，故身体只能轻快一时。若长期汗出，必然导致阳气日衰，阴津渐亏，筋脉失于温养，故身体肌肉瞤动。胸中为气海，阳气不足，阴邪上乘，正邪相搏，则胸中疼痛。此与首条"胸满"和第四条"胸中窒"同一机理，唯病情轻、重有别。阳气虚于上，失其固护之能，故"腰以上必汗出"；水湿趋于下，阳虚寒湿之邪痹阻于下，故"下无汗，腰髋弛痛"；正邪相争，阳气欲通不通，故患者自觉"如有物在皮中状"，或动或痒。上述皆属阳虚湿盛在躯体经络的表现，若黄汗病情进一步加剧，亦可内犯脏腑，从而出现一系列脏腑气化受损的症候。如胃气被戕则"不能食"，脾阳不运则"身疼重"，心阳受阻则"烦躁"，肾气不化则"小便不利"等。总而言之，以上病情皆由日久不愈的黄汗病，湿盛阳微，病变渐次入里所致，故治以桂枝加黄芪汤调畅营卫，宣阳逐湿。方中桂枝汤既能解肌和营卫，祛散外湿；也能化气调阴阳，恢复脏腑气化；加黄芪以增强其补气达表逐湿之力，而使营卫之气内外通畅，则湿邪缓缓而去。

师曰：寸口脉迟而涩，迟则为寒，涩为血不足；趺阳脉微而迟，微则为气，迟则为寒。寒气不足①，则手足逆冷；手足逆冷，则营卫不利；营卫不利，则腹满胁鸣相逐，气转膀胱。营卫俱劳②，阳气不通即身冷，阴气不通即骨疼。阳前通③则恶寒，阴前通则痹不仁。阴阳相得，其气乃行，大气④一转，其气乃散。实则失气，虚则遗尿⑤，名曰气分。（三十）

注释 ①寒气不足：即有寒而又气血不足。

②营卫俱劳："劳则气耗"，即指营卫之气虚衰。

③前通：《广韵》"前，先也。"成无己《注解伤寒论》亦作"先"解。"阳前通"和"阴前通"，即指营卫失调，不能谐行之义。

④大气：这里指膻中之宗气。

⑤遗尿：这里指小便失禁。

语译 老师说：寸口脉象迟而兼涩，迟为有寒，涩是血不足。又趺阳脉象微而兼迟，微是气虚，迟是内寒。由于气血虚寒，于是手足逆冷，手足逆冷，表明营卫运行不利，而营卫不通利，则导致腹部胀满，肠中水相攻逐，故而肠鸣有声，甚至寒气冲动于小腹膀胱部位。若营卫之气俱衰，卫阳不通即身体寒冷，营阴不通就骨节疼痛。如果营卫失调而不谐行，卫阳先通则恶寒，营阴先通则肌肤麻痹不仁。只有营卫二气相互结合协调，膻中之宗气才能正常运行，宗气一转，其水湿邪气就会消散。若病变属实证，患者常表现为腹胀矢气，若属虚，则常表现为小便失禁，这叫做气分病。

阐述 本条分三段讨论：从开始至"痹不仁"为第一段；"阴阳相得"至"其气乃散"为第二段；剩下的为第三段。

第一段，主要对脾肺寒结导致营卫不和的三种症候表现加以论述。"寸口脉迟而涩",寸口为心肺所主,肺主气,肺气不足,则气为寒抑;心血运行不畅,则脉来艰涩。故"寸口脉迟而涩"的脉理,实为气血不足而又兼有寒邪所致,故曰"迟则为寒,涩为血不足",这里的血不足主要由肺气虚寒引起。趺阳脉为脾胃所主,"趺阳脉微而迟",乃脾气虚弱,寒自内生,故"迟则为寒"。综上,从合诊寸口、趺阳可知,水气病气分的主要机理是中、上二焦阳气不足,气血俱虚,寒邪乘虚内迫为患,因脾(胃)为营卫之源,肺(心)主营卫之敷布,故气分病之阳气不足,主要指营卫之气不足。

"寒气不足"是总结上文之辞,即营卫气血不足而又兼有寒邪。阳气不能温煦四肢,故"手足逆冷";"手足逆冷,则营卫不利"则是强调手足逆冷的原因,除营卫气血不足之外,当责之于营卫运行不利。而营卫不利除表现手足逆冷之外,在内还可导致腹部胀满,肠鸣响声,甚至寒气攻冲转动于小腹膀胱部位,因为卫阳之气既可"温分肉,充皮肤",亦能"熏肓膜,散胸腹"。"营卫俱劳"指营卫之气有太过耗伤,气虚不运,血行不畅,故"身冷""骨疼"。营卫失调,不能并行,则有"恶寒"、"痹不仁"等症。这里的"阳气不通"与"阴气不通",以及"阳前通"与"阴前通"四句,皆为互文见义笔法,宜前后互参理解。

第二段,主要阐述气分病的治疗原则。"阴阳相得,其气乃行",是针对上述营卫不利、营卫俱劳、营卫失调而言,即营卫之气充实、畅利、协调,就能运行不息,发挥其正常的生理功能。"大气一转"即"其气乃行",《灵枢·五味篇》曰:"其大气之搏而不行者,积于胸中,命曰气海",可见大气即膻中宗气。营卫是宗气的主要组成部分,故营卫畅行,宗气得转。"其气乃散"指水湿邪气因宗气运转而得以消散,正胜则邪去也。总而言之,气分病的治则当是调畅营卫(阴阳),温运阳气。

第三段,举例说明气分病分虚、实两种不同病情。"实则矢气,虚则遗尿",由于阳气衰微,大气不转,寒气郁结不行,常有腹部胀满之症。郁结之气泄于后阴,则症见矢气频频,此乃气分病之实证;若阳虚气弱,失于固摄,则小便频数失禁,此为气分之虚证。无论虚实,皆因脾肺寒结、营卫气病所致,故"名曰气分"。

气分,心下坚,大如盘,边如旋杯①,水饮所作,桂枝去芍药加麻辛附子汤主之。(三十一)

桂枝去芍药加麻黄细辛附子汤方

桂枝三两　生姜三两　甘草二两　大枣十二枚　麻黄二两　细辛二两　附子一枚(炮)

上七味,以水七升,煮麻黄,去上沫,内诸药,煮取二升,分温三服,当汗出,如虫行皮中,即愈。

注释　①旋杯:即复杯,为水饮凝聚心下的一种体征,中高边低,按之外硬内软,故曰复杯之状。

语译 气分病,按之患者心下坚硬,状如盘大,中高边低如复杯,此为水饮凝聚而成,用桂枝去芍药加麻辛附子汤主治。

阐述 "气分",即上述的气分病,是阳气虚弱、营卫运行不畅而形成的一种水气病证,其证表现为"心下坚,大如盘,边如旋杯"。心下即胃脘部位,为上、中焦交界之处,营卫源于中焦,宣发于上焦,且胃络通心,肺脉亦起于中焦,故营卫不畅,大气不转,常导致水饮停聚心下而见"心下坚满"等症(胸痹心痛、痰饮、咳嗽上气等病亦常见此症),故文中指出此为"水饮所作"。寒饮凝聚,则有形可征,故扪按患者心下,可摸见状如大如盘物,且中高边低,外硬内软如复杯状的肿块。此乃气分病在心下局部的特征。联系上条,本症当有手足逆冷,腹满肠鸣,恶寒身冷,骨节疼痛,手足麻木不仁,脉象沉迟等全身性症候。

桂枝去芍药加麻辛附子汤能温阳散寒,通利气机,宣行水饮,故为本症主方。方中以麻黄、附子、细辛助阳温经发汗,桂枝、生姜通阳化气散寒饮,甘草、大枣补中气,从而振奋阳气,运转大气,内蠲寒饮,外散表寒。本方的特点正如《心典》中曰:"不直攻其气,而以辛甘温药,行阳以化气"。去芍药者,以其酸收,不利于温通阳气也。

方后云:"当汗出,如虫行皮中,即愈",可见本方具有发汗作用。"如虫行皮中",是阳气得其药力而振奋,复行于周身,推动阴凝之邪外达肌腠之征,故而"即愈"。

心下坚,大如盘,边如旋盘,水饮所作,枳术汤主之。(三十二)

枳术汤方

枳实七枚　白术二两

上二味,以水五升,煮取三升,分温三服,腹中软即当散也。

语译 病人心下坚满,其大如盘,边如旋盘者,为水饮凝聚而成,可用枳术汤主治。

阐述 本条叙症,较上条,仅"旋杯"和"旋盘"之不同。《金匮要略易解》认为,"旋杯"是"脚企而束,身高而峭",形容"腹大的根脚坚束而面积高峭",积水牢固而严重;而"旋盘"是"脚阔而低,身扁而平",形容"腹大的根脚缓弛,面积平阔",其积水程度远没有"旋杯"者严重。其说有一定临床依据,可供参考。

本症因脾虚气滞,失于转输,导致内聚水饮,痞结于心下,故以枳术汤行气散结,健脾利水。方中枳实行气消痞,白术健脾运湿化饮,共用二药,可使痞结之水饮消散而又不再复生。

【附方】

《外台》防己黄芪汤:治风水,脉浮为在表,其人或头汗出,表无他病,病者但下重,从腰以上为和,腰以下当肿及阴，难以屈伸。方见风湿中。

阐述 防己黄芪汤为仲景治表虚风水（风湿）的主方，故《外台》亦载其主"治风水"。"脉浮为在表"，是指表有水气；"其人或头汗出"，为阳虚气浮；因其无明显恶风等表症，故云"表无他病"。本症重在水湿偏盛，湿性下趋而沉滞，水湿停聚，阳气阻格，故"病者但下重"，"腰以下当肿及阴，难以屈伸"；"从腰以上为和"，并不是说腰以上平和无病，是指腰以上没有明显水肿。综上所述，本症乃水湿盛于下，表气虚于上，虽有别于本篇第二十二条症候，但仍属风水病，故用防己黄芪汤加重药量治之，病重药当重也。

黄疸病脉证并治第十五

本篇所论述的黄疸病,包括了由各种病因所致的各种发黄病证。据条文所述,全篇内容可归纳为发黄证与黄疸病两大类。这两类病证在病因、病机、症状、治疗和预后上皆有所不同。为区别开来两者,张仲景在条文中将发黄症冠以"黄"字,将黄疸病冠以"疸"字。因本篇讨论的重点为黄疸病,故将其冠以篇名。

发黄症,泛指一切发黄病症。如"诸黄"、"黄家"、"男子黄"等等。其发病因于内伤的,如"燥结发黄"、"虚劳发黄"等,与湿热并没有多大的关系。其病因在于外感,如桂枝加黄芪汤症和小柴胡汤症的发黄,则与湿热有一定的关系。

黄疸病,泛指一切以面黄、目黄、身黄、小便黄为主要症状的发黄病症,统称为黄疸病。条文中以"疸"字冠称。如"谷疸"、"酒疸"、"女劳疸"、"黑疸"等。《说文》"疸,黄病也。"其症状在《内经》中就有记载。如《素问·平人气象论》篇就指出:"溺黄赤,安卧者黄疸,……目黄者,黄疸。"为导致黄疸的主要原因。

本篇将黄疸的分类(命名)与黄疸的病因合而论之。正如谷疸相关于饮食;而酒疸,相关于嗜酒;女劳疸,相关于房劳。诸疸久不愈,湿热挟瘀,可传变为黑疸。后世医家,以此为基础,进一步发展了黄疸的分类。如巢元方的《诸病源候论·黄疸诸候》将本病分为二十八候;《圣济总录·黄疸门》分为九疸三十六黄;元代罗天益的《卫生宝鉴》将其概括为阴黄阳黄两大类。此分类法,在临床上有较大的指导意义,至今仍被采用。

黄疸病与脏腑的关系,早在《内经》中就有所论述。《灵枢·经脉篇》指出"脾所生病者……黄疸","肾所生病者……黄疸。"《素问·玉机真藏论》指出:"肝传之脾,病名曰脾风,发瘅腹中热,烦心出黄(瘅同疸)。"由此可见,黄疸病,与肝、脾、肾三脏,皆密切相关。

治疗黄疸病,根据"湿热相搏,民病黄疸"的病因病机,本篇提出治疗黄疸病最重要的方法是"清利湿热"。

寸口脉浮而缓,浮则为风,缓则为痹。痹非中风。四肢苦烦,脾色必黄,瘀热以行。(一)

语译 寸口部位出现浮而缓的脉象,脉浮为有风邪,脉缓为湿邪痹阻。此处的痹,既非痹症,也并不是伤寒太阳中风。四肢烦扰不舒,皮肤颜色必发黄,这是脾之瘀热行于肌表之故。

黄疸病脉证并治第十五

阐述 本条从脉象阐述发黄的机理。"寸口脉浮而缓",脉浮主风邪,脉缓主湿邪,风湿相合,痹阻经络、肌肤、关节,多发为中风、痹证之类的病。但本条病机演变不是这样,文中插入"痹非中风"一句,以示特意强调。此处之"痹",为风、湿相合,从阳化热,痹阻不行。湿热内困于脾,循经外扰四肢,症见四肢苦烦;湿热内侵血分,血液因之而瘀滞,瘀热转输流布于全身,故体表必见脾主之黄色,从而导致周身发黄。

趺阳脉紧而数,数则为热,热则消谷,紧则为寒,食即为满。尺脉浮为伤肾,趺阳脉紧为伤脾。风寒相搏,食谷即眩,谷气不消,胃中苦浊①,浊气下流,小便不通,阴被其寒,热流膀胱,身体尽黄,名曰谷疸。

额上黑,微汗出,手足中热,薄暮即发,膀胱急,小便自利,名曰女劳疸;腹如水状不治。

心中懊憹而热,不能食,时欲吐,名曰酒疸。(二)

注释 ①苦浊:"苦"作"病"字解。"浊"即指湿热。下"浊气"亦为湿热。

语译 趺阳脉紧而数,数为胃有热,胃热盛则能食善饥;紧为脾有寒,脾寒运化不及,食后便有胀满之感。尺脉浮是肾虚有热,趺阳脉紧是寒伤脾。风寒相合,令食后眩晕,食物不得消化,胃中为湿热所苦。湿热之邪下流膀胱,使小便不通利。太阴脾受阻寒湿,胃中湿热下扰膀胱,令全身发黄。此病称做谷疸。

额上发黑,微微汗出,手足心发热,每到黄昏时发作,膀胱拘急不舒,小便通利,此病称做女劳疸。若腹部胀满似有水一般,就无法治疗。

心胸郁闷不舒且感到烦热,不能进食,且时时欲吐者,此病称做酒疸。

阐述 本条分三段阐析。

第一段从"趺阳脉紧而数"至"名曰谷疸。"本段以脉象阐述了谷疸的病机。趺阳脉主候脾胃。脉紧则主脾寒,脾寒则生湿,寒湿困脾,食不运化,故"食即为满"。脉数主胃热,胃热则消谷易饥,故"热则消谷"。上述从趺阳脉的紧而数,阐述了谷疸是由脾中寒湿与胃中热邪相合而致。"尺脉浮为伤肾,趺阳脉紧为伤脾"是插笔,指出在脉象上,女劳疸与谷疸的区别。尺脉候肾,女劳疸为肾虚有热,虚热上浮故尺脉浮;谷疸为寒湿困脾,故趺阳脉紧。本段从"风寒相搏"至"名曰谷疸",进一步论述谷疸的病机和症状。风代表阳邪,示胃中有热;寒代表阴邪,示脾中有湿。条文以"风寒相搏"概括了谷疸胃热与脾湿相搏结、湿热郁蒸的病机,并以此说明谷疸的诸种症状。因胃中有热,谷入胃后又助长热邪,胃热上冲,干及清阳即头眩;寒湿困脾,不得运化,故"谷气不消"。"胃中苦浊,浊气下流",与"阴被其寒,热流膀胱"病机一致。"阴"指太阴脾,谓脾寒生湿,湿郁化热,相合于胃中湿热并下注膀胱,膀胱气化不利,故小便不通,小便不通,则不得外泄湿热,郁蒸泛溢,导致"身体尽黄",从而形成谷疸。因其发病与饮食有关,故称为谷疸。

第二段从"额上黑"至"腹如水状不治"。这一段论述了女劳疸的成因、症状、预后。所谓女劳,就房劳太过而言。"额上黑",黑为肾外现的本色。肾与膀胱相表里,房劳伤肾,虚火循膀胱经脉上炎,与血相搏,故额上黑。肾虚生热,故手足中热、微汗出,薄暮即发。病由肾虚而非湿热,故小便自利。若女劳疸病至腹部胀大如有水状,是脾肾俱败之症,较难治疗,故曰"不治"。

最后一段为第三段,此段主要论述了酒疸的症状。酒疸多由嗜酒伤中,湿热内蕴而致。湿热上熏于心,致心胸郁闷不舒,烦热不安;湿热中阻,升降之机不利,浊气不能下行,胃气上逆,故不能食,并时常泛恶欲吐。因病与嗜酒相关,故名为"酒疸"。

阳明病,脉迟者,食难用饱,饱则发烦头眩,小便必难。此欲作谷疸。虽下之,腹满如故,所以然者,脉迟故也。(三)

语译 阳明病,脉象迟,不能饱食,饱食后则烦闷、头晕、小便不利,这是谷疸欲作之症。虽用攻下药治疗,腹部依然胀满,则是由于脉迟的缘故。

阐述 谷疸多因阳明湿热,故其脉多数。今脉不数反见迟,表明太阴脾气虚寒。脾虚则运化无力,脾寒则不能腐熟水谷,故令"食难用饱。"过食则脾运化不及,水谷不化精微,反变生湿浊阻于中焦,症见脘腹胀满;湿浊上干清阳则头眩;湿浊下流,气化受到妨碍则小便必难,湿浊不得外泄,泛溢周身而致"欲作谷疸"。此病属太阴寒湿,治当温运,而非攻下。若把脘腹胀满误作实证而治以攻下,则更伤脾阳,腹满必不愈。故曰:"虽下之,腹满如故"。

夫病酒黄疸,必小便不利,其候心中热,足下热,是其证也。(四)

酒黄疸者,或无热,靖言了了①,腹满欲吐,鼻燥;其脉浮者先吐之,沉弦者先下之。(五)

酒疸,心中热,欲呕者,吐之愈。(六)

注释 ①靖言了了:语言不乱,神情安静。

语译 酒黄疸患者,必见小便不利,心中热,足下热的症状。

酒黄疸患者,有的无热,神情安静,语言不乱,腹胀满欲吐,鼻干燥;若脉象浮就先用吐法治疗,如脉象沉弦,就先用下法治疗。

患酒黄疸者,自觉心中热,想呕的,用涌吐法治疗,吐后病愈。

阐述 第四条论述酒疸的症候。酒疸的形成与嗜酒有关。酒性湿热,嗜酒过度,必致湿热内蕴。湿热郁蒸于上,致心中烦热;湿热下注则足下热,气化受到

黄疸病脉证并治第十五

阻碍则小便不利。小便不利致湿热之邪不得外泄,泛溢全身发为酒疸。《伤寒论》187、278两条都说:"小便自利者,不能发黄。"由此可见,导致发黄的关键是小便不利。察小便利或不利,对辨证发黄,有着非常重要的意义。

第五条论述治疗酒黄疸应因势利导。酒疸多是湿热为患,但病有在上、在中、在下的不同。湿盛于热时,可能不会出现热象,患者神情安静,语言清晰。湿浊中阻,致腹部胀满;胃气和降受到湿浊妨碍,则泛恶欲吐;湿浊阻碍津液化生和上承,则鼻干燥。治疗当因势利导。如诊其脉浮,是湿浊壅阻于上,先用吐法治疗。如诊其脉沉弦,是病邪停阻于下,先用下法治疗。

第六条论述酒疸湿热上壅欲吐的治法。酒疸湿热内蕴郁蒸致心中烦热,湿浊中阻,胃失和降,症见欲呕,欲呕表明病邪趋向于上,顺应病势,治以吐法,使病邪从上排出而愈。

酒疸下之,久久为黑疸①,目青面黑,心中如啖蒜齑状②,大便正黑,皮肤爪之不仁③,其脉浮弱,虽黑微黄,故知之。(七)

注释 ①黑疸:是酒疸误下后的变证。目青面黑,大便亦变黑色。这是一种症状,并不是黄疸中的一种。

②心中如啖蒜齑状:"啖"(dàn淡)是吃的意思。"齑"(jī济),指捣碎的姜、蒜、韭菜等。此言胃中有灼热不舒感。

③爪之不仁:谓肌肤麻痹,搔之无痛痒感。

语译 经下法治疗后的酒疸,时间长了转变为黑疸。症见两目青,面色黑,心中灼热不舒如吃了姜、蒜、韭菜等辛辣食物一般。大便黑色,皮肤搔抓不知痛痒,脉象浮而弱,皮肤虽黑但微带黄色,故知黑疸是酒疸误下的变症。

阐述 酒疸误用下法,不仅使正气受到损伤,也会导致湿热之邪乘虚内陷,深入血分。湿阻热蒸,阴血瘀滞,久久变为黑疸。其症见目青,是瘀血内阻,肝窍不荣之征。面黑是瘀血阻滞,血不外荣;微黄,表明湿热仍在上蒸。皮肤爪之不仁,搔之不觉痛痒,是瘀血外痹肌肤络脉,肌肤失荣而不用。湿热中阻,致胃中灼热不舒如食辛辣物般。大便正黑,为内结瘀血,流滞于肠腑。病久了,则见脉浮弱,浮则表明湿热仍有上攻之势,弱则表明气血已伤。从其面色虽黑而微带黄色,可见黑疸是由酒疸误下转变而来。

师曰:病黄疸,发热烦喘,胸满口燥者,以病发时火劫其汗①,两热所得②。然黄家所得,从湿得之。一身尽发热而黄,肚热③,热在里,当下之。(八)

注释 ①火劫其汗:谓用艾灸、温针或熏法,强迫出汗。

②两热所得:谓火与热相互搏结。

③肚热:谓腹中热。

语译 老师说:患黄疸病,症见发热、烦躁、气喘、胸中胀满、口中干燥,这是疾病发作时,用火攻的方法强迫出汗,致热邪与火邪两相搏结而得。但患者发黄是因湿而得。病人周身发热,皮肤色黄;腹中热,这是热邪在里,当用攻下法治疗。

阐述 黄疸的初期,即未出现黄以前,症见发热,若将此热误认为是外感发热而施以火攻,强令汗出,以达泄热之目的,必致"两热所得",出现热邪盛实的黄疸病。由于黄疸病的发热,多因湿热为患所致。以"火劫其汗",热不但不解,反而导致火攻之热与湿热之邪相合,热势增剧,出现一派热盛于湿、热盛于里之象,如发热、烦躁、喘促、胸满口燥、一身尽发热,尤以腹部为盛。实热在里,治当攻下,故说:"热在里,当下之。"

"然黄家所得,从湿得之"是用来补充说明本条病机的。一方面指出黄疸发热,是湿热所为;另一方面又强调发黄与湿有关。既无湿则不会发黄,发黄必是湿所为。

脉沉,渴欲饮水,小便不利者,皆发黄。(九)

腹满,舌痿黄①,燥不得睡,属黄家。 舌痿疑作身痿。**(十)**

注释 ①痿黄:即萎黄,谓身黄而不润泽。

语译 脉沉,口渴想饮水,小便不通利,都会发黄。

腹胀满,肤色萎黄,烦躁不得安睡,

指的就是平常有发黄病症的人。

阐述 第九条论述了湿热发黄的机理。脉沉主病在里,同时也主内停滞湿邪。水湿同性,此同于《金匮·水气病篇》的"脉得之沉,当责有水"机理。只不过湿为水之渐,水为湿之聚,程度不同罢了。湿邪阻滞,津不上承,导致口渴,但一般是渴不多饮。此症湿郁化热,热伤津液则症见口渴欲饮。湿热阻滞下焦,有碍膀胱气化,导致小便不利;小便不利又导致湿热之邪与饮入之水无从排泄,水、湿、热郁于体内,熏蒸泛溢,导致发黄。

第十条论述脾虚发黄的症候。腹乃脾所主,脾虚生湿,湿滞为满,故其症见腹满。脾虚不能运化水谷精微以濡养全身,故身体萎黄不润泽,此乃脾之本色外现。脾湿郁而化热,湿热上蒸,导致烦躁不得眠。此病见于平时有发黄病症的人,故曰:"属黄家"。

黄疸之病,当以十八日为期,治之十日以上瘥,反剧为难治。(十一)

语译 黄疸病,应以十八日作为瘥愈的期限,若治疗十日以上未瘥愈,反而加剧的,便是难治之症。

阐述 黄疸病,自发黄之日算起,一般十八天左右为病势转变的期限。若治疗及时而且得当,诸症能在十日左右减轻,就容易治愈,若十日以后病反加重者,是邪盛正虚,治疗起来就会比较困难,本条的主要精神,除了说明黄疸病预后的一般期限外,更重要的是在强调黄疸病要争取实践及早治疗。

疸而渴者,其疸难治,疸而不渴者,其疸可治。发于阴部①,其人必呕;阳部①,其人振寒而发热也。(十二)

注释 ①阳部、阴部:阴指在里,阳指在表。

语译 黄疸病症见口渴的,比较难治;黄疸病症见口不渴的,则易治疗。病邪发于内部的,病人必见呕吐,病邪发于外部的,病人出现寒战并且发热。

阐述 黄疸病出现口渴,可由:①湿邪阻滞,津不上承;②热盛津伤;③气虚不能敷布津液几个原因所致。无论哪种原因,都说明疸而口渴是病邪深入,邪气盛实或正气渐虚。渴必欲饮,饮后反助湿邪,故说:"其疸难治。"反之,黄疸口不渴,则表明病邪轻浅,热不盛、津未伤、正不虚,故曰:"其疸可治。"

呕吐症,多发病于里,所以说:"发于阴部";振寒发热,病多在表,所以说:"发于阳部"。这里的发于阴、发于阳,即第一篇第十三条的阳病、阴病。此亦为疾病的一种分类方法。

谷疸之为病,寒热不食,食即头眩,心胸不安,久久发黄为谷疸,茵陈蒿汤主之。(十三)

茵陈蒿汤方

茵陈蒿六两　栀子十四枚　大黄二两

上三味,以水一斗,先煮茵陈,减六升,内二味,煮取三升,去滓,分温三服。小便当利,尿如皂角汁状,色正赤,一宿腹减,黄从小便去也。

语译 谷疸病,恶寒发热不能食,食后则感头眩晕,心胸烦闷不适,日久则身体发黄而致谷疸,用茵陈蒿汤主治。

阐述 谷疸多由饮食内伤,脾胃受损,蕴湿生热,加之外感病邪而致。谷疸的恶寒发热不同于表症的恶寒发热,是由湿热交蒸于外,营卫不和所致。即尤怡所说:"谷疸为阳明湿热瘀郁,阳明既郁,营卫之源壅而不利,则作寒热。"(《金匮要略心典》)湿热中阻,胃受纳不利,故不欲食,食后水谷不化精微,反助湿生热,湿热郁蒸,令心胸烦闷不舒,湿热上冲即头眩;"久久发黄为谷疸",表明从病谷疸至全身发黄是有一个郁蒸过程的,并不是一旦生谷疸病,就会全身发黄。

本条对病症的叙述较略,当有第二条所论谷疸之症。因此,本条的主症有:寒热不食,食即头眩,心胸不安,腹满,小便不利等。

谷疸的病机为湿热蕴蒸,治当清泄湿热,方用茵陈蒿汤。方中茵陈蒿、栀子清泄湿热、利疸退黄,大黄荡涤积滞,泄热退黄,食用诸药,使瘀热从二便而出。

方后注："尿如皂角汁"，是湿热外泄之征，故曰："黄从小便去也。"

黄家日晡所发热，而反恶寒，此为女劳得之；膀胱急，少腹满，身尽黄，额上黑，足下热，因作黑疸，其腹胀如水状，大便必黑，时溏，此女劳之病，非水也。腹满者难治。硝石矾石散主之。（十四）

硝石矾石散方

硝石、矾石（烧）等分

上二味，为散，以大麦粥汁和服方寸匕，日三服。病随大小便去，小便正黄，大便正黑，是候也。

语译 平时有发黄症的人，多在申酉时发热。此时若反出现怕冷，则为女劳疸。膀胱拘急，少腹胀满，周身发黄，额上色黑，足下觉热，因而成为黑疸。腹部胀满如有水状，大便必是黑色，时常溏泄，此因女劳而病，不是因水而病。腹部胀满的难治。用硝石矾石散主治。

阐述 本条阐述了三点。

（1）如何鉴别黄家发热与女劳疸发热。这一段从条文开始至"此为女劳得之"止。黄家之症，多由湿热蕴蒸，郁于阳明所致，故多见日晡（申酉时）阳明经气旺时而发热，但不恶寒，若不发热反而恶寒，就不是湿热郁于阳明之发黄症，而是女劳疸肾虚内热症。其热表现为"手足中热，薄暮即发"。在其部位、表现、时间和病机上，黄家发热与女劳疸发热皆有所不同：

黄家发热与女劳疸发热的鉴别

病症 \ 发热	部位	时间	表现	兼症	病机	性质
黄家	全身	日晡	外有热象 热势较高	不恶寒	湿热郁于阳明	实
女劳疸	手足	薄暮	自觉发热 热势不高	恶寒	肾虚内热	虚

（2）女劳疸的症状及转变。这一段从"膀胱急"到"因作黑疸"止。女劳疸得之于房劳过度，肾精亏虚。阴损及阳，阳虚于内，膀胱失于温养而症见拘急；阳虚于外，肌表失于温煦而症见恶寒。肾虚不助膀胱气化，湿浊积留导致小腹胀满。湿浊不得外泄，泛溢全身而致身尽黄。因女劳病性属虚，故其色必晦暗不鲜明。虚火循膀胱经脉上炎，与血相搏，瘀血停滞于

额,导致额上黑色。如女劳疸日久不愈,则转变为黑疸。故曰:"因作黑疸"。由此可知女劳疸与黑疸的关系。

(3)黑疸的症治及预后,从"其腹胀如水状"至句尾。黑疸由女劳疸转变而来,由于肾虚生热,虚热灼伤脉络,瘀血渗于肠腑,故大便正黑。女劳疸病在肾,久病伤及脾,脾不健运,则时见大便稀溏。脾虚生湿,湿浊与瘀血相互阻滞,令"其腹部胀满如水状"。但并不是有水积聚,故说"非水也"。后面一句"腹满者"表示病至后期,肾不主水,脾不运湿,水湿停聚令腹部胀满,此属脾肾两败之症。故曰"难治"。

"硝石矾石散主之"一句为倒装笔法。是针对肾虚挟有瘀血的病机而言。并非为腹满,脾肾两败的病机而设。硝石矾石散功在消瘀化湿,硝石即火硝,味苦咸性寒,能入血分消瘀除热;矾石即皂矾,性寒味酸,能入气分化湿利水,大麦味甘性平,功能养胃,缓硝、矾之悍性。诸药合为养胃、消瘀、化湿之方。硝矾性峻烈,本来不是脾肾两虚所宜,但用其消瘀化浊,以大麦粥养胃为佐,消中寓补,故用之无恐。

酒黄疸,心中懊憹或热痛,栀子大黄汤主之。(十五)

栀子大黄汤方

栀子十四枚　大黄一两　枳实五枚　豉一升

上四味,以水六升,煮取二升,分温三服。

语译　患酒黄疸,心中郁闷不舒或灼热而痛,用栀子大黄汤主治。

阐述　嗜酒过度,湿热内蕴是导致酒疸起病的重要原因。湿热中阻,上熏于心,致心中懊憹,郁闷不舒;湿热阻滞,气机不利,甚者不通,不通则痛,故症见心中热痛。"热痛"则反映了湿热阻滞,气机不通的严重程度。

治宜用栀子大黄汤清心除烦。方中栀子、豆豉宣泄郁热而除烦,枳实行气开结,大黄清泄湿热,合用二药,消阻滞于中;淡豆豉开宣于上,此即尤怡所说:"栀子淡豉彻热于上,枳实大黄除实于中,亦上下分消之法也。"

诸病黄家,但利其小便;假令脉浮,当以汗解之,宜桂枝加黄芪汤主之。方见水气病中。(十六)

语译　凡患发黄病的人,只须利其小便,若脉浮,当用发汗法治疗,宜用桂枝加黄芪汤主治。

阐述　本条与前第八条"然黄家所得,从湿得之"相呼应。发黄,离不开湿邪为患。湿邪内停,郁而化热,湿热阻滞、气化失职,小便不利,湿热无从排泄,熏蒸泛溢发为黄病。针对这一病机,治疗当以通利小便为主,小便利则湿有去路,诸黄则可退。所以,通利小便是退黄的一大法则。但病黄家有湿邪在内、在表的区别。前"但利其小便"是针对湿邪在内而设。若病黄家但脉见浮象,说明病邪在表,治当因势利导,"以汗解之"。方宜用桂枝加黄芪汤。

桂枝汤调和营卫,微微取汗以祛表邪。加黄芪益气,一助托邪,二助化湿;合用为黄家病邪在表的微汗之剂。此意义完全相同于《金匮·痉湿暍病》篇的风湿在表,缓取微汗。

诸黄,猪膏发煎主之。(十七)

猪膏发煎方

猪膏半斤　乱发如鸡子大三枚

上二味,和膏中煎之,发消药成,分再服。病从小便出。

语译　猪膏发煎主治各种发黄。

阐述　本条言"诸黄",是指各种不同病情的发黄证,经久不愈,湿郁化燥,渐渐导致津枯血燥,内不足以滋养脏腑,症见大便干燥,外不足以润泽肌肤,症见皮肤枯涩萎黄。

猪膏发煎方用猪膏利血脉,解风热,润燥结;乱发入血消瘀,通大便,全方功在润肠通便,润燥活血。

黄疸病,茵陈五苓散主之。一本云茵陈汤及五苓散并主之。(十八)

茵陈五苓散方

茵陈蒿末十分　五苓散五分方见痰饮中

上二物和,先食饮方寸匕,日三服。

语译　有些黄疸病,可用茵陈五苓散主治。

阐述　本条叙症非常简略,仅凭"黄疸病"三字,不足以辨证,当以药测症,茵陈五苓散功在清热利湿退黄。方中茵陈苦寒清热,利湿退黄,五苓散淡渗利水除湿。全方利水作用较强,故知本方主治湿重于热的黄疸。其症除身黄、目黄、小便黄外,还有恶心倦怠、身重、食欲减退、小便短少不利、轻度腹满、舌苔白腻、脉濡缓等症状。

黄疸腹满,小便不利而赤,自汗出,此为表和里实,当下之,宜大黄硝石汤。(十九)

大黄硝石汤方

大黄、黄柏、硝石各四两　栀子十五枚

上四味,以水六升,煮取二升,去滓,内硝,更煮取一升,顿服。

语译　黄疸病,腹部胀满,小便不畅而颜色发红,自汗出,这是表无外邪,里有实热,应当用下法治疗,宜用大黄硝石汤。

阐述　黄疸湿热壅盛,聚结于里,里热成实而致腹部胀满。湿热阻滞,膀胱气化不利,则小便不利而赤。本条自汗出,是里之实热逼津外出,而不是肌表不固的表症,故说"此为表和里实"。既然表和无病,里热又已成实,治则当用攻下,通腑泄热,除湿退黄。宜用大黄硝石汤。

方中用大黄泻热通腑,凉血行瘀;硝石消瘀泄热,以上合用二药能荡涤瘀热。栀子、黄柏二药苦寒泻热,兼能利湿除黄。全方具有清热通便,利湿除黄的作用。全方药力较猛,必有见腹部或胁下胀满,疼痛拒按,大便秘结,小便不利,脉象滑数有力等实热症象明显的,才可选用本方。

黄疸病,小便色不变,欲自利,腹满而喘,不可除热,热除必哕。哕者,小半夏汤主之。方见痰饮中。(二十)

语译 黄疸病,小便颜色不变,将要自行下利,腹胀满而喘,不可用除热的方法治疗,热邪虽除,必然引起呃逆。呃逆的,用小半夏汤主治。

阐述 黄疸病一般多为湿热熏蒸,其小便必黄赤短少,或不利;此条小便色不变,是里无热。欲自利,即有泄泻的趋势,这是寒湿困脾,脾虚不运之症。寒湿不化,停滞中焦故致腹满,此虚寒腹满必时减、喜温、喜按。湿邪阻滞,气机不畅故症见喘。此病属寒湿内盛,脾虚不运,治疗当用理中汤、四逆汤之类,温运脾阳,散寒除湿。若误将此症认为是里热实证,投以苦寒药除热,此举必更伤脾胃阳气,导致胃气上逆而出现呃逆。此时治疗当以小半夏汤温胃和中,降逆止呃。若呃逆已止,须再进一步辨证施治。

诸黄,腹痛而呕者,宜柴胡汤。必小柴胡汤,方见呕吐中。(二十一)

语译 各种发黄,有腹痛而呕吐症状的,宜用小柴胡汤治疗。

阐述 在发黄的病变过程中,若有往来寒热,腹痛而呕症状的,是邪在少阳,治宜和解少阳,方用小柴胡汤。

学习本条应注意以下几点:

1. 本条不是少阳症引起发黄,而是在发黄的病变过程中,出现腹痛而呕的少阳症状。

2. 和解少阳,不是治疗发黄的主要方法,但是,通过和解少阳,可使气机通利畅达,有助于退黄。

3. 小柴胡汤本为少阳症而设,此用治发黄,表明不论何病,只要邪在少阳,出现少阳症,就可使用小柴胡汤。充分体现了异病同治的辨证思想。

男子黄,小便自利,当与虚劳小建中汤。方见虚劳中。(二十二)

语译 男子发黄,小便自行通利,当用治虚劳的小建中汤。

阐述 湿热内蕴导致发黄,其症多小便不利。今发黄又见小便自利症,可知其发黄非湿热所致,而是脾胃虚弱,气血不足,肌肤失荣的萎黄症。本症并非独见于男子,凡妇人经病产后或大失血后,气血虚损,外不荣皮肤,皆可见萎黄症。虚劳萎黄的特点是色黄无泽如草木干枯。病由脾胃不足，气血亏虚，治当以小建中汤，从脾胃着手，建立中气，开生化之源，使气血充盈，血色外荣，则萎黄自退。

【附方】

瓜蒂汤：治诸黄。方见暍病中。

语译 瓜蒂汤治疗各种发黄。

阐述 瓜蒂汤即一物瓜蒂汤。瓜蒂味苦而长于涌吐。古书载黄病之治，多用瓜蒂，认为该药能去湿除黄，将瓜蒂研末吹鼻取黄水，或作散剂令病人吐黄水以治黄病。但是，此法催吐剧烈，现在不多用。据实验报道，瓜蒂研末搐鼻，渗出黄水，治黄疸有效。

《千金》麻黄醇酒汤

治黄疸。

麻黄三两

上一味，以美清酒五升，煮取二升半，顿服尽。冬月用酒，春月用水煮之。

语译 《千金》方中的麻黄醇酒汤可治黄疸。

阐述 本篇第十六条："假令脉浮，当以汗解之。"指出发黄邪在表用桂枝加黄芪汤治疗。本条是表实，症有无汗，脉浮紧，治用麻黄醇酒汤发汗解表，除湿退黄。用一味麻黄发汗治黄疸，量小则不汗，量大易过汗，此方现已很少用。

惊悸吐衄下血胸满瘀血病脉证治第十六

本篇对惊、悸、吐、衄、下血和瘀血等病症加以着重论述。篇名虽列举了胸满，但篇中其仅作为瘀血的伴见症状出现，因此，胸满并非一个独立的病患。本篇所论病症可概括为惊悸症和血症两大类，因上述病症皆密切相关心和血脉，故合为一篇论述。

惊悸是卒受惊恐，其人自觉心中跳动不宁的一种病症。但严格地讲，惊与悸是两种病症。两者的发病原因不同，临床表现也各异。正如《资生篇》所说："有所触而动曰惊，无所触而动曰悸；惊之症发于外，悸之症发于内。"惊者，多由外界突然刺激引起惊恐、精神不宁，一般病情轻浅，以实症为多。悸者，其人自觉心中跳动不宁，病情较惊者为重，以虚症为多。但惊与悸常互相影响，互为因果。卒受惊恐，必然导致心悸，心悸不已者，又易为惊恐所扰，因而惊悸常常并称。本篇仅讨论了火邪致惊和水饮致悸，至于其他原因所致的惊悸，不为本篇论治的重点。

本篇所论血症，分为出血和瘀血两部分。出血又可分为吐血、衄血、下血三种。导致出血的原因大多为火热迫血妄行、虚寒气不摄血两种。针对出血的主要病因，篇中拟定了两大治疗出血的基本法则，即清热凉血和温中摄血。关于瘀血，本篇着重讨论了瘀血的症状特点，条文虽只有两条，但却有着非常深远的意义，开瘀血学说之先河。奠定了后世瘀血学说的良好基础。

寸口脉动而弱，动即为惊，弱则为悸。（一）

语译 寸口部位出现动且弱脉象的，脉动是因为惊，脉弱是因为悸。

阐述 诊得寸口脉短而急促，应指跳突如豆，即为动脉。多见于惊症。诊得寸口脉细软无力，重按乃见，即为弱脉，多见于悸症。惊症多由卒受惊吓，惊则气乱，心无所倚，神无所归，脉厥厥动摇，故曰："动则为惊。"悸症多由营血亏虚，心脉不得充养，心气鼓动无力，导致脉象软弱无力，故曰："弱则为悸。"若寸口部先后诊得动弱两脉，则表明心之气血内虚，又为外惊恐所扰，其症可见精神惶恐，坐卧不安，心中悸动不宁，是为惊悸症。

师曰：夫脉浮，目睛晕黄①，衄未止。晕黄去，目睛慧了②，知衄今止。（二）

注释 ①目睛晕黄：有两种情况，一是望诊可见黑睛周围发生黄晕与黄疸白珠发黄有别；另是病人自觉视物昏黄不清。

②目睛慧了：谓目睛清明。

语译 老师说：尺部脉浮，黑睛周围有黄晕，视物昏黄不清，表明衄血尚未停。目睛晕黄退去，视物明晰清楚，说明衄血已停止。

阐述 尺脉候肾，目为肝窍，肝主藏血，肝肾同源，相火内寄肝肾。尺脉当沉不当浮，浮则表明肝肾阴亏，相火内动，虚热上扰。肝之虚热上扰于目，则目睛晕黄，视物不清。热迫血妄行，损伤阳络则见衄血。上述脉证说明"衄未止"。如果晕黄退去，目睛清明，视物清晰，说明阴复火降，热退血宁，故"知衄今止"。

又曰：从春至夏衄者太阳，从秋至冬衄者阳明。（三）

语译 老师又说：从春季至夏季，衄血者属太阳，而从秋季至冬季衄血者属阳明。

阐述 春、夏两季，阳气升发，体内阳热浮越在外，此时衄血，多因表热亢盛，阳络受到损伤而致。表阳盛者太阳。故曰：春夏衄者太阳。秋、冬两季，阳气收敛，体内阳热也潜藏于内，此时衄血，多因里热亢盛，扰动血脉所致，里阳盛者阳明。故曰：秋冬衄者阳明。

衄家不可汗，汗出必额上陷①**，脉紧急，直视不能眴**②**，不得眠。**（四）

注释 ①额上陷：额上两旁动脉因血脱而下陷不起。

②眴（shùn 瞬）：眼球转动貌。

语译 常流鼻血的患者，不可发其汗。误汗必致额上凹陷处的经脉下陷，脉紧急，目直视不能转动，不得眠。

阐述 衄家，指经常鼻衄肌衄的人，此处可作出血病人理解。《灵枢·营卫生会篇》说："夺血者无汗，夺汗者无血"。凡失血病人，阴血必亏，即使外有表邪，也不可妄用汗法。汗血同源，若误发其汗，必阴血受到重伤，阴血亡失则经脉空虚，故额上脉络陷而不起。阴血亏虚，经脉失养，经气不柔，故诊其脉紧急。目得血而能视，阴血亏不能荣于目，故目系急，目睛直视不能转动。阴虚不能潜阳，所以不能入寐。

病人面无色，无寒热。脉沉弦者，衄；浮弱，手按之绝者，下血；烦咳者，必吐血。（五）

语译 病人面色苍白，不恶寒发热，脉沉弦的，为衄血；脉浮弱，以手按之则无，为下血；烦躁咳嗽的，必致吐血。

阐述 病人面色白而无泽,是血脱不荣之征,无寒热,是无外感表症的缘故,由此可知,此处的"面无血色"是内伤出血所致。但内伤出血有衄血、下血、吐血的区别,为明确诊断,需进一步诊其脉象。若脉见沉弦,沉主病在肾,弦主病在肝,此为肾水虚不能涵养肝木,肝火逆上,伤及阳络,则见衄血。若诊其脉浮弱无力,重按则无,浮为阴不敛阳,虚阳外浮,弱为血虚,脉体不充,由此可知此为阴血脱于下,虚阳浮于上的下血症。若面无血色,又见虚烦咳嗽,可知其阴虚有热,虚热灼伤肺络,必致吐血。

夫吐血,咳逆上气,其脉数而有热,不得卧者,死。(六)

语译 吐血,病人伴见咳嗽、喘逆、脉数、发热,不能卧寐的,为死证。

阐述 此条是继前第五条"烦咳者,必吐血"而来,也可理解为是上条吐血症的进一步恶化。吐血与咳嗽喘逆并见,表明该吐血与咳嗽喘逆有关,其血当来自肺,咳伤肺络,喘则气逆,致血随咳逆而咳出。吐血必致阴血亏虚,阴虚则火旺,虚火灼肺,肃降失常,不但吐血不止,反而加重咳逆上气。如此恶性循环,终致阴不敛阳,虚阳外浮导致身热、脉数;虚火上浮扰动心神,导致虚烦不得安眠。如此恶化发展,阴愈亏则阳愈旺,阳愈旺则阴愈亏,阴阳将有离决之势,故预后不良,属难治之症。

夫酒客咳者,必致吐血,此因极饮过度所致也。(七)

语译 平素嗜酒的人,又有咳嗽相伴,必然导致吐血。这是由饮酒过度所致。

阐述 酒体湿而性热,嗜酒过度,必致内蕴湿热。湿热积于胃,损伤胃络则吐血;湿热上蒸,熏灼于肺,肺失清肃则见咳,损伤肺络则咳血。可见酒客咳血、吐血的主要原因湿热。因肺胃出血皆从口而出,故笼统地称之为吐血。

寸口脉弦而大,弦则为减,大则为芤,减则为寒,芤则为虚,寒虚相击,此名曰革,妇人则半产漏下,男子则亡血。(八)

阐述 关于本条,在《血痹虚劳病》第十二条中已有论述。此处专为失血立论,故去掉该条最后"失精"二字。并对比于第六、七条,说明亡血不一定都导致阴虚,也可导致阳虚。

亡血不可发其表,汗出即寒栗而振。(九)

语译 失血的患者,不可以发汗解表,汗出后会寒战怕冷。

阐述 失血之人,阴血已亏。虽有

表邪,也不可用发汗之法去解表邪。若误用汗法,则不但更伤阴血,而且阳气也随津外泄,阳气耗散,卫阳也不足以卫外,故寒战怕冷。此症有由亡血、亡津至亡阳之变。故凡出血病人,皆不可使用汗法。

病人胸满,唇痿①舌青,口燥,但欲漱水不欲咽,无寒热,脉微大来迟,腹不满,其人言我满,为有瘀血。(十)

注释 ①唇痿:口唇色萎不泽。

语译 病人胸胀满,唇色萎而不泽,舌色青,口干燥,但只想漱水而不欲下咽,无恶寒发热症状,脉象微大而迟,腹无胀满之证,但病人自觉腹部胀满,此为内有瘀血。

阐述 瘀血致病可出现以下一些脉证:

胸满:瘀血在胸,气机阻滞,气滞为满。故患者有胸满之感。

唇痿:瘀血内阻,血不上荣,故唇色不泽。

舌青:心主血,舌为心之苗。瘀血阻滞,血行不畅,令舌色青紫或见青紫斑点。此为瘀血症的主要特征。

口燥,但欲漱水不欲咽:瘀血阻滞,津不上承,故令口干燥。但病在血瘀,而非津伤,故只欲漱水以滋润,而不欲吞咽以补津。这是瘀血口燥的特点。

无寒热:表明病为内伤瘀血,而非外感受邪。

脉微大来迟:瘀血之脉稍大于常脉,但往来迟缓。此因瘀血阻滞,气血不畅,脉行不利所致。

腹不满,其人言我满:瘀血滞于腹部经隧,气机运行受到影响,故病人自觉腹部胀满,但腹部并非停聚宿食、水饮等有形之邪,故察其外形并无胀满之症。

病者如热状,烦满,口干燥而渴,其脉反无热,此为阴伏,是瘀血也,当下之。(十一)

语译 病人好象发热,心烦胸满,口中干燥而渴,诊其脉反没有热,这是瘀血郁热深伏于血分所致。治当攻下瘀血。

阐述 本条进一步论述瘀血的脉证,并指出瘀血的疗法。瘀血内伏,郁久化热,令病人自觉发热,烦满。瘀血阻滞,津液久不上承,令口中干燥而渴。诊其脉,并无热象,即不见滑数洪大等热象脉。此症是由于瘀血阻滞日久,郁而化热伏于阴分所致,故曰:"此为阴伏"治以攻下瘀血法,瘀血去则郁热解,诸症自除。

火邪者,桂枝去芍药加蜀漆牡蛎龙骨救逆汤主之。(十二)

桂枝救逆汤方

桂枝三两(去皮)　甘草二两(炙)　生姜三两　牡蛎五两(熬)　龙骨四两　大枣十二枚　蜀漆三两(洗去腥)

上为末,以水一斗二升,先煮蜀

漆,减二升,内诸药,煮取三升,去滓,温服一升。

语译 惊病由于火邪者,用桂枝去芍药加蜀漆牡蛎龙骨救逆汤主治。

阐述 本条之"火邪",泛指各种原因(包括温针、火灸、熏法等)所致的火热之邪患。火热为患,一可逼津外出,汗伤心阳;二可"壮火食气",心气受损;三可灼津为痰,痰阻心窍;由此导致神气浮越之惊症。其症见心悸,烦躁惊狂,卧起不安,治以宜通心气,敛镇心神的桂枝去芍药加蜀漆牡蛎龙骨救逆汤治疗。

方用桂枝汤去芍药之阴柔以补益心阳,宣通血脉,蜀漆涤痰逐邪以开心窍,牡蛎、龙骨镇惊安神,合为益心气,宁心神之剂。因其所主症候紧急,且由火邪所致,故方名"救逆"。

心下悸者,半夏麻黄丸主之。(十三)

半夏麻黄丸方

半夏、麻黄等分

上二味,末之,炼蜜和丸小豆大,饮服三丸,日三服。

语译 心下悸动的,用半夏麻黄丸主治。

阐述 心下即胃脘部位。水饮内停心下,上凌于心,心阳被遏,令患者自觉心中悸动不宁。治以宣通阳气,降逆消饮之半夏麻黄丸。

该方用麻黄宣发阳气,半夏蠲饮降逆,心阳得宣,饮邪得降,则悸动自宁。但郁遏之阳不能过发,凌心之水不易速去,故以丸剂小量,缓缓图之。且以蜜为丸补益正气,令邪去而不正伤。

吐血不止者,柏叶汤主之。(十四)

柏叶汤方

柏叶、干姜各三两 艾三把

上三味,以水五升,取马通汁一升,合煮取一升,分温再服。

语译 吐血不止的,用柏叶汤主治。

阐述 本条叙症简略,所主之症当从分析方药功效入手。侧柏叶苦、涩、微寒,其气清降,能折其上逆之势以收敛止血;干姜辛热,温中止血,艾叶苦辛温,温经止血,二药共用,能振奋阳气以摄血。马通汁即马粪用水化开滤过取其汁。其性微温,能引血下行以止血。可见,本方是温中止血之剂,故本条所主,当为虚寒性吐血症。导致虚寒性吐血的原因很多,如吐血不止,气随血耗,阳气渐虚;或中气虚寒,血不归经;或过饮寒凉,损伤阳气,温摄无力,皆可致虚寒性吐血。针对以上病机,治疗选用温中止血,引血归经的柏叶汤。但临床上应用此方时,多以童便代马通汁。艾叶用焦艾,干姜用炮姜,因二药炮制后,由辛温变为苦温,则温而不散,止而不凝,疗效甚佳。

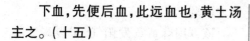

下血,先便后血,此远血也,黄土汤主之。(十五)

黄土汤方:亦主吐血衄血。

甘草、干地黄、白术、附子(炮)、阿胶、黄芩各三两　灶中黄土半斤

上七味,以水八升,煮取三升,分温二服。

语译　便血,大便在先,出血在后,此不称为远血,用黄土汤主治。

阐述　便血,大便在先,出血在后,表明血来自直肠以上的部位,故称为远血。其混杂于大便中的血色,呈暗红或棕黑色。导致远血的原因,多为中焦脾气虚寒,统摄无权致血液下渗,随大便而出。

黄土汤温脾摄血。方中灶心黄土,又名伏龙肝,功能温中涩肠止血;附子、白术温阳健脾以摄血;干地黄、阿胶滋阴养血以止血。反以黄芩佐,以防诸温燥药动血。甘草甘缓和中并调和诸药。合为温中健运,养血止血之剂。

下血,先血后便,此近血也,赤小豆当归散主之。方见狐惑中。(十六)

语译　便血,出血在先,大便在后的,称此为近血,用赤小豆当归散主治。

阐述　便血,血在前,便在后,说明血来自直肠附近,其血色多鲜红。其症多因湿热蕴结大肠,血被迫下行所致。若湿热腐肉成脓,则便中可夹有脓液。

治用赤小豆当归散清利湿热,活血止血。方中赤小豆清热利湿,排脓解毒。当归行血散瘀。浆水清凉解毒,调和脏腑。诸药共用为消瘀排脓,清热利湿之剂。

心气不足,吐血、衄血,泻心汤主之。(十七)

泻心汤方:亦治霍乱

大黄二两　黄连、黄芩各一两

上三味,以水三升,煮取一升,顿服之。

语译　心烦不安,吐血、衄血者,用泻心汤主治。

阐述　心主血脉,心藏神。火热亢盛,扰乱心神于内,症见心烦不安;血被迫妄行于上,而致吐血、衄血。治以泻火力量很强的泻心汤。

泻心汤清热泻火,凉血止血。方中黄连善泻心火,黄芩泻上焦火,大黄苦寒降泄能引火邪下行,并有推陈出新、止血消瘀之功,全方一派苦寒,共奏清泻实火之功。

呕吐哕下利病脉证治第十七

本篇主要对呕吐、呃逆、泄泻和痢疾的病因、病机和辨证论治加以论述。呕吐即由各种原因引起胃失和降,出现以呕吐为主要症状的一种病症。通常情况下,认为有声有物者为呕,无声有物者为吐。由于往往同时并见呕、吐,故后世大多并称呕吐。如朱丹溪说:"凡有声有物,谓之呕吐。"从病因、病机而论,本病既可由本脏自病,亦可由他脏疾病影响发病。外感浊邪犯胃,胃肠实热,脾胃虚寒,或过食生冷伤胃,过食肥甘厚腻,壅遏胃气,或误治失治伤胃,皆可导致胃失和降,胃气上逆而呕吐。《素问·至真要大论》说:"诸呕吐酸,皆属于热";《素问·六元正纪大论》说:"火郁之发,民病呕逆";《素问·举痛论》说:"寒气客于肠胃,厥逆上出,故痛而呕也"。表明呕吐的病,有寒热、虚实的区别。根据本篇所论,可归纳为实热症、虚寒症、寒热错杂症、水饮内停症等四个症型。治法上,也应当虚实异治。实证者,应当祛邪与和胃降逆法同用;虚在者,应当补虚与和胃降逆法同用。如饮停于胃的呕吐,治疗时用小半夏汤;虚寒性呕吐,治疗宜用大半夏汤;寒热错杂症,治疗宜用半夏泻心汤。应辨证施治,不可拘泥于一方一法。

哕,(yuě)即呃逆也。由各种原因而引起的气机上逆,出现以呃逆为主要症状的一种病症,称之为哕,后世称为呃逆,即我们通常情况下的"打嗝"。朱丹溪说:"有声无物谓之哕"。但是对哕病,历代医家有所误解,如孙思邈误以为咳逆;李东垣误以为干呕;《太平圣惠方》误以为咳噫;而张景岳方作了明确鉴别,他说:"哕者,呃逆也,非咳逆也,咳逆者,咳嗽之甚者也,非呃逆也。干呕者,无物之吐,即呕也,非哕也。噫者,饱食之息,即嗳气也,非咳逆也"。说明哕是呃逆,不是干呕,不是咳逆,也不是噫。哕病的临床表现是,声短而频,喉间连作呃、呃的声响,故后世称"呃逆",其令人不能自制。本病可突然发作,数作即止,亦可间歇发作,经久不愈。从病因、病机而论,本病既可由饮食不节,内伤生冷,寒气蕴蓄,恼怒抑郁而致,或实热内盛,或寒热失调等因素使胃失和降,气机不利,气逆动膈者,亦可导致呃逆发生。故《素问·宣明五气篇》说:"胃为气逆,为哕为恐"。《金匮要略讲义》说:"哕……是胃膈气逆之症"。哕病的辨证要点是,呃逆频作,声响高亢,舌质红,脉实有力者,属实属热;呃逆日久不愈,声响低细,舌质淡,脉虚弱者,属虚属寒。本篇所论呃逆可归纳为实热内阻；胃寒气闭；胃虚有热三型。临床上还有肝郁气滞、血瘀痰阻等症，应当随症辨别。在治法上，应当调理气机，降逆和胃止呃，并根据病情消除致病之因。本篇展示了理气和胃，用橘皮汤；补虚清热，用橘皮竹茹汤的治法。

下利，是泄泻和痢疾的总称。其中，大便稀薄的称"溏泄"；大便清稀，如水下迫的称为"水泻"；水谷杂下，势不可禁者称为"洞泻"；泄下黏滞，秽浊腥臭，或完谷不化者，称为"伤食泻"；大便频作，里急后重，腹痛，便下脓血或黏液者，称为"痢疾"。在《素问·阴阳应象大论》和《素问·通评虚实论》中所称的"濡泄""洞泄""飧泄""肠澼"等病，就是针对泄泻和痢疾而言。泄泻发病的原因，多为感受暑湿寒热之邪，或食生冷不洁之物使脾胃受到损伤，致脾胃升清降浊功能失常，或者气虚与清气下陷等所致。痢疾也与上述原因有关联，但主要是湿热疫毒之邪，蕴结肠脏，化为脓血浊毒所致。对于泄泻的辨证，应当分清寒热虚实。若泄下大便稀薄，或者水泄，或者滑脱失禁，肛门无灼热感，舌质淡，口不苦不渴者，为虚寒泄泻；泄下臭秽，肛门灼热，舌红，苔黄腻，口苦者，为湿热泄泻。关于泄泻的治疗，实证重在去邪，虚证重在健脾。张仲景提出"当利小便"，为治疗泄泻的主要法则，即利小便以实大便也。但若久病转虚致衰者，又当回阳救逆，如四逆汤类。治疗湿热痢疾，当清热燥湿，凉血解毒，如白头翁汤等方。

夫呕家有痈脓，不可治呕，脓尽自愈。（一）

语译 平时患有呕吐的病人，若吐出物中有脓血，说明胃中有痈疡溃脓，此时不能用止呕吐的治法和药物，待脓血排尽后则呕吐病自能康愈。

阐述 引起呕吐的原因很多，既可责之于外邪犯胃，亦可归于脏腑本身功能的失职。如寒痰水饮犯胃，脾胃虚寒，胃热迫逆，肝郁犯胃，胆胃不和，脾肾失职，都可导致呕吐的发生。本条论述的是胃有痈脓所致的呕吐病的治法。《素问·病能篇》说："热聚于胃口不行，故胃脘为痈"。胃内有痈脓，通过自身的呕吐，使痈脓从呕吐而出，即为正气逐邪外出的表现。在治疗时应当审症求因，治其本，而不能单纯治呕。因为呕吐只是病的标，而胃有痈脓则是病之本，故治疗本病应当因势利导，以消痈排脓为治，待痈脓排出殆尽，则呕吐自能愈，故曰："夫呕家有痈脓，不可治呕，脓尽自愈"。若病人因有痈脓所致的呕吐，不注重排脓，而单纯止呕，则会导致脓毒内留，不仅不能止呕，反会加剧病情而发生变症。仲景此举呕家有痈脓不可止呕为例，以明示医生"见呕休治呕"之意。后世医家王好古在《医垒元戎》的"见痰休治痰，见血休止血"的卓识之见，实际上是由此而得到的启发。

先呕却渴者，此为欲解。先渴却呕者，为水停心下，此属饮家。呕家本渴，

今反不渴者,以心下有支饮故也,此属支饮。(二)

语译 病人先有呕吐,后出现口渴的,是呕吐将愈。病人先有口渴,随后出现呕吐的,则是水饮停留在心下,被称为"水饮病"。常有呕吐的患者本来应有口渴,今虽然有呕吐,但病人无口渴,是因为胃中有水饮停留,而支撑胀满所致,这是属于"支饮病"。

阐述 水饮而呕吐的患者,若是先有呕吐,而后随之出现口渴欲饮水者,这是水饮已从呕去,脾能运化,胃阳将复的征象,呕吐病即将治愈,故原文说"此为欲解"。若是病人先有口渴欲饮,然后随之出现呕吐,这是由于胃有停饮,脾失健运,胃失和降,上逆作呕所致,即原文所说的"先渴却呕者,为水停心下,此属饮家"之意。

一般情况下,患呕吐的病人因呕吐而损伤津液,故呕吐后可有口渴,此表示停饮已去,胃气将复,其病向愈之征,故说"呕家本渴";现如今病人有呕吐而无口渴,表示仍有水饮内停,故曰:"心下有支饮故也,此属支饮"。

问曰:病人脉数,数为热,当消谷引食,而反吐者,何也?师曰:以发其汗,令阳微,膈气虚,脉仍数,数为客热①,不能消谷,胃中虚冷故也。

脉弦者,虚也,胃气无余,朝食暮吐,变为胃反②。寒在于上,医反下之,今脉反弦,故名曰虚。(三)

注释 ①客热:"客"与"主"相对,客热是意指虚热或假热,是相对于实热真热而言。
②胃反:病名,指朝食暮吐,暮食朝吐,吐出不消化食物的一种胃病。俗称"反胃"或"翻胃"。

语译 问:病人脉数,数脉本来主热,应当消谷善饥,反而出现呕吐的,是什么造成的呢?老师答道:因为发其汗,导致阳气衰微,宗气虚弱故脉数。脉数,并非真热,实属虚热假热,故水谷不能消化,是胃中虚冷的缘故。

脉弦属虚,胃中阳气不足,早晨吃的食物,傍晚吐出来,成为"胃反病"。因为寒在上部,医生反而用攻下法治疗,现在脉反弦,故说属虚。

阐述 本条可分两段讨论,第一段从开头至"胃中虚冷故也",第二段从"脉弦者虚也"至末尾。第一段阐述的重点为胃反呕吐的脉证。一般情况下,脉象的主病规律是阳盛则脉数,阴盛则脉迟。见数脉本应主热,病人应当消谷善饥,现反而呕吐。其原因是医生误用发汗法治疗,致使阴阳衰微,胃气受损,故脉象变数。这种数脉是胃中虚冷所致,是一时性的假热,故称为客热。其病之本是心胃阳虚,不能消化水谷,致胃失和降而呕吐,故原文说"数为客热,不能消谷,胃中虚冷故也"。第二段进一步阐述虚寒性胃反的病机。一般情况下,弦脉多主寒,主痛。现不言弦,而称为虚,这是因为本病之初不应当用下法,而医生误以为数脉为胃肠实热症而用攻下法,使胃阳更伤,故脉象由"数"主客热,又变为弦脉而主虚。这种情况的弦脉既不主水饮,也不主阴寒,而是胃虚生寒之弦,胃虚且寒,宗气亦虚,脾胃无以消化水谷之能,故入胃之食,停留不化,朝食暮吐,成为胃反痼疾。

寸口脉微而数,微则无气,无气则营虚,营虚则血不足,血不足则胸中冷。(四)

语译 寸口六脉微而数的病人,脉微说明阳气虚衰,阳气虚则营气亦虚,营气虚则血不足,血不足则胸中寒冷。

阐述 本条是承上条继续论述胃反胸中冷的脉象、病理。这里的"寸口"是就双手寸、关、尺三部脉而言。脉微而数的"数"字,是承上条之"令阳微,膈气虚,脉乃数"而言。这里的"数"并非有热,而是病人气血两虚,且以阳虚为主所致。文中的"无气",应理解为阳气虚少,包括卫气、中气、脏腑功能之气俱不足,故被概称为"无气"。人体的气血是相互滋生的,营血要靠阳气的化生,阳气的化生又靠营血的滋养。正常的生理情况下,相互滋生,相互作用,在病理情况下则相互影响。由于阳气衰微,脾胃阳虚,中气虚寒,则营气的化生不足,而导致营血虚,而营血不足,气无以滋养,阳气不能生发,又导致阳虚。气、血俱不足,则胸中冷,脾胃虚寒,水谷不能消化,食停于胃,朝食暮吐,变成胃反呕吐之

疾。故原文说:"寸口脉微而数,微则无气,无气则营虚,营虚则血不足,血不足则胸中冷"。对这种脾胃阳虚,气血不足所致的呕吐病,应当以温胃益脾,补益气血,和胃降逆的基本疗法,故尤在泾指出"当以温养真气为主"。

趺阳脉浮而涩,浮则为虚,涩则伤脾,脾伤则不磨,朝食暮吐,暮食朝吐,宿谷不化,名曰胃反。脉紧而涩,其病难治。(五)

语译 病人趺阳部位的脉象浮而涩,浮则为胃虚,涩则为脾伤。脾伤则水谷得不到运化,早上吃的食物晚上吐出,晚上吃的食物次日早上吐出。食停于胃,不能消化,名为胃反。若趺阳脉象紧而涩,这种病就难治。

阐述 以上三条都是论述胃反呕吐的脉因症治,皆属于脾、胃两虚,运化失职的"呕吐病"。正常情况下,趺阳脉主候胃气,应当不浮不沉,大小适中,和缓自如,则脾胃健运不病。胃为阳土,以降则和,故趺阳脉不应当浮,浮则为胃阳虚浮而不降,故浮则为虚。脾为阴土,以升则健,故趺阳脉不应当涩,涩则伤脾,脾阳不足,气不化津,津气俱伤,脾津不足,所以说涩则伤脾。由于病情深重,脾胃两虚,健运失职,宿谷不化,以致形成朝食暮吐,暮食朝吐的胃反病。由于脾胃两虚,阳气不足是胃反呕吐之本,其脉象不仅是浮而涩,而且可有"紧而涩"。趺阳脉紧为寒盛,涩为津亏,表明脾胃两

呕吐哕下利病脉证治第十七

虚,阳气不足,因虚而寒,因寒而燥。《难经》中论述说:"气主煦之,血主濡之",由于脾土虚寒,气不化津,脾阴不足,则津亏脉涩;胃中阳气不足,宿谷不化,虚实兼并,则脉紧。在治疗时,助阳则伤阴,滋阴则伤阳,驱邪则伤胃,扶正则碍邪,形成上吐下秘,正虚邪实,脾胃将绝之症,故其病较难治。

病人欲吐者,不可下之。(六)

语译 病人出现想呕吐症状的,不可用攻下法治疗。

阐述 一般情况下,病人欲吐是由于邪气干胃,胃失和降,但是正气有驱邪外出之势。故其基本治法应当因势利导,促使正气胜邪,邪去则正气能安,呕吐即止。亦即《素问·阴阳应象大论》"其高者,因而越之"的精神。如果患者本有欲吐之势而误用下法,与病势相逆,则会导致正虚邪陷,使邪不能去,反而加剧病势。所以,在《金匮·黄疸病篇》亦指出了"欲吐者,吐之愈"的治疗原则,故仲景在此提出:"病人欲吐者,不可下之。"

哕而腹满,视其前后①,知何部不利,利之即愈。(七)

注释 ①前后:"前"指小便,"后"指大便。

语译 病人感呃逆而腹部胀满时,应当询问病人大小便情况,看何部不利,然后通其大便或利其小便,则呃逆可愈。

阐述 病人呃逆,同时又有腹部胀满见症的,应当查明腹满的原因。《素问·宣明五气论》说:"胃为气逆多哕",但有虚实之别。仲景指出哕而腹满,利之愈,表明属于实证呃逆。病人呃逆而见腹满,多因大小便不通,气逆迫胃,故医生应当询问病情,分清是前部小便不利,还是后部大便不通。二者皆可导致气机上逆,形成呃逆。故尤在泾说:"病在下而气溢于上也"。哕而腹满,大便不通畅,是因实邪内阻,府气不通所致;哕而腹满,小便不利者,是因水湿阻滞,气化不利所致。应当辨证论治。后世医家朱奉议在《活人书》一书中就本条指出了"前部不利者,猪苓汤;后部不利者,调胃承气汤"的疗法,可供参考。

呕而胸满者,茱萸汤主之。(八)

茱萸汤方

吴茱萸一升　　**人参**三两　　**生姜**六两　　**大枣**十二枚

上四味,以水五升,煮取三升,温服七合,日三服。

语译 呕吐而同时兼有胸部胀满的,用吴茱萸汤治疗。

阐述 呕吐之病,既可见于实热症,也可见于虚寒症。本条是属于胃虚寒凝,水饮内停,浊阴不降,阴乘阳位,胸阳不展,气机不利,气逆迫胃,胃失和降而致的呕吐,故呕而胸满。正如陈修园所云:"若呕而胸满者,是阳不治,阴乘之也。"(《金匮要略浅注》)故用吴茱萸汤温中补虚、散寒降逆,方中吴茱萸生姜温胃散寒,和胃降逆,化饮止呕,人参大枣安胃益脾,温中补虚。

干呕,吐涎沫①,头痛者,茱萸汤主之。方见上。(九)

注释 ①涎沫:"涎",即黏滞的浊液;"沫",即轻浮白色唾沫。涎沫,是浊液与唾沫相兼并见。

语译 干呕,吐涎沫,又兼有头痛症状的病症,用吴茱萸汤主治。

阐述 病人有呕吐之声,而无物吐出,故称为"干呕"。又因病人胃气虚寒,饮邪上泛,但虚寒重而饮邪少,正如《金匮·水气病》篇说:"上焦有寒,其口多涎",故病人表现为干呕,吐涎沫。病人不仅胃虚有寒,还有厥阴肝经寒气上逆,故有头痛。无论干呕,吐涎沫,还是头痛的,皆是胃气虚寒,饮邪内停,肝经寒气上逆所致,故用吴茱萸汤主治。

呕而肠鸣,心下痞者,半夏泻心汤主之。(十)

半夏泻心汤方

半夏半升(洗) 黄芩三两 干姜三两
人参三两 黄连一两 大枣十二枚 甘草三两(炙)

上七味,以水一斗,煮取六升,去滓,再煮取三升,温服一升,日三服。

语译 病人呕吐而肠中有声,心下痞满,用半夏泻心汤主治。

阐述 本条的主症是呕吐、肠鸣、心下痞。呕吐是由于胃气虚寒,浊邪干胃,胃失和降。肠鸣,是中焦虚寒,浊邪干清,脾气下陷,故肠鸣有声。心下痞,即胃脘部痞塞满闷;因中焦阳虚,寒热互结,胃不降浊,脾失健运,故心下痞。皆由寒热错杂,痞塞中焦,升降失常,故上为呕吐,中为痞塞,下为肠鸣,所以用半夏泻心汤主治。方中人参、大枣、甘草、干姜温中益气,半夏降逆止呕,黄芩、黄连苦降泄痞。本方充分体现了攻补兼施,寒温并用,辛开苦降的治法。

干呕而利者,黄芩加半夏生姜汤主之。(十一)

黄芩加半夏生姜汤方

黄芩三两 甘草二两(炙) 芍药二两
半夏半升 生姜三两 大枣十二枚

上六味,以水一斗,煮取三升,去滓,温服一升,日再夜一服。

语译 病人干呕,又有下利的,用黄芩加半夏生姜汤主治。

阐述 本条所论述的干呕而下利,其病机是由湿热郁阻胃肠所致。湿热浊邪犯胃,胃气上逆则干呕;湿热郁迫于肠,脾失健运,不能分清别浊则下利。以方测症还应当有口苦,舌苔微黄而腻,腹痛肠鸣,脘腹作胀等见症。本病的重点在肠道,以治下利为要,干呕是伴发见症,故用黄芩加半夏生姜汤主治。方中黄芩芍药清泄里热,半夏生姜降逆和胃,化湿止呕;甘草大枣调和诸药而安胃气。使湿热得以辛开苦降,则呕、利即愈。

诸呕吐,谷不得下者,小半夏汤主之。 方见痰饮中。(十二)

语译 凡呕吐、饮食不下的,用小半夏汤主治。

阐述 所有的呕吐,泛指各种原因所致的呕吐。但本条主要是指水饮停胃,胃失和降所致的呕吐。胃主纳谷,以降为顺,水饮停于胃,胃气上逆,则不能纳谷。其症应有呕吐较剧、口不渴、舌质淡、苔白滑、心下痞、目眩心悸等见症。水饮停留致呕,故用小半夏汤主治,以散寒化饮,和胃降逆。

呕吐而病在膈上,后思水者,解,急与之。思水者,猪苓散主之。 (十三)

猪苓散方

猪苓、茯苓、白术各等分

上三味,杵为散,饮服方寸匕,日三服。

语译 膈上有病,引起呕吐,吐后想饮水的,这是呕吐即愈,应及时给病人饮用。口渴想饮水的,用猪苓散主治。

阐述 呕吐之病位本是在胃,不言胃,而说病在膈上,这是因为膈热而饮水,但胃无燥热而不消水,水停于胃,膈热与水饮相搏,胃气上逆则呕吐,故"呕吐而病在膈上"。呕吐之后,膈热与水饮随呕吐去,邪去正安,胃阳将复,是呕吐病向愈之征,故病人呕吐之后而思饮水,此与本篇第二条"先呕却渴者,此为欲解"同理,故"后思水者,解"。既然是水去阳复,渴思饮水,就应当因势调治,少少与水饮之,以滋其虚燥,令胃气和则愈,所以说"急与之"。本证属于膈热脾虚之证,因而导致了因膈热而渴,渴饮多而呕,呕吐后又思饮水的病理。若思水而贪饮,则会旧饮虽去,而新饮又复发的可能,仍需用药物治疗,故仲景继用猪苓散主治。因本有水饮,用散剂有助胃气以散水饮之力,故用散而不用汤。方中猪苓、茯苓淡渗利水,白术健脾除湿,使水湿下走,脾胃健运,呕吐则自愈。

呕而脉弱,小便复利,身有微热,见厥者,难治,四逆汤主之。 (十四)

四逆汤方

附子(生用)一枚　干姜一两半　甘草二两(炙)

上三味,以水三升,煮取一升二合,去滓,分温再服。强人可大附子一枚,干姜三两。

语译 病人呕吐以后，脉象微弱，小便反而通利，身体微有发热，四肢逆冷的，较难治，用四逆汤主治。

阐述 病人呕吐而脉象微弱，表明呕吐日久，胃气大伤，化源不及，气血虚衰。病人本来有呕吐而小便自利，继呕吐加剧之后，而小便反而更多，故称为"复利"。这是因呕吐日久，脾胃阳虚不能运化，下焦阳气虚衰，肾失气化和固摄所致。阴寒内盛，血脉不利，故四肢不温。阴盛于内，格阳于外，虚阳外越，故身有微热。病人呕吐甚而见此诸症，是阴盛格阳，阳虚欲脱之危候，故用四逆汤急救回阳。有阳气欲脱的危险，所以说难治。仍用四逆汤治疗。方中附子回阳救逆，干姜温中散寒，甘草益气和中，奏温中散寒，回阳救逆之功。

呕而发热者，小柴胡汤主之。（十五）

小柴胡汤方

柴胡半斤　黄芩三两　人参三两　甘草三两　半夏半斤　生姜三两　大枣十二枚

上七味，以水一斗二升，煮取六升，去滓，再煎取三升，温服一升，日三服。

语译 病人呕并且发热的，用小柴胡汤主治。

阐述 本条论述较简略，结合《伤寒论》的有关条文，应有心烦喜呕、往来寒热、胸胁苦满等症状。《伤寒论》103条曰："有柴胡症，但见一症便是，不必悉俱。"邪郁少阳，故有发热；邪热迫胃，胃气上逆，故有呕吐。用小柴胡汤和解少阳之枢机，则热除呕止。方中柴胡黄芩清解少阳之热，半夏生姜降逆止呕，人参大枣甘草补虚安中，共达和解少阳，降逆止呕的目的。

胃反呕吐者，大半夏汤主之。《千金》云："治胃反不受食，食入即吐。《外台》云：治呕，心下痞鞕者"。（十六）

大半夏汤方

半夏二升（洗完用）　人参三两　白蜜一升

上三味，以水一斗二升，和蜜扬之二百四十遍，煮取二升半，温服一升，余分再服。

语译 因反胃引起呕吐的，用大半夏汤主治。

阐述 本条是根据前述反胃的有关条文补出治法。病人有朝食暮吐，暮食朝吐，吐出宿谷清冷不化等见症，故称胃反呕吐。脾以升则健，胃以降则和。因胃气虚寒，不能腐熟水谷，所以宿谷不化，朝食暮吐，暮食朝吐。脾阳虚不能化气生津，肠道失于濡润，则可出现大便干燥如羊屎，胃肠燥结，失于和降，上逆而为呕吐。此概由脾胃虚寒，胃肠燥结，健运失职所致，故用大半夏汤主治，开结降逆，补虚润燥。方中重用半夏开结降逆，人参白蜜补虚润燥。

食已即吐者，大黄甘草汤主之。《外

呕吐哕下利病脉证治第十七

台》方：又治吐水。（十七）

大黄甘草汤方

大黄四两　甘草一两

上二味，以水三升，煮取一升，分温再服。

语译　吃完食物即呕吐的，用大黄甘草汤主治。

阐述　食毕即吐，即食物入胃顷刻即吐出。以方测症多是由于胃肠实热积滞，腑气不通，火热上迫于胃的症候。正如《素问·至真要大论》所谓"诸逆冲上，皆属于火"之类，故用大黄甘草汤主治。方中大黄通腑泄热，甘草和胃止呕，使热随便泄，腑气通畅，胃气得降，则呕吐即愈。

胃反，吐而渴欲饮水者，茯苓泽泻汤主之。（十八）

茯苓泽泻汤方：《外台》云治消渴脉绝，胃反吐食方，有小麦一升。

茯苓半斤　泽泻四两　甘草二两　桂枝二两　白术三两　生姜四两

上六味，以水一斗，煮取三升，内泽泻，再煮取二升半，温服八合，日三服。

语译　病人反复呕吐，吐后口渴欲饮水的，用茯苓泽泻汤主治。

阐述　大半夏汤主治的"胃反"，是朝食暮吐，暮食朝吐，宿谷不化。本条的"胃反"，则是指患者反复呕吐之意。由于饮停于胃，胃气上逆则呕。饮停伤脾，脾失运化，津液不升，胃中虚燥，渴而引饮；饮水过多，再伤脾胃，水饮不化，水停愈多；呕吐愈甚，津愈不升，口渴愈甚，故兼见呕吐、口渴。方用茯苓泽泻汤以健脾利水，温胃化饮。方中茯苓、泽泻、白术淡渗利水，健脾除湿，桂枝、生姜、甘草通阳化饮，和胃降逆。使气化水行，胃气得降，呕、渴即止。

吐后，渴欲得水而贪饮者，文蛤汤主之。兼主微风，脉紧，头痛。（十九）

文蛤汤方

文蛤五两　麻黄三两　甘草三两　生姜三两　石膏五两　杏仁五十枚　大枣十二枚

上七味，以水六升，煮取二升，温服一升，汗出即愈。

语译　病人呕吐之后，口渴想喝水而贪饮的，用文蛤汤主治。兼治微受风邪的脉紧，头痛。

阐述　病人呕吐以后，出现口渴引饮，是因病人胃中饮热互结，吐后水去热存，余热未清，津液亏损，失于滋润，故口渴欲饮水。或有脉紧，头痛恶风寒，者是由于感受外邪未解所致，故用文蛤汤以清热生津，解表散邪。方中文蛤、石膏清热生津，润燥止渴，麻黄、杏仁宣肺发表，生姜大枣甘草安中和营卫，使表解热清，口渴则自愈。

干呕，吐逆，吐涎沫，半夏干姜散主

之。(二十)

半夏干姜散方

半夏、干姜等分

上二味,杵为散,取方寸匕,浆水一升半,煎取七合,顿服之。

语译 病人干呕,胃气上逆,吐涎沫,用半夏干姜散主治。

阐述 干呕、吐逆、吐涎沫可单独呈现,也可同时发生。皆是由于中阳不足,胃中虚寒不能降浊,脾阳虚弱不能散津,寒饮不化,变生痰涎,随胃气上逆而有涎沫唾吐。即所谓脾寒则涎不摄,胃寒则气上逆,故干呕、吐逆、或吐涎沫。方用半夏干姜散治疗,方中半夏降逆止呕,温化水饮;干姜温中散寒。方后强调浓煎顿服,是为其药力宏厚而收效更切。

病人胸中似喘不喘,似呕不呕,似哕不哕,彻心中愦愦然无奈①者,生姜半夏汤主之。(二十一)

生姜半夏汤方

半夏半升　生姜汁一升

上二味,以水三升,煮半夏,取二升,内生姜汁,煮取一升半,小冷,分四服,日三夜一服。止,停后服。

注释 ①彻心中愦愦然无奈:"彻",通彻牵联之意。全句形容病人整个心胸烦闷懊憹之极,有难于忍受而无可奈何的感觉。

语译 病人心中似气喘,而实则不喘;似呕,而实则不呕;好像是哕逆,而实则没有哕逆。但整个心胸烦闷懊憹无可奈何,当用生姜半夏汤主治。

阐述 "胸中"与"心中"包括心肺和胃在内。胸为气海,是清气升降出入的通道。因寒饮搏结胸中,气机升降出入受阻,肺胃受到影响,凌迫于心,故有诸多症状。寒饮及肺,则清气不布,肺气被郁,但因肺的宣肃功能间接受到影响,并非肺之本脏自病而喘,故"似喘不喘"。寒饮及胃,胃气受阻,但并非胃府自病,只有欲呕之势,故"似呕不呕"。寒饮上逆至胸,胸阳不布,气机升达不利,故"似哕不哕"。胸中阳气受阻,逼迫于心,心阳被郁,气血不能温通畅行,心中感到烦闷懊憹,有难于忍受之苦,故"心中愦愦然无奈"。正如徐忠可所云:"喘、呕、哕,俱上出之象,今有其象而非,其实是膈上受邪,未攻肺,亦不由胃"。(《金匮要略论注》)病属寒饮搏结,治当辛温化饮,开郁散结,故用生姜半夏汤主治。方中生姜温胃通阳散结,和胃止呕,半夏化饮降逆。

干呕,哕,若手足厥者,橘皮汤主之。(二十二)

橘皮汤方

橘皮四两　生姜半斤

上二味,以水七升,煮取三升,温服一升,下咽即愈。

语译 病人干呕,哕逆,如果手足厥冷的,用橘皮汤主治。

阐述 病人有干呕,哕逆,并兼有手足暂时厥冷者,这是因外寒干胃,胃气被郁,中阳受阻所致。胃气本以和降为顺,胃为寒邪所阻,胃寒气逆,则干呕。寒气动膈,则哕逆作声。寒邪袭胃,胃阳被遏,阳气不能通达温煦四肢,则手足厥冷。但这种厥冷是暂时性的,待寒去则厥止,并不属于四逆汤症类的阴盛阳衰症,故方后说"温服一升,下咽即愈",故用橘皮汤主治,方中橘皮理气和胃,生姜温胃散寒、降逆止呕,使阳通寒去,则干呕,哕逆,厥冷诸症自愈。

哕逆者,橘皮竹茹汤主之。(二十三)

橘皮竹茹汤方

橘皮二升　竹茹二升　大枣三十枚
人参一两　生姜半斤　甘草五两

上六味,以水一斗,煮取三升,温服一升,日三服。

语译 哕逆症,用橘皮竹茹汤主治。

阐述 以方测症除病人哕逆有声而外,还应当有虚烦不安,手足心热,脉虚数,舌红少津,口干,气虚乏力等见症。是胃虚有热,胃失和降,虚热动膈,气逆上冲所致。故用橘皮竹茹汤治疗,以补虚清热,降逆和胃。方中橘皮理气和胃,降逆止哕;竹茹清热安中;人参甘草大枣益气补虚。

夫六腑气绝①于外者,手足寒,上气,脚缩②;五脏气绝于内者,利不禁;下甚者,手足不仁。(二十四)

注释 ①气绝:指脏腑生理机能协调失常,气机阻绝虚衰。《金鉴》云"气绝非谓脱绝,乃谓虚绝也。"

②脚缩:指下肢痉挛性抽搐,或踡缩不能伸展。

语译 六腑气机衰竭在外,就会出现手足寒冷,气机上逆,下肢挛缩;五脏气机衰竭于内,就会发生难于制止的下利,下利严重的,手足麻木不仁。

阐述 六腑为阳,主表而卫外,以胃为本。胃阳虚衰,阳气不能外达以温养四肢,则手足寒冷而不温和。胃失和降,所以胃气上逆而发生哕逆或呕吐,故曰"六腑气绝于外者,手足寒,上气"。脾胃阳虚,津气不布,筋脉失去阴津的润养和阳气的温煦,则脚挛急踡缩。五脏主阴,肾为先天之本,脾为后天之本,因脾胃阳虚,穷必及肾。肾阳虚衰,不能固摄内守,脾肾皆虚,清气下陷,故久利不禁。下利严重而久不止,阴损及阳,气血津液不足,筋脉失养,故手足麻木不仁,故曰:"五脏气绝于内者,利不禁,下甚者,手足不仁也"。

下利①脉沉弦者,下重②;脉大者,为未止,脉微弱数者,为欲自止,虽发热不

死。(二十五)

注释 ①下利:本条的下利是指痢疾。②下重:指患痢疾病的里急后重。

语译 痢疾患者,脉象沉弦的,有里急后重的症状;脉象大的,是痢疾没有停止;脉象微弱兼数的,是痢疾将要自行停止的表现,虽然有发热症状,但不会死亡。

阐述 痢疾患者,若其脉沉弦并见,则沉主邪毒郁结在里,正气内陷,阳气不升。下重,即里急后重,欲便不能,数便而不止,并有腹中剧痛。此毒邪闭结在里不解,正盛邪实,病势急重,故曰:"下痢,脉沉弦者下重"。痢疾病人脉大是大而有力。大则病进,主邪气亢盛,正气未安,痢疾未愈,故"脉大者为未止"。微弱之脉本主虚,数脉本主热,但是,微弱之脉见于痢疾病人"脉沉弦"或"脉大"之后,这表明邪衰正气亦衰,其病将愈,况且是微弱脉中见数。数乃阳脉,此乃阴中生阳,是邪气渐衰,阳气渐复之征,所以云:"脉微弱数者,为欲自止。"若痢疾病下痢不止,或者是下痢虽止而发热不止者,是阳亡于外,阴亡于内,邪气亦未去之危重症。故《内经》说"肠澼身热则死"。今脉微弱数,是体虚邪退,虽有发热,但其病将愈,故说"虽发热不死"。

下利手足厥冷,无脉者,灸之不温。若脉不还,反微喘者,死。少阴负趺阳[①]

者,为顺也。(二十六)

注释 ①少阴负趺阳:少阴脉主候肾,趺阳脉主候脾,少阴负趺阳,即少阴脉小于趺阳脉。

语译 病人下利,四肢厥冷,诊不到脉搏,用灸法治疗以后,四肢仍不转温,脉亦不复,反而又出现微喘的,大多为死症。但若少阴脉小于趺阳脉的,此为顺症。

阐述 脾主四肢,心主血脉。痢疾患者,因脾阳受损,不能温煦四肢,心阳亦衰,脉气不充,故下痢,四肢厥冷而无脉。无脉者,是脉伏弱而不起,此时脾肾皆虚,用灸法仍不能温中回阳,四肢仍不见温,若脉不复还,更加出现微喘者,是阴气竭于下,阳气脱于上,胃气将绝,阴阳离决之危候,脉无胃气则死。若病人下痢甚,正气亦虚,但在未喘之际,诊得少阴脉小于趺阳脉,此为肾阳资生于脾胃。胃气仍存,脉得胃气则生,脾胃阳气来复,病有生机而可向愈,故云:"少阴负趺阳者,为顺也"。

下利有微热而渴,脉弱者,今自愈。(二十七)

语译 病人下利,身有轻度发热、口渴、脉象弱的,表明其病将愈。

阐述 本条所论述的下利,指泄泻病人若脉实身大热,则表明正盛邪

实,其病势未衰。若泄泻以后,病人只有轻度发热,且表现为口渴思饮的,及时脉象虽弱,但平静不躁的,则微热而渴是胃阳将复,脉弱为邪气衰而正气安,故其病将自愈。

下利脉数,有微热,汗出,今自愈;设脉紧为未解。(二十八)

语译 病人下利以后脉数,身有微热而出汗者,是其病将自愈之征兆;若人脉紧,是邪气未解,其病未愈。

阐述 若湿热下利之病,若脉数则为邪热未解,其病不愈。但本条所论是属于脾、肾两虚的下利。病人在虚寒下利之后出现脉数,则数脉为阳,是阳气未复,并不是邪气未尽之征。加之身有微热汗出,此为邪去正安,表和里解,阳气宣通的表现,故云"自愈"。若病人下利之后脉紧者,表明表邪未解,阳气未通,寒邪仍盛,故"设脉紧,为未解"。

下利脉数而渴者,今自愈;设不差,必圊脓血①,以有热故也。(二十九)

注释 ①圊:(qìng 清),本义是"厕也",在此即大便之意。

语译 病人下利,脉象数而口渴的,病将自愈;若病不愈的,大便必下脓血,是有热的缘故。

阐述 本条是承接前两条,继续论述虚寒下利以后,阳气来复,其病自愈,或阳复太过,其病加剧的脉症和病机。今下利之后,出现脉微数而口渴思饮的,为邪随利去,阳气来复,说明其病向愈,故况"今自愈"。若病人下利之后,其病不愈,反而表现出脉象数实、发热,甚则下利脓血。这是因下利伤阴,阳复太过。邪热灼伤肠络,必圊脓血。故说"设不差,必圊脓血,以有热故也"。

下利脉反弦,发热身汗者,自愈。(三十)

语译 下利的病人,脉象反而弦,但身有发热汗出的,其病自能愈。

阐述 虚寒下利,邪气内陷,其脉当沉而不应当弦,如今却脉弦,故说脉反弦。但此脉之弦并不是沉弦,也非弦大而实,而是浮脉之中兼有弦象。同时有发热汗出,此热是微热,汗亦是微汗。这是下利以后,邪随利去,阳气来复,表和里解,营卫调和的表现。故仲景说:"发热身汗者,其病可自愈。"

下利气者,当利其小便。(三十一)

语译 病人下利而矢气的,应当用利小便的方法治疗。

阐述 病人同时兼见下利与矢气、气随利失、频作不已,名曰"下利气"。本病的主要原因是脾虚湿盛。气郁湿滞、脾失健运、清浊不分,使清阳不升而中气下陷，故水湿与郁气并下。本症虽有脾虚的一面，但其主是水湿过盛，故仲景指出："当利其小便。"通过利小便以实大便，使水湿从小便而去，湿去则气行，气机通畅，则下利已而矢气得除。后世所谓"治湿不利小便，非其治也"实际上，就是受到本条的启示。

下利，寸脉反浮数，尺中自涩者，必圊脓血。（三十二）

语译 病人下利，寸脉反而浮数，尺脉涩的，必大便脓血。

阐述 下利之病，多为里证，但也有阴、阳、寒、热、虚、实的区别。若下利属于阴寒症，其脉象应当沉而迟，若属于虚寒症，其脉象又当沉而弱。今病人下利，反而表现为浮而数，表明此下利属于阳热亢盛之证。寸脉候阳以主气，故寸脉浮数是为阳热亢盛。尺脉候阴以主血，故尺脉涩是为阴血不足，并主血脉滞涩。阳热亢盛，阴血不足，邪毒内瘀，热灼营腐，则下利脓血，故曰："下利脉反浮数，尺中自涩者，必圊脓血。"

下利清谷，不可攻其表，汗出必胀满。（三十三）

语译 下利清谷的病人，不能用解表药强发其汗，误汗必然导致腹中胀满。

阐述 下利清谷的病人，皆因脾肾阳虚，阴寒内盛不能温化健运水谷所致。不仅有下利里虚寒的表现，因中阳虚衰不能卫外，亦可有类似外感样的恶风、恶寒的见症。此时，里虚寒为本为急，外感风寒为缓为标。治疗时，应当急用四逆汤类，以温中救逆治其本，待中阳复而表寒自除。若误治其表，强攻辛散发其汗，则必更伤里阳，寒凝气滞，增生腹中胀满之疾。故仲景明确指出，"下利清谷，不可攻其表，汗出必胀满"。

下利脉沉而迟，其人面少赤，身有微热，下利清谷者，必郁冒①，汗出而解，病人必微热。所以然者，其面戴阳②，下虚故也。（三十四）

注释 ①郁冒：此处作郁热昏冒理解，即因郁热上蒙清阳，致头昏蒙如有物冒的感觉。
②戴阳：指虚阳上浮，面红如脂。

语译 病人下利，脉象沉而迟，面色微有红赤，身有轻度发热，泻下无消化的水谷，必然会出现郁闷头昏，发热汗出而愈，四肢必然微有不温。是因面部戴阳，下元虚冷的缘故。

阐述 下利病人兼见脉象沉迟的，表明阴寒内盛，下焦阳虚，阳不胜阴则下利。阴盛于下，阳浮于上，则病人戴阳而面色微见红赤。阴盛于内，格阳于外，则身体微有发热。阴寒内盛，脾胃阳虚，不能运化消食，则下利清谷。下利清谷的患者虽有虚阳上浮和格于外的表现，但下利亦是正气胜邪于外的表现。表明这种虚阳并非即将脱越之阳，而是阴阳格拒，正邪相争的缘故。如果病人在下利过程中，或在下利之后出现面稍赤，并感觉面热而头目昏冒，又身有微热汗出的，表明病人阳气虽虚，但尤能与阴邪相搏，正胜邪却，则汗出而病解。病解汗出之前，虽然是阳气将复，表里和，阴阳相顺接，但必竟是虚阳初复未盛，气血未定，仍不足以温养四肢，则四肢欠温，故曰："下利清谷者，必郁冒汗出而解，病人必微厥"。最后三句是仲景对本证病机的概括，表明导致下利和戴阳的病机的原因是下焦阳虚，阴盛格阳，虚阳上浮。

下利后脉绝，手足厥冷，晬时①脉还，手足温者生，脉不还者死。（三十五）

注释 ①晬时：即一昼夜，又称一周时。

语译 患者下利后若诊不到脉搏，且手足厥冷，待一昼夜之内，脉搏复出，手足转温的可生，若脉搏仍不复出的则死。

阐述 病人暴注下利，或者是久利之后，出现脉绝，四肢厥冷，都是阴津耗损，阳气虚脱，而致阴竭阳脱之症，表明病情危重。患者如果在一昼夜见脉搏恢复，四肢转温者，说明阳气来复，生机犹存，其病可治，故主生。若时至一昼夜，脉搏仍不复出，四肢厥冷的，则表明阴竭阳脱，阴阳离绝，生机息灭，故主死。

下利腹胀满，身体疼痛者，先温其里，乃攻其表。温里宜四逆物，攻表宜桂枝汤。（三十六）

四逆汤方：方见上。

桂枝汤方

桂枝三两（去皮） 芍药三两 甘草二两（炙） 生姜三两 大枣十二枚

上五味，蚁咀，以水七升，微火煮取三升，去滓，适寒温，服一升，服已须臾，啜稀粥一升，以助药力，温覆令一时许，遍身漐漐，微似有汗者，益佳，不可令如水淋漓。若一服汗出病差，停后服。

语译 病人下利，腹部胀满，身体疼痛的，治当先温其里，再治其表。温里可用四逆汤，治表可用桂枝汤。

阐述 病人患下利病，出现腹部胀满。这是因为中焦虚寒，脾胃阳虚，健运失职所致。下利腹满又兼有身体疼痛的，这是因里阳虚而表阳也虚，加之外感风寒，营卫不和所致。《脏腑经络先后病》篇第十四条，已明确指出了表里同病时，应分先后缓急的治疗原则。凡表里同病，若正气不虚，应当先解其表，后攻其里。若正气已虚，又当先温里而后解表。本症下利腹满兼表症，里虚寒为急，应当先治里。此时若先行解表，则更伤卫阳而表也不解，且有里阳虚脱之危。若表、里同治，则里阳难复。故先用四逆汤温里以回阳，然后用桂枝汤解表以调和营卫。

下利三部脉皆平，按之心下坚者，急

下之,宜大承气汤。(三十七)

语译 病人下利,寸关尺三部皆如平常人之脉象,用手触按心下,感到坚硬胀满的,要急用下法治疗,大承气汤亦可。

阐述 下利之病,其症有虚实寒热不同,在脉象上也有虚实之分。今下利而寸关尺三部皆平和如常脉,既没有浮大弦数之象,亦没有沉迟细弱之脉,此为热结胃肠,血脉的和调尚未受到影响,故"三部脉皆平"也。所谓"心下",是就胃脘和腹部而言。按之心下和腹部痞坚而胀满,此为实邪在内郁结。但正气不虚,并有正气驱邪外出之机,故出现下利。当因势利导,通因通用,速下其实邪。务使实邪去,则痞坚散而泄利止。故仲景曰:"急下之,宜大承气汤"。

下利,脉迟而滑者,实也,利未欲止,急下之,宜大承气汤。(三十八)

语译 下利脉象迟而滑的,病属实证,下利还不会停止,应当急用下法,以大承气汤为宜。

阐述 病人下利见迟脉,为气滞,见滑脉为食积。"脉迟而滑",是气滞食积于中焦,脾失健运,腑气不和,故为下利。实滞于内,邪仍未衰,下利亦不会停止,故当舍症从脉,宜用大承气汤急下之,以通府泄热,实邪去则利止。

下利脉反滑者,当有所去,下乃愈,宜大承气汤。(三十九)

语译 病人下利,脉象反而滑的,应当是有实邪可攻,用下法治疗,其病即愈,宜用大承气汤。

阐述 下利患者,如果属热实,其脉当数,如果属寒湿,其脉当迟,若是久利体虚,其脉当弱。而今反而脉滑,为内有宿食之故。正如《脉经》所云:"脉滑者,为病食也"。既有宿食内停,当用下法。使宿食之实邪有所去除,则下利即愈,故"当有所去,下乃愈"。故宜大承气汤通腑泄实,实邪去而下利止。

下利已差,至其年月日时复发者,以病不尽故也,当下之,宜大承气汤。(四十)

大承气汤方:见痉病中。

语译 初患下利的病人,当时其病已愈,但日后每当到了曾经患下利的时期,而下利病就会复发的,这是病邪没有除尽的缘故。应当用下法,以大承气汤为宜。

阐述 下利病,即泄泻和痢疾的总称。若是泄泻病,则病愈之后不会复发,尤其不会有周期性的复发。现在下利病已经痊愈,而到了过去发病的时期又复发,表明多是因痢疾病治疗不彻底所致。因病人个体差异,或在医治过程中过早的使用了收涩滋补之剂,或是药力不及,病愈不彻底,使痢疾之邪伏留于内,暂时隐而不发,到了适合于痢疾发病的时期,又重新复发而下利,故仲景说:"病不尽故也"。这种愈而复发的痢疾,后世称为"休息痢"。因邪气未尽,而与外之时令相合为病,故当用下法,宜用大承气汤,通腑泄实务在尽除其邪,使之不再留邪复发。但并非一定用承气不可,故仲景云:"宜用大承气汤",而不言"主之"。如后世用枣肉或桂圆肉包鸭胆子服用,疗效甚好。

下利谵语者,有燥屎也,小承气汤主之。(四十一)

小承气汤方

大黄四两　厚朴二两(炙)　枳实大者三枚(炙)

上三味,以水四升,煮取一升二合,去滓,分温二服,得利则止。

语译　病人下利谵语的,是因肠中有燥屎,用小承气汤主治。

阐述　胃肠实热内盛,燥屎内结,腑气不通,热结旁流,迫热下利,实热蒙闭心窍,上攻脑神,致神志不清而神昏谵语。同时兼有潮热面赤,心烦不安,脉象滑数,腹痛等症。原文"有燥屎也"概括其病因,以"小承气汤主之"明其治法,此为省文法。

下利便脓血者,桃花汤主之。(四十二)

桃花汤方

赤石脂一斤(一半剉,一半筛末)　干姜一两　粳米一升

上三味,以水七升,煮米令熟,去滓,温服七合,内赤石脂末方寸匕,日三服;若一服愈,余勿服。

语译　病人下利,大便伴有脓血的,用桃花汤主治。

阐述　下利脓血的病症,也有虚实之分,本症是由于病人先有湿热下利,伤及中气,进而溃损肠络,脾不统血,血随利下,滑脱不禁,而成下利脓血之症。还应当有面色痿黄或苍白,神疲乏力,舌质淡,脉细弱,脓血色暗或成瘀块,四肢欠温,隐隐腹痛,喜温畏寒等见症。故用温中健脾,涩肠止利的桃花汤主治。方中赤石脂理血,塞肠固脱;干姜温中散寒;粳米益脾安中,使血止寒散,健运复常。

热利下重者,白头翁汤主之。(四十三)

白头翁汤方

白头翁二两　黄连三两　黄柏三两　秦皮三两

上四味,以水七升,煮取二升,去滓,温服一升,不愈,更服。

语译　湿热下利而里急后重的,用白头翁汤主治。

呕吐哕下利病脉证治第十七

阐述 "热利"者,即湿热下利;"下重者",即里急后重。湿热疫毒,蕴结肠道,血瘀肉腐,致成湿热下利。还应当有发热脉数、舌红苔黄、口苦口渴、腹痛腹胀等症。用白头翁汤以清热燥湿,凉血解毒。方中白头翁清热凉血,黄连、黄柏、秦皮苦寒燥湿,清热解毒。在临床运用本方时,仍应加入行气和凉血之味,由于行气则后重自除,凉血则脓血自止。

下利后更烦,按之心下濡者,为虚烦也,栀子豉汤主之。(四十四)

栀子豉汤方

栀子十四枚　香豉四合(绵裹)

上二味,以水四升,先煮栀子,得二升半,内豉,煮取一升半,去滓,分二服,温进一服,得吐则止。

语译 病人患下利病后更加心烦,且按之心下濡软的,为虚烦,用栀子豉汤主治。

阐述 从本条所论述的下利后更烦可知,病人在下利之初,或在下利过程中就有心烦见症。如今下利已止,但心烦比下利初期则更加严重,故曰下利后"更烦"。心烦之症,有虚实的区别,如果属实证心烦,则有胸中痞满,按之坚而痛等见症。而本症是按之心下濡软,表明下利已止,内无有形之实邪积滞。而是下利之后,实热之邪虽去,但余热未尽,无

形邪热郁于胸膈,扰及心神所致,所以称为"虚烦"。用栀子豉汤轻剂以解郁除烦。方中栀子清热除烦,豆豉宣泄胸中郁热,郁热清则虚烦自愈。

下利清谷,里寒外热,汗出而厥者,通脉四逆汤主之。(四十五)

通脉四逆汤方

附子大者一枚(生用)　干姜三两(强人可四两)　甘草二两(炙)

上三味,以水三升,煮取一升二合,去滓,分温再服。

语译 病人下利不消化食物,属里寒外热,汗出而四肢冷的,用通脉四逆汤主治。

阐述 本条所论下利,是因脾肾阳虚,阴盛于内,中焦虚寒,脾气将竭,失其消化健运之职,故下利清谷。阴盛格阳于外,虚阳外越,卫阳不固,则身热面赤汗出。里寒外热,真寒假热,阴从利而下竭,阳以汗而外脱,阴阳之气不相顺接,所以汗出而厥,四肢逆冷。此为阴盛格阳,阴阳即将离绝之危重症,故应急用通脉四逆汤主治,以回阳救逆。通脉四逆汤即四逆汤倍用干姜,增用附子而成。四逆汤为附子一枚,本方是附子大者一枚,表明病情更为急重。方中附子大辛大热,破阴壮阳而复脉;干姜辛温,温中散寒而止利;炙甘草甘温健中益脾。三药合剂,相得益彰,功专力宏,共奏回阳救逆之功。

下利肺痛①,紫参②汤主之。(四十六)

紫参汤方

紫参半斤　甘草三两

上二味,以水五升,先煮紫参,取二升,内甘草,煮取一升半,分温三服。疑非仲景方。

注释　①肺痛:历代医家认识不同。徐忠可、赵以德认为肺与大肠相表里,因大肠病而引起肺气不利,故发生肺痛。曹颖甫认为肺居胸中,肺痛即胸痛。陈修园认为文义不明,不敢强解,应当存疑。程云来认为肺痛疑是腹痛。就疾病的一般情况而言,下利而腹痛是其常,肺痛可能是腹痛之误,故程云来之说较为合理。

②紫参:据《中药大辞典》拳参〔备考〕说:"《唐本草》所载紫参及《本草图经》的"晋州紫参",为蓼属拳参组植物。故本品亦即《本草》紫参中的一种。"拳参的性味苦凉,主治作用,清热镇惊,理湿消肿,治热病惊搐,破伤风,赤痢,痈肿,瘰疬。以紫参之名入药的品种较多,但根据年代及药用功能,药材性状等综合分析,本条紫参汤中的紫参应为《中药大辞典》所载的拳参为是。

语译　病人下利,腹部疼痛的,用紫参汤主治。

阐述　《本经》说:"紫参味苦辛寒,主心腹积聚,寒热邪气,通九窍,利大小便";生甘草亦有清热解毒,有和中安胃之效。方中味苦辛寒的紫参用半斤之多,为本方的主药,配甘草三两清热和中安胃,是为辅药。可见,本症应当是胃肠积热所致的下利腹痛。下利则清浊不分,当有小便不利,而紫参既主积聚寒热邪气,又能利大小便,故用紫参汤主治。

气利①,诃梨勒散主之。(四十七)

诃梨勒散方

诃梨勒散十枚(煨)

上一味,为散,粥饮和②,顿服。疑非仲景方。

注释　①气利:指下利滑脱,大便随矢气挟杂而下。

②粥饮和:即用大米或其它谷物煮成稀粥,再与药物调和服用。

语译　下利伴矢气的病人,用诃梨勒散主治。

阐述　气利之症,有虚、实之别。本条论述简略,以方测症,诃梨勒散即诃子研为细末。诃子性温味涩,有敛肺涩肠,止利固脱之功。对于虚寒久利,滑脱失禁,泄泻不止尤宜用本品。可知本症称气利者,是指久泄或久利不止的虚寒下利。因久泄久利,脾胃受伤,中气虚寒,气陷不举,气虚失固,而致滑脱下利不止。下利的同时兼有矢气,故称为"气利"。用诃梨勒散主治,粥饮和服者,取其益胃肠,建中气之功。

呕吐哕下利病脉证治第十七

【附方】

《千金翼》小承气汤:治大便不通,哕数①谵语。方见上。

注释 ①哕数:指呃逆频作,病较急。

语译 《千金翼方》用小承气汤治疗大便不通,呃逆频作,神昏谵语。

阐述 "哕"者,即呃逆也。呃逆之疾,有虚实寒热不同。本证用小承气汤治疗,症属实热,故其证应有呃逆频作,声响高亢,舌质红,脉数实,面潮热,大便不通等。皆是由于阳明实热,腑气不通,实热浊气上逆动膈,干蒙清窍,影响脑神所致。病人出现大便不通,呃逆谵语,用小承气汤主治,意在通腑泄热,使实热浊邪随大便而去,则诸症自平。

《外台》黄芩汤:治干呕下利。

黄芩三两　人参三两　干姜三两　桂枝一两　大枣十二枚　半夏半升

上六味,以水七升,煮取三升,温分三服。

语译 《外台》黄芩汤主治呕吐无物,兼有下利的病症。

阐述 干呕下利之症,有寒热虚实的区别。本条是属于寒热错杂而偏于寒重的干呕下利症。因寒热互结中焦,脾失运化,胃肠失于和降,寒从下走则下利,热迫于胃,胃失和降则干呕。其病机近似于本篇的第十一条,但以中焦虚寒为主,胃热次之,故宜用黄芩汤治疗。方中干姜、半夏温胃止呕,人参、大枣补脾益气,桂枝温中补虚,散寒邪,黄芩清热。诸药合用,共收调中散寒,和胃降逆,补虚清热之功。

疮痈肠痈浸淫病脉证并治第十八

本篇主要对痈肿、肠痈、金疮、浸淫病四种疾病的辨证论治和预后加以阐述,由于皆属于外科疾患,故合为一篇论述。王叔和《脉经》所载本篇篇名作"痈肿肠痈金疮浸淫病脉证"符合仲景原意,可参。

痈肿,"痈"是各种痈疡疾病的总称。本篇之"痈"是就痈肿而言。生于体表及四肢的,称为外痈;生于胸腹肢体之里或脏腑之中的,称为内痈。如前述之肺痈,本篇之肠痈皆为内痈。痈肿一般都有红、肿、热、痛,甚则腐溃成脓,脓尽始愈的过程。痈肿病也分有阴、阳证。就其病因病机而言,阴症多因气郁寒滞,阻遏于局部经络血脉所致。故《灵枢·痈疽篇》说:"寒邪客于经络之中则血泣,血泣则不通,不通则卫气归之,不得复返,故痈肿。"阳症是因热毒瘀结局部营血所致。故《灵枢·痈疽篇》又说:"营卫积留于经脉之中,则血泣而不行;不行则卫气从之而不通,壅遏而不得行,故热;大热不止,热胜则肉腐,肉腐则为脓……故名曰痈"。《素问·生气通天论》说:"营气不从,乃生痈肿"。说明早在《内经》中,就已经明确认识到痈肿的病因病机。

肠痈,痈肿发生于肠之阑门部位的,称为肠痈,属于内痈的范畴。本病的主症为,右下腹疼痛拒按右下肢屈而不欲伸,伸则腹痛加剧,甚者伴有发热恶寒。肠痈有阳症、阴症之分。阴症因气血郁滞,正气不足,阳气不化,久郁成毒,变成痈脓,其病程比较缓慢。阳症多由于热毒内聚,营血瘀结,腐败血肉所成,病程短,属于正胜邪实之急重症。早在《素问·厥论篇》中就有"少阳厥逆,机关不利,机关不利者,腰不可以行,项不可以顾,发肠痈不可治,惊者死"的记载。后世《诸病源候论》中记载道:"肠痈者,由于寒温不适,喜怒无度,使邪气与营卫相干在于肠中,遇热加之,气血蕴积,积聚成痈,热积不散,血肉腐败,化而为脓"。对于肠痈的病因、病机,有了更加完整深入的认识。

金疮,篇名之"疮"即金疮,泛指一切金刃刀斧所伤在内,亦即本书首篇所论及的"金刃所伤",创伤性外伤疾患也包括在内。因人体受外伤之后,往往易于招致邪气,甚或变生疮疡,久不得愈,似与疮疡类似,故古时称金疮。古之"疮"与"创"同意。金疮之疾,因于金刃伤及皮肉筋骨,多有红肿热痛症状。若因亡血伤阴太过,可导致气血虚弱,创伤久不愈合,甚或感受邪毒,破溃成脓,变

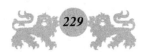

疮痈肠痈浸淫病脉证并治第十八

生疮疡之疾。

浸淫疮初起时如疥,渐出黄水,浸淫弥蔓,终成一片,痒痛难忍为特点的一种皮肤病,即后世所称的"黄水疮"。早在《素问·气交变大论》就有"岁火太过,炎暑流行……身热骨痛而为浸淫"的记载。本病属于湿热邪毒浸淫流布之疾。巢元方在《诸病源候论》阐述到:"浸淫疮是心家有风热,发于肌肤,初生甚小,先痒后痛而成疮,汁出浸渍肌肉,浸淫渐阔乃遍体,……因名浸淫也。"进一步阐明了本病的成因、症候。

诸浮数脉,应当发热,而反洒淅恶寒①**,若有痛处,当发其痈**②**。(一)**

注释 ①洒淅恶寒:形容病人感觉到好似有冷水洒在身上,凉风吹在身上那样畏寒怕冷。

②痈:指痈肿。

语译 凡是脉浮数,应当有发热的症状,若病人反而感觉到怕冷,似冷水洒在身上的,若身上再有疼痛的部位,则应当发生痈肿。

阐述 "诸"者,众、凡也。此处作"凡是"理解。浮脉主表,数脉主热。凡是诊得病人其脉象浮数的,多属于有外感表热的病症,并且应当有发热的见症,故云:"诸浮数脉,应当发热"。浮数之脉,一般应主表热症,但亦可主里热症。若病属于外感表热症,则病人应当有发热恶寒,并且是以发热重而恶寒轻。若里热已盛,表热未解时,亦可有浮数脉和恶寒的见证。本条所论,是病人有浮数之脉,本应发热而发热不突出,病人反而感觉到恶寒怕冷,似有冷水淋洒在身上,又有凉风吹在身上那样冷冷的感觉,故原文说"而反洒淅恶寒"。在这种情况下,虽然患者有类似于外感表热症,但只有身体某局部发生红、肿、热、痛的,此乃发生痈肿的征兆,所以说"若有痛处,当发其痈"。这是由于局部热毒壅塞,气血凝滞,营卫受阻所致。《灵枢·痈疽篇》说:"营卫稽留于经脉之中,则血泣而不行,不行则卫气从之而不通,壅遏而不得行,故热"。又云:"血泣则不通,不通则卫气归之,不得复反,故痈肿"。故应以脉浮数,而又有恶寒发热,身体局部发生红肿热痛为痈肿初起的辨证要点,不可误以为是普通的外感症。

师曰:诸痈肿,欲知有脓无脓,以手掩肿上,热者为有脓,不热者为无脓。(二)

语译 老师说:各种痈肿,要想知道是否有脓,用手触按在痈肿之上,感觉到很热的为有脓,感觉到不热的为无脓。

阐述 本条论述从触诊的角度诊断痈肿是否有脓。医生用手掩盖于病人痈肿之上,感觉到痈肿处明显发热的,为有脓,无发热的,为无脓。从痈发生的始萌到成脓,是有其发展过程的。即先有局部性气血营卫的凝涩不通,而后出现红肿热痛,恶寒发热。此时处于邪正交争之际,若正胜邪却,或治疗及时,则凝涩畅通而肿痛可消。若正不胜邪,或邪正抗争,则恶寒发热,局部红肿热痛不减,表明热毒壅结已盛,进而肉腐脓成。正如《灵枢·痈疽》篇说:"大热不止,热胜则肉腐,肉腐则为脓"。故用手掩盖于痈肿之上,有明显发热者,表明热毒壅聚,为有脓;不热者,热毒未聚,故无脓。

肠痈之为病,其身甲错,腹皮急,按之濡,如肿状,腹无积聚,身无热,脉数,此为肠内有痈脓,薏苡附子败酱散主之。(三)

薏苡附子败酱散方

薏苡仁十分　附子二分　败酱五分

上三味,杵为末,取方寸匕,以水二升,煎减半,顿服,小便当下。

语译　肠痈患者,其身上皮肤粗糙,似如鳞甲。腹部皮肤紧张,但用手按之是濡软的,用力按压又有肿胀之状,而腹中并无积聚硬块,身不发热,脉象数,这是肠内生了痈肿,用薏苡附子败酱散主治。

阐述　本条就病人患了肠痈,而已经成脓的症状和治疗加以论述。肠痈患者,其皮肤干燥,失去荣润和光泽,似如鳞甲之状,摸之碍手。这是由于肠内生了痈脓之疾,气机为之郁滞,痈脓消耗营血,营卫气血不能荣润肌肤所致。正如尤在泾所云:"营滞于中,故血燥于外也。"肠内有痈脓,气血为之郁结,间接影响到腹部,所以腹皮紧张有力,即所谓有诸于内,必形诸于外之理。因腹内并无积聚,故按压腹壁是濡软的;但因肠中已有痈肿突起,故按之碍手如肿状。痈肿之疾在肠内而非腹皮,故曰:"腹皮急,按之濡,如肿状"。病人肠痈已久,郁热邪毒已经化腐成脓,正气已虚,病变局限,故全身没有发热。病人阳气不足,正不胜邪,或者是大热肉腐酿生痈脓阶段已过,故虽然有脉数而并不发热,故身无热而脉数。这里的数脉主瘀热。肠痈正气渐虚,阳气不足,而痈脓未除,病属阴症虚证,并非热毒壅盛阶段,故用薏苡附子败酱散以振奋阳气,排脓解毒。方中重用苡仁配败酱排脓解毒,附子辛热,振奋阳气以散结。方后医嘱顿服,意在集中药力,速攻其疾,使痈脓极早排除,以杜滋漫之害。服药后"小便当下"者,是因服药之后,痈脓向愈,营卫气血畅通,膀胱气化复常,则小便复通。表明在患肠痈过程中,小便的通利受到影响,肠痈告愈,则小便也恢复正常。

肠痈者,少腹肿痞①,按之即痛如淋②,小便自调,时时发热,自汗出,复恶寒,其脉迟紧者,脓未成,可下之,当有血。脉洪数者,脓已成,不可下也,大黄牡丹汤主之③。(四)

大黄牡丹汤方

大黄四两　牡丹一两　桃仁五十个
瓜子半升　芒硝三合

上五味,以水六升,煮取一升,去滓,内芒硝,再煎沸,顿服之,有脓当下,如无

疮痈肠痈浸淫病脉证并治第十八

脓,当下血。

注释 ①肿痞:指肠痈有形之痈肿痞塞于肠中,用手触诊有压痛和反跳痛,故曰肿痞。

②按之即痛如淋:指触诊时,用于按压肠痈所发之阑门部位时,牵扯至膀胱及前阴中类似有患淋病那样的刺痛感觉。

③大黄牡丹汤主之:根据原文精神,"大黄牡丹汤主之"一句,应当紧接在"脓未成,可下之"之后,力宜。仲景倒置此句,意在正反对举,强调鉴别诊断,属于倒装文法。

语译 患肠痈的病人,少腹部肿胀而痞满,用手按压肿处,病人有患淋病般刺痛之感,但小便如常。时时发热,自汗出,又复畏寒怕冷。若脉迟紧的,是脓未成,可以用下法治疗,以大黄牡丹汤主治。服药后,大便应当下污血。若脉象洪数的,为肠痈已经成脓,就不能用下法了。

阐述 患肠痈的病人,其少腹阑门部位有突起的包块出现,有形之痈肿阻碍于肠中,病人有痞塞不通的感觉,故曰"少腹肿痞"。此为内聚热毒,营血瘀结肠中所致。肠痈已经形成,不按固然痛,按之则有如淋病般刺痛,故曰"按之即痛如淋。"虽然按压肠痈部时,可牵引至前阴痛如淋,但并非真有淋病,所以仲景在此补述"小便自调"一句,以便使其鉴别于淋病。因其病变在阳明肠府,不在少阴肾和膀胱,故小便自调。肠内有痈肿,营血凝滞,卫气受阻,则时时发热。实热熏蒸,营卫失调,迫津外泄,故自汗

出。患肠痈病之初,有类似于外感的恶寒见证,病至大热肉腐成脓之际,因正胜邪实,邪正相争,此时又出现恶寒,甚或可有高热寒战出现,故曰:"复恶寒",此意义同于肺痈酿脓期"时时振寒"。肠痈未成脓之时,因邪气所遏局部营血,热伏血瘀蕴结不通,其脉象多为迟紧,是邪与血结而脓仍没有形成。此时在治疗上,应当急用攻下法,以泄热解毒,破血消痈,务必使痈肿消散,而污血从大便泄出。故曰:"其脉迟紧者,脓未成,可下之",用大黄牡丹汤主治,当有血。方中芒硝、大黄泄热软坚,丹皮、桃仁破血凉血,瓜蒌仁清热解毒,消肿排脓,以共奏泄热解毒,破血消痈之功。肠痈到了酿脓期后,脉象由迟紧变为洪数,此乃热毒瘀积,实热蕴结,血腐肉败,肠痈已成脓。此时治法应当以清热解毒、排脓生肌为主。可用苡仁、败酱草、银花、鱼腥草、当归、白芷、桔梗之类为宜。要慎用破血攻逐之品,否则有可能导致痈脓未尽而出血不止,致正气亏损的后果。故曰:"脉洪数者,脓已成,不可下也"。

问曰:寸口脉浮微而涩,法当亡血,若汗出。设不汗者云何?答曰:若身有疮①,被刀斧所伤,亡血故也。(五)

注释 ①有疮:"疮"字古时作"创",此处作金创解。有疮者,即指病人有创伤性外伤。

语译 问道:寸口脉象浮弱而涩,应当是亡血或汗出,若没有汗出,是什么造

疮痈肠痈浸淫病脉证并治第十八

成的呢?答道:"若身上有金创,是被刀斧所伤而失血的缘故。"

阐述 本条论述创伤导致失血的脉证和诊断。这里的"寸口"是就两手寸、关、尺三部脉而言,因创伤性的失血过多,影响到全身津血。寸口脉微为阳气虚弱,脉涩为津血亏耗,脉浮为阴血虚少,阳气不能内守而虚浮。其脉浮微而兼涩,按一般规律,应当是亡血伤津,或者汗出过多所致。故寸口脉浮微而涩,法当亡血,或若汗出。因为汗血同源,故《内经》云:"夺血者无汗,夺汗者无血"。造成失血的原因很多,凡因吐衄下血、崩漏,汗出太过等都可导致津血亡失。如果患者没有这些常见的亡血汗出病史,而病人身上受了创伤,被刀斧等利器所伤,并有失血情况,这就是因为创伤亡血过多的缘故,故脉虽浮而不能汗出。

病金疮,王不留行散主之。(六)

王不留行散方

王不留行十分(八月八日采) 蒴藋①细叶十分(七月七日采) 桑东南根白皮十分(三月三日采) 甘草十八分 川椒三分(除目及闭口者,去汗) 黄芩二分 干姜二分 厚朴二分 芍药二分

上九味,桑根皮以上三味,烧灰成性,勿令灰过;各别杵筛,合治之为散,服方寸匕。小疮即粉之②,大疮但服之,产后亦可服。如风寒,桑东根勿取之。前三物,皆阴干百日。

注释 ①蒴藋(shuò diào,硕掉):本品为忍冬科植物蒴藋的全草或根。可以缝金疮,蒴藋之花称名为陆英,"陆英苦寒无毒,主骨间诸痹"。黄元御《长沙药解》说蒴藋"味苦微凉,入足厥阴肝经,行血通经,消瘀化凝"。《唐本草》说蒴藋"治折伤,续筋骨"。说明蒴藋有清热解毒、活血消瘀、续筋接骨之功。

②粉之:外伤范围较小的少量出血,可将粉剂撒敷于伤口处,以便止血定痛。

语译 因金刃、利器所伤者,用王不留行散主治。

阐述 金疮者,即首篇所说的"金刃"所伤的外科疾患。因创伤导致皮肉筋骨的损伤,使皮肉破损,血脉瘀阻,营卫气血的畅通受到影响。故对外伤疾患的治疗,应以活血止血,消肿定痛,续筋接骨为主。王不留行散即具有这些功效,为治疗金创外伤的专方,方中王不留行性味苦平,功专活血行血,消肿止痛,蒴藋行气理血,宣通瘀滞;桑白皮性寒,生肌止血。三味先在瓦上微火烧成性,以深黄色为度,研为细末,取其止血定痛之功,并同其余药研制成散剂,以便备用。黄芩苦寒,芍药酸敛微寒,以入血分清热解毒,敛阴止血;川椒、干姜、厚朴辛温散寒,理血行滞,通调血脉;甘草和中生肌而解毒。在使用时,局部损伤较小的,外用粉剂以止血定痛即可。如果损伤较大,出血较多,又当以内服为主,以收效更切。产后与外伤都有瘀血,故产后亦可用本方,是为异病同治之法。桑白皮性寒凉,若是外感风寒之疾,只宜宣

透疏解，不宜寒凉收敛，故仲景于方后说："如风寒，桑东根勿取之"。

排脓散方

枳实十六枚　芍药六分　桔梗二分

上三味，杵为散，取鸡子黄一枚，以药散与鸡黄相等，揉和令相得，饮和服之，日一服。

阐述　排脓散附于王不留行散之后，意在补充金疮的治法和方药。如果金疮未成脓时，用王不留行散主治；若金疮已经感染成脓，则用排脓散主治。本方重用枳实配芍药，以破气行滞，止痛活血，再以桔梗配伍，排脓解毒。鸡子黄扶正安中，诸药共用，共达消肿止痛，扶正安胃，排脓解毒之功，最适宜于疮疡痈肿、排脓解毒之目的。

排脓汤方

甘草二两　桔梗三两　生姜一两　大枣十枚

上四味，以水三升，煮取一升，温服五合，日再服。

阐述　排脓汤，即肺痿肺痈篇中的桔梗汤加生姜、大枣而成，桔梗为主药，用量为三两。方中甘草桔梗，排脓解毒，生姜大枣健中和营。本方辛甘健中和营而不燥热，是解毒排脓、安中和营的有效方剂。

浸淫疮①，从口流向四肢者，可治；从四肢流来入口者，不可治。（七）

语译　浸淫疮这种病，从口部向四肢蔓延的可治，从四肢向口部蔓延的不易治。

阐述　本条论浸淫疮的预后，而未论及具体症状、病因、病机，故后世医家对浸淫疮的看法各异。有认为是脱疽游丹、癞疠、棉花疮、杨梅疮、湿疹、神经性皮炎等，这些病皆不符于原文所述。而余无言认为："脓疱疮"，或称"浸淫疮即黄水疮"《金匮要略译释》；以及曹家达认为其病因是"湿热兼毒"等，认识较为确切。亦即现代皮肤病学所称的"脓疱疮"，是因化脓性球菌感染所致的皮肤病。巢元方谓："浸淫疮是心家有风热"，(《诸病源候论》) 表明浸淫疮是因湿热火毒所生，逐渐弥蔓全身，尔后破溃成脓的皮肤病。从浸淫疮发病部位的先后和发病的趋势辨其预后，其理与《脏府经络先后病篇》第十二条同，此处不再赘述。

浸淫疮，黄连粉主之。方未见。（八）

语译　浸淫疮患者，用黄连粉主治。

阐述　浸淫疮的皮肤病，是因湿热火毒为患。其流布浸淫力极强。治以清热泻火，燥湿解毒，外治为主，黄连粉主治。黄连粉方虽未见，但本方无疑是以黄连为主药。黄连味苦寒，有清热泻火，燥湿解毒之功，故用黄连粉主治，则浸淫疮可愈。

趺蹶手指臂肿转筋阴狐疝蛔虫病脉证治第十九

本篇对趺蹶、手指臂肿、转筋、阴狐疝、蛔虫等五种疾病的辨证论治加以论述。因这五种病症皆有不同的症候特征，既不便于归类其它篇章，又不足以单独成篇，故在论述杂病各篇之末，将其合为一篇加以论述。

趺蹶，"趺"同"跗"，指足背；"蹶"，僵直之意。趺蹶连用，意指足踝关节以下的足背强直，或能前不能后等筋络关节，运动失去常态的足部疾病。这种疾病除外伤疮疡因素而外，多是由于太阳经伤，筋脉拘急所致。故仲景指出用针刺治疗，"刺腨入二寸"，即针刺小腿部腧穴以舒缓筋脉。

手指臂肿者，是指患者手指和臂部时常发生肿胀疼痛，抽引动摇，或者身体某些肌肉亦可发生振颤动摇为特征的一种病症。本病的基本病机是因风湿痰涎阻滞于关节经络所致。治疗时，应当以祛风除痰，养血通络为主。

转筋，是以病人四肢突然发生强直痉挛性疼痛为特征的一种病症。本病的发生，大多是因湿浊内阻，郁久化热，热甚伤津；或因吐泻甚而伤津；或因素体阴津气血不足；或因暴受寒冷凝滞筋脉，使筋脉失去温煦和濡养所致。在治疗时，根据不同病情，分别采用清热除湿；养阴增液；温经散寒，活血通络，柔筋解痉等法为主。

阴狐疝，是指男性病人的阴囊时大时小的一种病症，并随着阴囊的大小变化而发生时痛时止为主要特征。这里的阴狐疝不同于《腹满寒疝病篇》所说的寒疝。阴狐疝者，是寒湿凝滞厥阴肝经，肝肾阳虚，或为湿热内阻所致的阴囊疾病；而"寒疝"者，是无形之寒气为病的腹痛病症。治疗阴狐疝，以辛温通阳，疏肝理气。

蛔虫，"蛕"同"蛔"。蛔虫病是一种肠道寄生虫病症，是以病人经常发生腹脐部剧烈疼痛，甚或吐出蛔虫为主要特征的。《诸病源候论》说：蛔虫病发作时则"心腹作痛，口喜唾涎及清水"。治疗时，应当急则治标，缓则治本。当虫动不安，发生剧痛时，急当安蛔止痛，待蛔虫安定而痛止之际，则当驱杀蛔虫。

师曰：病趺蹶[①]，其人但能前，不能却；刺腨[②]入二寸，此太阳经伤也。（一）

注释 ①趺蹶："趺"同"跗"，"蹶"《说

跌蹶手指臂肿转筋阴狐疝蛔虫病脉证治第十九

文》注"僵也",痹厥不通之意。指足背僵直,行动不便的脚背部疾病。

②腨(chuǎi 揣):《说文》:腓肠也。即小腿肚。

语译 老师说:跌蹶患者,其人只能向前行走,而不能后退,这是太阳经伤的缘故。治疗时,针刺小腿肚穴位,深二寸。

阐述 跌蹶病,是一种以足背部痹厥或肿痛,功能障碍失常的病症。其典型症状是病人只能向前行走,而不能向后退却。这是因太阳经脉受伤,经脉之气不通所致。由于足太阳经脉行身之后,下贯腨内,出外踝后。治疗这种疾病时,宜用针刺足太阳经的承山穴,进针深度以二寸为宜,以达舒筋通络之功,使经络舒利,气血畅通,跌蹶便能愈。

病人常以手指臂肿动,此人身体瞤瞤者①,藜芦甘草汤主之。(二)

藜芦甘草汤方:方未见。

注释 ①瞤瞤(shùn 顺):即身体某些局部的筋肉发生振颤掣动。

语译 病人时常发生手指及臂部肿胀抖动,且身体肌肉也有牵引跳动的,用藜芦甘草汤主治。

阐述 本条论述风痰阻滞而致的手指臂肿的辨证施治。《素问·阴阳应象大论》中的"风胜则动"以及《三因方》中的"痰涎留在胸膈上下,变生诸病,手足项背牵引钓痛,走易不定",与本症相类似。"常以手指臂肿动",即手指关节和上肢臂部时常发生肿胀麻痹,并有振颤动摇,甚至全身某些局部的肌肉也有牵引或瞤动的见症。这种病症是因风湿痰涎阻滞经络所致。风痰阻滞经络关节,经络气血循行不畅,则手指关节和臂部麻痹肿胀。风痰阻滞肌腠,则身体局部发生振颤跳动。对本病的治疗,应当以涌吐风痰,除湿通络为主,故用甘草藜芦汤主治。方中藜芦涌吐风痰除湿;甘草和中安正。使风痰去则诸症能愈。

转筋之为病,其人臂脚直,脉上下行①,微弦。转筋入腹②者,鸡屎白散主之。(三)

鸡屎白散方

鸡屎白

上一味,为散,取方寸匕,以水六合,和,温服。

注释 ①脉上下行:即寸关尺三部咏弦直有力,无柔和之象。

②转筋入腹:下肢抽筋发生疼痛时,牵引到少腹亦作痛,故名。

语译 转筋这种病,病人的上臂或下肢强直,不能屈伸,脉象强直而有力,或见微弦,转筋痛连腹部的,用鸡屎白散主治。

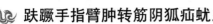

阐述 转筋,是以四肢发生突然痉挛剧痛为特点的病症,尤以下肢小腿的疼痛为多见。病情严重时,其疼痛可从下肢循经牵引小腹作痛,故这种情况又被称为转筋入腹。其主症是臂脚直,即上肢臂部或下肢小腿部发生痉挛强直,不能屈伸。其脉上下行而微弦,同理于痉病篇的"夫痉脉,直上下行",皆因经脉痉挛所致。脉微弦,是肝木乘其土虚,经脉失其柔和之候。脾主四肢,肝主筋,风主动。因湿浊化热动风,伤及阴血,脾虚不能荣木,筋脉失养,则臂脚强直而转筋。《素问·至真要大论》说:"诸暴强直,皆属于风。"如转筋上循入腹,此为邪热伤及筋脉较甚,故用鸡屎白散主治。《别录》说鸡屎白治转筋,利小便;《素问》用鸡屎醴治鼓胀,通利大小便;本症之转筋亦属于湿浊化热伤阴所致,故用本方以消积清热,去风安脾,而转筋即愈。

阴狐疝气①者,偏有小大,时时上下,蜘蛛散主之。(四)

蜘蛛散方

蜘蛛十四枚(熬焦)　　**桂枝**半两

上二味,为散,取八分一匕,饮和服,日再服,蜜丸亦可。

注释 ①阴狐疝气:为疝气病之一种。因本病发生时,病人之睾丸时上时下,犹如狐狸那样出没无常,故名。

语译 阴狐疝气这种病,阴囊一边小、一边大,时上时下,用蜘蛛散主治。

阐述 所谓阴狐疝气,是以病人的睾丸时上时下,而阴囊亦时大时小出入无定为特征的一种病症。当病人起立或行走时,睾丸由腹中下入阴囊,其阴囊感到胀大下坠,牵引作痛;当病人平卧之际,则睾丸又入于腹中,而阴囊亦随之变小。故曰:"阴狐疝气者,偏有小大,时时上下。"《灵枢·经脉》篇说:"肝所生病者……狐疝"。本病多由情志不舒,或寒湿凝结厥阴肝经所致,故用辛温通利之蜘蛛散主治。方中蜘蛛破瘀消肿而散结,配桂枝温经散寒。使寒散瘀消,其病则愈。

问曰:病腹痛有虫,其脉何以别之?师曰:腹中痛,其脉当沉,若弦,反洪大,故有蛔虫。(五)

语译 问道:病人腹痛和有虫的,何以鉴别其脉象呢,老师答道:腹痛因于寒者,其脉应当沉而兼弦,若反呈洪大脉,是有蛔虫。

阐述 本条论述寒气腹痛与蛔虫腹痛的鉴别。在许多疾病中皆有腹痛一症发生,但本条所说的"腹中痛",是就寒性腹痛而言。由于沉脉主里主寒,弦脉主痛,里寒腹痛则脉当沉而兼弦。若腹痛脉洪大者,是因蛔虫妄动所致的腹痛。但在判别单纯腹痛与有否虫痛时,单凭脉象是不够的,还应当询问病人乎素有否经常腹痛,吐清涎,吐蛔虫等情况。对于小孩,仍应视其白睛有否蓝色斑点,下唇内表皮黏膜有没有半透明颗粒,面部有无浅色团状白斑大便有、无下蛔虫等,方能更为确切地诊断。

蛕虫之为病,令人吐涎,心痛①**,发作有时**②**,毒药不止,甘草粉蜜汤主之。(六)**

甘草粉蜜汤方

甘草二两 粉一两 蜜四两

上三味,以水三升,先煮甘草,取二升,去滓,内粉、蜜,搅令和,煎如薄粥,温服一升,差即止。

注释 ①心痛:指上腹部的疼痛。由于蛔虫动乱上逆导致胃脘临心部的疼痛。

②发作有时:蛔动则腹痛,蛔静则痛止,并不是发作有定时。

语译 蛔虫病的症状,令人吐涎,心腹部疼痛,时作时止。经用杀虫药无效时,用甘草粉蜜汤主治。

阐述 本条论述蛔虫病的症状、治疗。蛔虫病患者,口吐清水,腹部或上腹部发生疼痛是基本特征。患蛔虫病的病人,无论寒热虚实,皆可使蛔虫动乱不安。虫乱于肠则腹痛,上扰于胆则上腹剧痛,虫入于胃则吐蛔。脾胃虚寒,不能统摄津液,则脾津上泛而吐清涎。《灵枢·口问篇》中记载到:"虫动则胃缓,胃缓则廉泉开,故涎下。"亦即脾胃虚缓,脾津失于统摄所致。蛔动则腹痛,蛔静则痛止如常人,故曰:"发作有时"。蛔虫病发作之时,若已经用了杀虫药而不见效的,则应当安蛔和胃,故用甘草粉蜜汤主治。方中甘草蜂蜜皆为安蛔和胃之品,蛔虫得甘则安,腹痛可止,待胃和虫安时,再行驱杀蛔虫之剂。

蛔厥者①**,当吐蛔,令病者静而复时烦,此为脏寒**②**,蛔上入膈**③**,故烦,须臾复止,得食而呕,又烦者,蛔闻食臭出,其人当自吐蛔。(七)**

注释 ①蛔厥:因患蛔虫病腹痛剧烈而致四肢厥冷的病症。

②脏寒:指内脏虚寒,此处指胃肠虚寒,并与脾有关。

③入膈:此处并不指胸膈,是指上腹部的胆道,十二指肠及胃中而言。

语译 蛔厥患者,应当吐蛔,现在病人安静,而时时心烦,此为内脏虚寒。蛔虫动乱上扰胸膈,故心烦。但心烦很快又停止了,当再进饮食时,又有呕吐心烦出现。这是因蛔虫闻到饮食的气味而上窜,故常见病人有蛔虫吐出。

阐述 由于病人患蛔虫病,腹痛剧烈时而致四肢厥冷,故称为蛔厥。患蛔厥病,不仅有腹痛,吐涎,有时还有从口中吐出蛔虫的见症。今病人安静,时而又心烦,这是由于内脏寒冷所致。因为蛔虫寄生于肠内,喜温而恶寒。内因肠道虚寒,故蛔虫动乱不安,上窜入于膈,即蛔虫上逆入于胆道或胃中。因蛔虫上

跌蹶手指臂肿转筋阴狐疝蛔虫病脉证治第十九

扰,故病人心烦。当蛔虫入于胃中时,则蛔虫暂安而病人心烦复止。而当病人进饮食后,虫闻食臭而复动,则病人又发生呕吐心烦。这种情况下,病人往往自行有蛔虫吐出。

蛔厥者,乌梅丸主之。(八)

乌梅丸方

乌梅三百个　细辛六两　干姜十两　黄连一斤　当归四两　附子六两(炮)　川椒四两(去汗)　桂枝六两　人参六两　黄柏六两

上十味,异捣筛,合治之,以苦酒渍乌梅一宿,去核,蒸之五升,米下,饭熟捣成泥,和药令相得,内臼中,与蜜杵二千下,丸如梧子大,先食,饮服十丸,日三服,稍加至二十丸。禁生冷滑臭等食。

语译　蛔厥病,用乌梅丸主治。

阐述　前条论述蛔厥病的症状、病机,本条论述蛔厥病的治疗。虽然前条说蛔厥为脏寒,但在临床上也有偏热者,也有寒热错杂者,故宜辨证施治,灵活治疗。如本条所出乌梅丸,就是寒温并用的方剂。方中乌梅、川椒杀虫止呕;附子、细辛、桂枝、干姜温经散寒而止痛;黄连、黄柏苦寒清热除烦;人参、当归益气养血。以方测证,可知本证是属于胃虚而寒热交错的蛔厥病,故方中寒热、辛温共用,以收辛温散寒,苦寒清热,杀虫安胃之功。

妇人妊娠病脉证并治第二十

自此以下三篇,就妇人妊娠、产后、杂病的病脉证治加以论述,为我国妇科治疗学最早的记载。据张仲景自序称《伤寒杂病论》共十六卷,其中十卷论伤寒,六卷论杂病,所谓杂病即现在的《金匮要略方论》。又考《隋书·经籍志》载有张仲景方十五卷,妇人的疗方二卷,此妇人病三篇,则源于疗妇人方二卷。故仲景论治妇人病本来不在杂病之中,今《金匮要略》所见妇人病部分,乃系北宋林亿等人整理列入。

此三篇妇人病的内容丰富,计有原文45条,载方药40首,病种涉及经、带、胎、产以及某些妇科杂病。篇中对妇人病的诊治,论述系统,立法严谨,用药精当,剂型尤为多样,不仅有膏、汤、丸、散、酒剂等内服疗法,且运用针刺、煎药熏洗、阴道坐药等外治法。故此三篇无论在理论指导,还是临床实践方面,皆具重要的学术价值,并奠定了后世中医妇科学发展的基础。

本篇对早期妊娠的诊断、妊娠与癥病的鉴别、治疗,以及妊娠呕吐、妊娠腹痛、妊娠下血、妊娠小便难、妊娠水肿等病症的诊治,妊娠养胎、安胎的方法,均作了简明扼要的论述。但重点在论述早期妊娠的诊断,妊娠腹痛及下血的辨证和治疗,因为这直接关系着胎儿的孕育,若将妊娠误诊为疾病,滥用药物,或妊娠病腹痛、下血均可使胎儿的发育受到影响,甚者导致堕胎、早产,故本篇较为详细地对其加以论述。

本篇就妊娠病的治疗,既重视照顾胎元之气,又不拘泥于安胎之说。篇中列举安胎、养胎据证用药范例,即强调了妊娠期的妇人有病当治病,病去则胎自安,是"有故无殒,亦无殒"理论的体现,后世医家在治疗妊娠病方面,受到很大的启迪。

师曰:妇人得平脉①**,阴脉小弱**②**,其人渴,不能食,无寒热,名妊娠**③**,桂枝汤主之。方见下利中。于法**④**六十日当有此证,设有医治逆**⑤**者,却**⑥**一月加吐下者,则绝之**⑦**。(一)**

注释 ①平脉:脉象平和如常人,无太过不及之象。如《金匮心典》所云:"平脉,脉无病也;即《内经》身有病而无邪脉之意。"

②阴脉小弱:阴脉指尺部脉,小弱是细软无力的脉象。

③妊娠:即怀孕,又名妊子,重身,怀娠。《说文》:"妊,身怀孕也;娠,女妊身动也。"

④于法:"于"在此作语助词,无特殊意义。《辞海》云:"用于语首或语中者皆无义。""法"

即法度,也就是现在所指规律之意。

⑤治逆:作误治解。

⑥却:退后之意。"却一月"在此条指妊娠三月左右。

⑦绝之:"绝",《辞海》作"断也","极也"。故"绝之"可作断绝或杜绝解。

语译 老师说:诊得妇人脉象,两手寸关部位平和如常人,唯有尺部脉略细软无力,呕不能食,但不恶寒发热,是怀孕的迹象,治疗用桂枝汤。按一般妊娠的规律,六十日内则出现上述脉证,若治疗不当,病情迁延一月未解,反见呕吐加剧,又增泄泻,则应随证施治,杜绝病根,不得拘泥于桂枝汤。

阐述 本条拟从以下几个方面进行阐析。

(1) 关于早期妊娠的诊断。"妇人得平脉,阴脉小弱,其人呕,不能食,无寒热。"凡值生育年龄的妇女,无其他原因而月经逾期未至,则出现呕吐不欲食,不伴有恶寒发热等外感症状者,若诊察脉象,唯两尺部细软无力,其他部位则从容和缓,柔和有力如常人,即同《素问·腹中论》"身有病而无邪脉"之象,此为早期妊娠的征象。

①尺脉小弱的机理:因妊娠初起胎气未盛,又聚血以养胎,阴血一时不足,尺脉主肾,胞络系于肾,所以脉略见细软无力。如尤在泾说:"阴脉小弱者,初时胎气未盛,而阴方受蚀,故阴脉比阳脉小弱。"

尺脉小弱为早期妊娠的脉象,迨至三月以后,胎气逐渐旺盛,胞宫气血充盈,则尺脉反见滑数流利,此乃《素问·阴阳别论》所谓的"阴搏阳别谓之有子"。亦即《千金》所云:"三月尺脉数也。"

②妊娠呕吐的机理:妊娠呕吐亦称妊娠恶阻。因受孕后,经血不泻,聚血胞宫用以养胎,冲脉之气旺盛,冲为血海而隶于阳明,冲脉之气上逆犯胃,胃失和降以致恶心呕吐,甚者不能食。此属生理变化,也是早期妊娠常见的症状。若妊娠期间复感邪气,则生理与病理两因相合,其呕吐势必加重。

妊娠恶阻反应的轻重以及持续时间的长短,除去孕后复感邪气的因素外,还密切相关于孕妇素体脾胃强弱,如果平素脾胃强健,则恶阻反应较轻,只需饮食调理,在短期内可自行消失;如果平素脾胃不健,则恶阻反应既重,且缠绵难愈。由此提示学者,对妊娠恶阻的治疗,无论起于何因,据症用药时均应顾护脾胃,才能有满意的效果。

(2) 妊娠恶阻的治疗:"桂枝汤主之",桂枝汤的作用,正如徐忠可所云:"桂枝汤外证得之,为解肌和营卫,内证得之,为化气调阴阳也。"(《金匮要略论注》)妊娠恶阻为一时性的阴阳偏虚失调,谓桂枝汤化气调阴阳者,即是借助此方温调脾胃,以增进营卫之气的化生而和调阴阳,故本方在治疗脾胃虚寒的妊娠恶阻方面,效果较佳。

(3) 误治处理:"于法六十日当有此症,设有医治逆者,却一月加吐下者,则绝之。"妊娠恶阻一般在两个月左右出

现，若失治或误治，病情延续至三月非但未愈，且呕吐增剧，又添腹泻，则应"绝之"。

关于"绝之"的含义，大致有以下几种说法。

①随症施治，"断绝病根"。正如徐忠可云："又加吐利，而因医治误，则脾胃实有受伤处，是当但以断绝病根为主，不得拘泥安胎之说，而狐疑致误也，故曰绝之。"（《金匮要略论注》）

②用饮食调养，"绝其医药"。如魏念庭曰："却一月之外，经不至之时，疑为经闭不行，或将两月之际，以渴不能食为实邪在胸胃，误吐误下，将妊娠中之气血初聚者，易散矣，必绝其医药，或如疟证中饮食消息止之法，忌其油腻生冷肥甘，胃气自复。"（《金匮要略方论本义》）

③"断绝其妊娠"，如所谓唐容川所说："绝之二字，究属何义，尚待详求。同年秦仪鸿名渐和曰：此言医治之逆，再一月，反吐下之，则胎动而必堕，是断绝其妊娠也，其说颇通。"（《金匮要略浅注补正》）

④调养中气，绝其病本。正如黄元御云："吐下大作，此中气之败，不关胎故，则调燮中气，绝其病本也。"（《金匮悬解》）

⑤疑"有脱简"，如吴谦说："然脉平无寒热，用桂枝汤，与妊娠渴不能食者不合，且文义断续不纯，其中必有脱简"。（《医宗金鉴》）

笔者就以上各个注家对"绝之"的解释，认为以徐、黄二氏之说甚当，对妊娠疾病的治疗如同其他疾病一样，也当辨证施治，据症用药，才能应手奏效。经失治或误治，妊娠恶阻日久不止而反加剧，且增腹泻，表明并非纯属冲气上逆的生理原因影响，往往合并其他病理因素所致，故在治疗上应以"断绝病根"为要，不可囿于安胎之说。脾胃乃气机升降之枢，又为气血化生之源，妊娠养胎以及对恶阻、腹泻的治疗无不与脾胃相关，因而在辨证用药中寓以顾护脾胃，是非常有必要的，所以黄氏之说可从。如属脾胃虚弱者，更应以调养中气为主，方能收到治病、安胎两全的功效。

魏、唐二氏之说，代表对妊娠恶阻的两种处理方法，也可参考。假如妊娠恶阻反应较轻，可参魏氏之说："绝其医药"，用饮食调理；如果妊娠恶阻反应既重，经治疗病情无好转，则应照唐氏之说"断绝只妊娠"。

妇人宿有癥病[①]**，经断未及三月，而得漏下不止，胎动在脐上者，为癥痼害。妊娠六月动者，前三月经水利时，胎也。下血者，后断三月衃**[②]**也。所以血不止者，其癥不去故也，当下其癥，桂枝茯苓丸主之。（二）**

桂枝茯苓丸方

桂枝、茯苓、牡丹（去心）**、芍药、桃仁**（去皮尖，熬）**各等分**

上五味，末之，炼蜜和丸，如兔屎大，每日食前服一丸。不知，加至三丸。

注释 ①宿有癥病："癥病"为腹内瘀血停留，结而成块的病症。"宿有癥病"即素有癥

妇人妊娠病脉证并治第二十

积之病。

②胚(pēi胚)：《说文》："凝血也。"即色紫黑而晦暗的瘀血；亦可作癥痼的互辞。

语译 妇人素有癥积之病，月经停止不到三月，又下血淋漓不止，觉得胎动在脐上，这是癥病为害。怀孕六个月时发现胎动，且在受孕前三个月月经正常，这是胎。停经前月经失调，时有下血，停经后三月又下紫黑晦暗的瘀血。其之所以下血不止，是癥病未除的缘故，应当去其癥病，用桂枝茯苓丸主治。

阐述 全文共分三段。

自"妇人宿有癥病"至"为癥痼害"为第一段。此段叙述癥病下血的临床表现。癥病即瘀血停留，结而成块的病症，所谓癥者，征也，有形可征也。若妇人素患癥积之病，初时病轻尚未影响月经，经行正常，久则病势发展，可致经水不利，甚者经闭不行。今停经未到三月，忽又下血淋漓不止，并自觉脐上似有胎动之感，这并不是真正妊娠胎动，乃因瘀血下行，血动而气亦动，故似有胎动之感。上述表现皆受癥病影响，故云："为癥痼害"。

从"妊娠六月动者"至"后断三月胚也"为第二段，此属插笔，指出正常妊娠的特点，以资鉴别于癥病。若在停经前三个月，月经通利、量、色、质皆为正常，停经后胞宫按月增大，按之柔软不痛，六个月时自觉胎动，此属妊娠胎动。若平素月经不调，时有下血，停经后即"后断"三月，又下紫色晦暗的瘀血，此乃为癥病的病患。

条文的最后部分为第三段，继述癥病下血的治疗。其所以癥病下血不止，乃因癥积未除的缘故，治疗当去其癥，癥去则血自止，宜用桂枝茯苓丸消癥以止血。

本条重点阐析下列两个问题：

1. 癥病与妊娠的鉴别：

癥病的临床特点：

（1）妇人素有癥病史。

（2）胎动及胎动的部位不相符于停经月份。谓"经断未及三月"，"胎动在脐上"，然停经未到三月，即使受孕，但因胎儿形体未成，故也不会出现胎动的，一般在妊娠四月以后才始有胎动，正如孙思邈所云："妊娠一月始胚……四月形体成，五月能动"（《千金要方》）由此可知，"经断未及三月"之动，非胎动也；通常妊娠五六个月时胞宫膨大至脐，如果胎动在脐上应见于六个月以后，今停经还不到三月而见动在脐上，表明胞宫膨大速度超乎正常，此属癥而非胎，故曰"为癥痼害"。

（3）停经后复漏下不止。但在临床并不是见癥病就有漏下，多数癥病患者，唯见经闭不行，而无下血。

（4）停经前月经失调。即"下血者，后断三月胚也"，所谓"后断"即断后，指停经之后。癥病患者，停经三个月，而下紫色晦暗的瘀血，停经前平素必有月经不调，故言"下血者"，意为月经失调，常有异常的下血现象。

正常妊娠的特点：

①停经四个月以后开始有胎动；

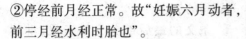

②停经前月经正常。故"妊娠六月动者,前三月经水利时胎也"。

2.癥病下血的治疗:"当下其癥,桂枝茯苓丸主之。"

(1)癥病下血,何以"当下其癥"?

"癥",乃瘀血结聚而成。癥病下血的病理是瘀血不去,新血不得归经,如原文云:"所以血不止者,其癥不去故也,当下其癥"。所谓"当下"系指广义的"下法",针对有形之实邪,拟以从下窍排出的治法,即《素问·阴阳应象大论》中所云:"浊阴出下窍"之意。此因癥积为害,根据《内经》提出的:"留者攻之","血实者宜决之"的治疗原则,"下"的实质当是活血化瘀,以去瘀血,血得以归经,漏下亦止,故以"桂枝茯苓丸主之"。

(2)方药特点:桂枝茯苓丸为化瘀消癥的缓剂,程云来称之为"治癥之小剂"。方中以桃仁、丹皮活血化瘀以消癥,配伍芍药养血和血、使瘀血既去,新血又生。加入桂枝既可温通血脉以助化瘀之功,又可使芍药调和气血。以茯苓为佐渗湿利水,寓有治血兼治水之意。正如徐忠可所云:"癥之成必挟湿热为窠囊,苓渗湿气。"(《金匮要略论注》)赵以德亦说:"恶血既破,佐以茯苓之淡渗,利而行之。"(《金匮玉函经二注》)综观全方,具有化瘀生新,调和气血的功效,以蜜丸"渐磨",服法从小剂量始,不知渐加,皆为癥病下血而设,意在去邪不伤正或少伤正。

妇人怀娠六七月,脉弦发热,其胎愈胀,腹痛恶寒者,少腹如扇①,所以然者,子脏开②故也,当以附子汤温其脏。方未见(三)

注释 ①少腹如扇:形容小腹寒冷较甚,如扇冷风入腹之状。

②子脏开:徐忠可云:"子脏,子宫也。开者,不敛也。"(《金匮要略论注》)

语译 妇人怀孕六、七个月时,出现脉弦、发热,胎气更胀,小腹疼痛而寒冷,如扇冷风入腹之状,之所以如此,是因子脏开的缘故,当用附子汤温暖其子脏。

阐述 妊娠至六、七月时,忽见脉弦发热,小腹疼痛而冷。犹如扇冷风入腹,并自觉胎愈胀大,此因阳虚寒盛,阴寒滞于胞宫所致。

本条具体分析如下:

(1)何谓"其胎愈胀"?实指腹部胀满甚于平时,因妊娠至六、七月,胎儿长大,气机的升降易受到影响,以致孕妇常感腹部胀满,加之阳虚阴盛,阴寒凝滞,阳气不通,故感胀满愈甚。

(2)"腹痛恶寒,少腹如扇"为辨证的要点:谓"腹痛恶寒,少腹如扇",系指小腹冷痛,其冷尤甚,原因乃"子脏开故也",所谓"子脏"即子宫,"开"者,徐忠可释为"不敛也",张路玉谓"子脏不能司闭藏之令"(《张氏医通》)意即子宫失于闭藏之职,其主要病理为肾阳虚,胞宫失于温摄。正如魏念庭所云:"肾主开合,命门火衰,气散能开而不能合……妇人子脏之开亦此理。"(《金匮要略方论本义》)故"腹痛恶寒,少腹如扇"是肾阳

妇人妊娠病脉证并治第二十

虚、胞宫失于温摄,寒凝气滞的反映,也是临床上,阳虚寒盛腹痛的主要特征。

(3)本症"恶寒发热"当鉴别于表证:原文叙述此症具有恶寒发热之象,与表症相似,然细释其文义,则知已示其区别,"少腹如扇"是对"腹痛恶寒"的解释,指出腹痛即小腹痛,恶寒即小腹恶寒,表明恶寒是局部的,并非全身的,属里症,而非表症,此即徐忠可所云:"然恶寒有属表者,此连腹痛,则知寒伤内矣"。

师曰:妇人有漏下者,有半产①**后因续下血都不绝者,有妊娠下血者,假令妊娠腹中痛,为胞阻**②**,胶艾汤主之。(四)**

芎归胶艾汤方:一方加干姜一两。胡氏治妇人胞动,无干姜。

芎䓖、阿胶、甘草各二两 艾叶、当归各三两 芍药四两 干地黄四两

上七味,以水五升,清酒三升,合煮,取三升,去滓,内胶,令消尽,温服一升,日三服。不差,更作。

注释 ①半产:亦称小产,指妊娠三月以后,胎儿已成形,但未足月而自然殒堕;若三月以内,胎儿未成形而自然殒堕,谓之堕胎。如《医宗金鉴·妇科心法要诀》云:"五、七月已成形象者,名为小产;三月未成形象者,谓之堕胎。"

②胞阻:亦称胞漏或漏胞。系指不因癥积所致的妊娠下血,并腹中痛者。

语译 老师说:妇人常有漏下的,有因小产后继续下血淋漓不净的,有怀孕后又再下血的,若怀孕下血并有腹中痛,这是胞阻,用胶艾汤主治。

阐述 常见的妇人下血有下列三种情况:一是经血非时而下,淋漓不断的漏下;二是小产后继续下血不净;三是妊娠下血并伴腹痛,此为胞阻,亦称胞漏或漏胞。这三种妇人下血,虽病情有所不同,但其病机则皆属冲任脉虚、阴血不能内守所致,皆当调补冲任,固经养血,可用胶艾汤一方通治。分析原文旨义,本条尤其注重胞阻的辨证施治。

胞阻的辨证施治:所谓"胞阻",系指不因癥积而妊娠下血、腹痛的病症。腹痛是其辨证的关键,故原文"假令妊娠腹中痛,为胞阻","假令"二字是承接上文"有妊娠下血者"而言,即若妊娠下血又腹中痛,就称为"胞阻"。此条重点论述妊娠胞阻下血,胞阻既是病名,又是病位病机的概括,"胞",言其病位,"阻",言其病机,即胞脉阻滞,如尤在泾所说:"胞阻者,胞脉阻滞,血少而气不行也"。(《金匮要略心典》)意谓此下血而又腹痛,为虚中挟实之症,故治疗用胶艾汤,可不必顾虑方中归、芎辛散行血之弊。

方中四物汤养血和血,阿胶养血止血,艾叶炒炭用则温经暖宫止血,且与胶艾同用,又可安胎,用甘草调和诸药,清酒以行药势,诸药合剂,则能养血止血,暖宫调经,亦治腹痛、安胎。

妇人怀妊,腹中㽲①**痛,当归芍药散主之。(五)**

当归芍药散方

当归三两　芍药一斤　芎䓖半斤一作三两　茯苓四两　白术四两　泽泻半斤

上六味，杵为散，取方寸匕，酒和，日三服。

注释　①疠痛：疠，音绞，又音朽。疠痛是腹中拘急（即自觉牵引不适或紧缩感），绵绵而痛。

语译　妇人怀孕，腹中拘急，绵绵而痛，用当归芍药散主治。

阐述　妇人怀孕以后，血聚养胎，阴血相对偏虚，肝为刚脏，非柔润不和，肝血虚则失于条达，若再因情志刺激，肝气横逆，乘犯脾土，以致肝郁脾虚，肝虚气郁则血滞，故腹中拘急，绵绵而痛的，称为"疠痛"。此痛既区别于寒疝的绞痛，又不同于瘀血之刺痛，乃属虚中挟滞之疼痛；脾虚则运化无权，水湿内停，并结合方药测症，应当见小便不利、足跗肿等症。

此症属肝郁脾虚，故治以当归芍药散，养血调肝，健脾利湿。

方中重用芍药以调肝缓急止痛，以当归、川芎配伍以养血柔肝，并可疏利气机；白术、云苓健脾益气，合泽泻以淡渗利湿。如此配合，则月于脾两调，气血水同治，腹痛诸症自解。

妊娠呕吐不止，干姜人参半夏丸主之。（六）

干姜人参半夏丸方

干姜、人参各一两　半夏二两

上三味，末之，以生姜汁糊为丸，如梧桐子大，饮服十丸，日三服。

语译　怀孕以后呕吐不止者，用干姜人参半夏丸主治。

阐述　妇女怀孕以后，出现的恶心呕吐，本属生理现象，一般不需治疗，可自行缓解。本文所指的"呕吐不止"，意即吐势颇剧，反复发作，缠绵难愈。以药测症，当有呕吐物多系清水或涎沫，口不渴，或渴喜热饮，并可见头眩心悸，倦怠嗜卧，溲清便溏，脉弦苔滑等症状。此是因脾胃虚寒，寒饮上逆所致，故宜温中散寒，降逆止呕，用干姜人参半夏丸主治。

方中干姜温中散寒，人参补益脾胃；半夏配生姜汁，蠲饮降逆以止呕。四味共用，共达温中补虚，蠲饮降逆，和胃止呕之目的。以丸剂服之，便于受纳，并能达和缓补益之效，实为虚寒恶阻久不止的"至善之法"。

妊娠，小便难，饮食如故，当归贝母苦参丸主之。（七）

当归贝母苦参丸方：男子加滑石半两。

当归、贝母、苦参各四两

上三味，末之，炼蜜丸如小豆大，饮服三丸，加至十丸。

语译　孕妇小便困难，饮食跟平常一样的，宜用当归贝母苦参丸治疗。

阐述 妊娠小便难,系指妊娠期间出现小便频数而急、淋漓涩痛等症,即后世所谓的"子淋"。其人饮食仍如平常,表明病不在中焦,而在下焦膀胱,以方药测知,乃因怀孕后,血虚热郁,肺燥气郁,失于通调,膀胱的津液不足,郁热蕴结而致。用当归贝母苦参丸主治。

本方以当归养血润燥,苦参清热利尿,除热结,配伍贝母清肺开郁,使上焦通则下焦自通,苦参、贝母两相配伍,有提壶揭盖之妙。上述三剂合用,可使血虚得养,郁热解除,膀胱通调,则小便自能爽利。

妊娠有水气,身重①,小便不利,洒淅恶寒,起即头眩,葵子茯苓散主之。(八)

葵子茯苓散方

葵子一斤 茯苓三两

上二味,杵为散,饮服方寸匕,日三服,小便利则愈。

注释 ①身重:在此条有两种含义,一是指水湿泛溢肌肤而身肿;二是因水湿潴留肌体而感觉身体沉重。

语译 怀孕有水气,其人身肿并觉体重者,小便不通利,有洒淅恶寒的现象,起立时有头眩晕之感的,用葵子茯苓散主治。

阐述 妊娠有水气,系指妊娠期间因水湿为患而病水肿,后世称为子肿,俗称"胎肿"。此症多因妊娠六七月,胎儿渐长,气机升降受到影响;或因妊娠期间情志所伤,肝失疏泄,气化受阻,水湿停聚而致。膀胱气化受阻,则小便不利;小便不利,水湿无去路,停聚于内而泛溢于肌肤遂成水肿,并觉身重;水停而卫阳被遏,则恶寒,状如寒风冷水侵淋身体一样;水气内停,清阳不升,故起即头眩。其病关键在于气化受阻,小便不利,故治疗当利水通阳,使小便通利则水湿去,水湿去则阳气畅通,阳气畅通则诸症自愈,此即叶天士"通阳不在温,而在利小便"(《温热论》)的治法。方用葵子茯苓散。方中以葵子滑利通窍,《本经》言其主"五癃,利小便";茯苓淡渗利湿,导水下行。合用二药,则能利水通窍,渗湿通阳,宜用于妊娠水肿实证,其利水是手段,而通阳才是目的,水去阳通,诸症自解,故方后云:"小便利则愈"。但方中冬葵子其性滑利,属妊娠禁忌之品,故小便通利则应停服,过之恐有滑胎之弊。

妇人妊娠,宜常服当归散主之。(九)

当归散方

当归、黄芩、芍药、芎䓖各一斤 白术半斤

上五味,杵为散,酒饮服方寸匕,日再服。妊娠常服即易产,胎无疾苦。产后百病悉主之。

语译 妇人妊娠期间,宜经常服用

当归散。

阐述 妇女妊娠期间，如果没有病，则不需服药，倘若素体薄弱，曾经堕胎半产，或已见胎漏或胎动不安者，应引起重视，需要积极治疗以保胎。妊娠养胎与肝脾二经关系至密，肝主藏血，血以养胎，脾主运化，乃气血生化之源，若妇人脾气健旺，气血生化有源，肝血充足，则能濡养胎元而无病。如肝血不足，血虚则易生热；脾气不健，运化失常而易生湿，以致血虚脾弱，湿热郁滞，胎失所养而病胎漏，胎动不安等，即可常服当归散以养血调肝益脾，清化湿热以安胎。

后人应活看原文"常服"二字，盖妊娠有病当治病，治病即安胎，妊娠无病，若胎儿自然发育正常，无须服药保胎。任意用药，反而有害无益，由于方中当归、川芎皆属辛窜活血之品，过之则可能动血伤胎，但本方用于血虚脾弱，湿热郁滞之胎动不安，又可奏安胎之效。所以，吴谦说："妊娠无病不须服药，若其人瘦而有热，恐耗血伤胎，宜常服此以安之。"（《医宗金鉴》）尤在泾亦指出："丹溪称黄芩、白术为安胎之圣药；夫芩、术非能安胎者，去其湿热而胎自安耳。"（《金匮要略心典》）皆表明当归散并非安胎、养胎通用之方，故不可拘囿"常服"及方后"常服即易产，胎无疾苦，产后百病悉主之"之论。《金匮要略教学参考资料》认为，仲景之意"即着重示人胎前产后均应注意调养肝脾"，此说较为贴切。

当归散药，用当归、白芍养血调肝，合以川芎能舒气血之滞；白术健脾除湿；

黄芩苦寒坚阴清热。将其混合而用之，使血虚得养，湿去热清，血气调和，则胎元自安。

妊娠养胎，白术散主之。（十）

白术散方：见《外台》

白术　芎䓖　蜀椒三分去汗　牡蛎

上四味，杵为散，酒服一钱匕，日三服，夜一服。但苦痛，加芍药；心下毒痛，倍加芎䓖；心烦吐痛，不能食饮，加细辛一两，半夏大者二十枚。服之后，更以醋浆水服之。若呕，以醋浆水服之；复不解者，小麦汁服之。已后渴者，大麦粥服之。病虽愈，服之勿置。

语译 怀孕期间养胎，宜用白术散主治。

阐述 妊娠妇女，若有小腹下坠感，或腰酸腹痛，甚至阴道有少量下血者，是胎动不安之象，常为堕胎、半产的征兆，必须服药调治，以保证胎元的正常发育，即所谓"养胎"或"安胎"。以方药测知，除胎动不安外，还具脘腹时痛、呕吐清涎、不欲饮食，舌淡苔白润，脉缓滑等症状，此皆因脾虚而寒湿中阻所致。因脾阳虚，运化无权，寒湿内生，一则不能化水谷精微以生气血；二则寒湿中阻，气血受阻，导致胎失所养而胎动不安，所以用白术散以健脾温中，散寒除湿以安胎。

方用白术健脾除湿，川芎和肝舒气，蜀椒温中散寒，牡蛎除湿利水；且白术与川芎配伍，能健脾温血养胎；蜀椒与牡蛎同用，又可镇逆固胎。

白术散与上条当归散,皆属妊娠安胎之法,有去病之功效,病去则胎自安。但两者同中有异,异中有同。

妇人伤胎,怀身腹满,不得小便,从腰以下重,如有水气状,怀身七月,太阴当养不养,此心气实,当刺泻劳宫及关元,小便微利则愈。见《玉函》。(十一)

语译 妇人伤胎之病,是怀孕以后,出现腹部胀满,小便不利,自腰以下感觉沉重,似有水气病一般,怀孕至七个月,应当是手太阴肺经养胎的时候而不养胎,此因心气实的缘故,应当用针刺法以泻劳宫穴及关元穴,使小便通利则病可痊愈。

阐述 妇女怀孕至七个月,应当是手太阴肺经养胎之时,如果出现腹满,小便不利,从腰以下沉重感,似有水气而实非水气病,故谓"如有水气状"。以上皆为手太阴肺经当养胎而不能养,导致胎失所养即"伤胎"的症状。为什么手太阴肺经不能养胎?究其病因病机,当责之于"心气实"。正如《内经》所云:"邪气盛则实。"所谓"心气实"乃心火气盛之意。心火盛而乘犯肺金,肺金受伤则胎失所养;肺伤而通调失职,则水道不利,因而腹满诸证丛生。故不必治其肺,而是治其心,当用针刺法。针刺手厥阴经的劳宫穴,以泻心气,兼刺小肠募之关元穴,以行水气,俾心气降,肺气利,胎得所养,则病自愈。

妇人产后病脉证治第二十一

此篇就妇人产后常见疾病的施治加以论述。因产后气血皆伤,损伤元气,抗病力减弱,所谓"产后百节空虚",易罹邪侵而致产后诸病。又因产后有余血浊液,如果排出不畅则易生瘀滞,故亡血伤津,瘀血内阻,多虚多瘀为产后病的特点。在虚的方面,篇中首先论述妇人新产后"病痉""病郁冒""大便难"三大症,旨在表明此三症虽病因不同,病情各异,病势有轻重缓急之别,但其亡血伤津的病理则是一样的,从而揭示了产后病多虚的病理特点,是临症辨治的要领。其次对产后中风、产后下利、产后烦乱呕逆等病症分别作了论述;在瘀的方面,重点论述产后腹痛的辨证和治疗。本篇对治疗产后疾病的论述,既重视产后亡血伤津,气血俱虚的特点,提示遣方用药,应不忘于产后,同时也强调根据临床症候,具体问题具体分析,当汗则汗,当下则下,不可拘泥于产后多虚之说。以上两个方面,篇内均作了举例示范,为后世医家治疗产后病提供了重要原则,即"勿拘于产后,勿忘于产后"。

可见,本篇所论病症尽管不多,但内容精要,无论对研究产后病的症治规律,还是妇科临床皆具有非常重要的指导意义。

问曰:新产妇人有三病,一者病痉,二者病郁冒①,三者大便难,何谓也?**师曰**:新产血虚,多汗出,喜中风②,故令病痉;亡血复汗、寒多,故令郁冒,亡津液,胃燥,故大便难。(一)

注释 ①郁冒:郁,郁闷不舒;冒,昏冒而目不明,如有物冒蔽,即头昏、眼花之意。

②喜中风:喜,徐忠可云:"喜者易也",可从。中风,指外感风邪。喜中风,即容易感受风邪之意。

语译 问道:新产的妇人有三种病:一是筋脉拘挛的痉病;二是昏眩、郁闷不舒的郁冒病;三是大便困难。这都是什么原因造成的呢?老师回答:由于新产失血,又汗出过多,最易感受风邪,故发生痉病;若失血后又复出汗,外感寒邪,所以发生郁冒证;如果失血后津液内竭,胃肠失润,故大便难。

阐述 新产妇人可能会患痉病、郁冒和大便难三种病症,即。三病皆因产后亡血伤津所致。但由于外因不同,病情亦各有所异。

痉病形成的机理:原文"新产血虚,多汗出,喜中风,故令病痉",即指出失血,多汗、感受风邪,是形成痉病的三大

妇人产后病脉证治第二十一

因素,三者相互影响,互为因果。因产后失血过多,血液亏虚,气随血耗、营卫失调而腠理不密:一则容易感受风邪;二则营阴外泄而多汗,多汗必伤津,故痉病形成的病理基础是亡血伤津,筋脉失养。复因风邪入侵,风为阳邪,易化燥伤津,又是痉病形成的外在条件,内外因相合,以致项背强直、口噤不开、甚至角弓外张,四肢抽搐等全身挛急症状随之而生,遂成痉病。

郁冒形成的机理:原文"亡血复汗,寒多,故令郁冒",指出产后失血过多,复因汗出亦多而伤津,若再感受寒邪,则会发生郁冒证。其亡血伤津亦是郁冒形成的病理基础,感受寒邪是外因。亡血伤津,阴液亏损,阴虚则阳气偏盛,如果偏盛之阳不得其衰减,阳气上逆,故而郁冒。但通常新产妇人,多有轻重不同程度的失血伤津,甚而阴虚阳盛的变化,而并非人人都患此症,这是由于产后多自汗,通过汗出阳气随汗外泄,以衰减其偏盛之阳,使产妇阴阳能恢复相对的平衡,而不致发生郁冒。"寒多"是形成郁冒不可忽视的一大外因,若产后失血、多汗出而伤津,阴虚阳气偏盛,复感寒邪,寒束肌表致腠理闭塞而无汗,偏盛之阳不能随汗出外泄,势必逆而上冲,于是出现头昏、目眩、郁闷不舒等症。如尤在泾说:"郁冒,神病也;亡阴血虚,阳气遂厥,而寒复郁之,则头眩而目瞀也。"(《金匮要略心典》)

大便难形成的机理:因产后失血多汗,血虚津枯,胃肠失于濡润,以致大便困难。故曰:"亡津液,胃燥,故大便难。"

上述的三种病症,虽有不同的临床表现,病情亦有轻重缓急之异,但其亡血伤津的病理则一,因而在治疗上都必须顾护津液。

产妇郁冒,其脉微弱,呕不能食,大便反坚,但头汗出。所以然者,血虚而厥,厥而必冒[①]**。冒家欲解,必大汗出。以血虚下厥**[②]**,孤阳上出**[③]**,故头汗出。所以产妇喜汗出者,亡阴血虚,阳气独盛,故当汗出,阴阳乃复。大便坚,呕不能食,小柴胡汤主之**。方见呕吐中。(二)

注释 ①血虚而厥,厥而必冒:此二句中的"厥"字,作"上逆"解。

②以血虚下厥:此句中的"厥"字作"寒"解,如徐忠可说:"血虚则阴不能维阳而下厥;厥者尽也,寒也。"

③孤阳上出:在本条应作阳气偏盛上逆或虚热上扰解,较当。而非阴阳离决之孤阳上出。

语译 产妇患郁冒,出现脉象微弱无力,呕吐不能进食,大便坚结,身无汗而只有头上出汗的症状,是由于产后血虚,血虚则导致阴虚而阳气上逆,阳气上逆而必致郁冒。若病人想要郁冒得以解除,必须全身汗出。今因血虚下寒,阳气偏盛于上,所以只有头汗出。新产妇人易汗出的原因,是亡阴血虚,阳气偏盛,故必当全身汗出,这样才能使阴阳平衡,恢复正常。郁冒见大便坚结,呕不能食者,用小柴胡汤主治。

阐述 上条对产后郁冒病机的论述比较简单,本条则进一步阐释其理,并补充说明了郁冒的脉证和治法。本条当重点分析以下三个问题。

(1)产后郁冒的主要病机:上条言郁冒形成的外因是"寒多",内因为"亡血复汗",本条又言"所以然者,血虚而厥,厥而必冒",即在强调内因的主导作用,并在上条所论的基础上,着重阐明阴虚阳盛是郁冒的主要病机,阳气上逆。此二句中的"厥"字,皆为上逆之意。因产后失血而血虚,血虚则导致阴虚,阴虚则阳气偏盛,阳气上逆,故有头昏、目眩、郁闷不舒等症。

(2)产后郁冒的治疗大法:"冒家欲解,必大汗出",此"大汗出"并不是大汗淋漓之意,乃指全身津津汗出,是针对郁冒仅有"但头汗出"而言。即欲解除郁冒,必当全身汗出,通过遍身汗出,以衰减偏盛之阳,使产妇阴阳恢复得相对平衡,此乃后世所谓"损阳就阴"法。治郁冒当汗出而解,其意义相同于新产妇人易自汗出,故仲景特意插入"所以产妇喜汗出,亡阴血虚,阳气独盛,故当汗出,阴阳乃复"这一段,以明此理。但产妇喜汗与治郁冒当汗,二者之间略有区别,前者属生理性,可视为机体自动调节阴阳偏盛的功能作用;后者则必须借助药物的疏散,才能奏效。

(3)产后郁冒的证治:

①症候特点:原文"产后郁冒"至"但头汗出"一段,是在上条的基础上,进一步补充说明郁冒的脉证,阐明产后郁冒除具备头昏、目眩、郁闷不舒的主症外,大多还兼有脉象微弱、呕吐不能食、大便坚、头汗出等症状。以上症状的产生,皆因阴虚阳盛,阳为寒郁。因产后失血,气血两虚,虽表有寒邪,但因其里虚为主,故脉象不浮反见微弱,如尤在泾所说:"郁冒虽有客邪而其本则为里虚,故其脉微弱。"(《金匮要略心典》);表邪未解,邪入少阳,胆胃不和,故呕不能食,血虚津伤,肠道失于濡润,故大便坚结。原文"坚"字前加一"反"字,是针对上文"呕不能食"而设,意即邪在少阳而未入阳明形成腑实,其大便本不应当坚,今反其常规而见坚结,乃虚燥,并不是胃家实证,故加一"反"字,以示人鉴别。所以徐忠可说:"大便坚非热多,乃虚燥也,呕非寒,乃胆气逆也"(《金匮要略论注》);寒邪束于肌表而身无汗,但阳气上逆,挟阴津外泄,故仅见头汗出。

②治疗与方剂:如前所述,郁冒的治疗大法,当全身汗出而解,但此病属本虚标实,表有邪气不可不散,而正虚不可不顾,故治疗时应当扶正祛邪两相兼顾,且有邪在少阳,胆胃不和之呕不能食,所以选用小柴胡汤扶正达邪、和利阴阳最相宜,故原文谓"大便坚,呕不能食,小柴胡汤主之"。周扬俊亦说:"假使大便坚而复有呕不能食之证,仍是表邪未去……小柴胡汤为正治之法矣。"(《二注》)

病解能食,七八日更①发热者,此为胃实②,大承气汤主之。方见痉病中。(三)

注释 ①更:即"再"或"又"之意。

妇人产后病脉证治第二十一

②胃实：即胃肠邪气结实，所谓阳明腑实证。

语译 郁冒病解除后能进食，若七八天以后，再出现发热症状的，是由于胃肠邪气结实所致，用大承气汤主治。

阐述 产后郁冒，因寒邪郁表，本有恶寒发热之症，经服小柴胡汤后，若寒热已去，并由呕吐不能进食，转变为呕止能食，表明已收到了上焦通畅，津液下行，胃气和降，全身汗出津津的效果，是郁冒已解之征。如果经过七八天后，发热又复，此时的发热，不属病在表，而属病在里；不属虚而属实。原因是余邪未尽，复因饮食不节，余邪与饮食相搏结所致。且具腹部满痛拒按、大便秘结、脉沉而有力，苔黄厚等胃肠结实的脉证，治疗当用大承气汤以荡涤实邪，则发热诸症自除。

产后腹中㽲痛，当归生姜羊肉汤主之；并治腹中寒疝，虚劳不足。（四）

当归生姜羊肉汤方：见寒疝中。

语译 产后腹中拘急、绵绵作痛，用当归生姜羊肉汤主治。并可治腹中寒疝作痛与气血虚损劳伤不足之症。

阐述 产后腹中拘急，绵绵作痛。用方测症，当有喜温喜按，或形寒怕冷，舌淡苔白润，脉象虚缓或沉细等症，此为血虚寒滞之腹痛。因产时失血过多，冲任空虚，一则血少气弱，运行无力；二则寒邪乘虚袭入胞室，以致血虚寒滞，脉络不和而腹中拘急，绵绵作痛。治用当归

生姜羊肉汤温调血脉，补虚散寒，行滞止痛。方中生姜温中散寒，当归养血和血，羊肉是血肉有情之品，功专补虚生血，三药共伍，则形、精兼顾，正体现了《内经》"形不足者，温之以气；精不足者，补之以味"之旨。故本方亦能治血虚而寒之寒疝，以及阳虚血寒之虚劳不足。一方同治三病，当属异病同治之例。

产后腹痛，烦满不得卧，枳实芍药散主之。（五）

枳实芍药散方

枳实（烧令黑，勿太过） 芍药等分

上二味，杵为散，服方寸匕，日三服。并主痈脓，以麦粥下之。

语译 产后腹中胀满疼痛，心烦胸满，不得安卧，用枳实芍药散主治。

阐述 妇人产后腹痛，有虚、实之别。若腹痛、不烦不满，或喜按喜温者，多属虚属寒，今见腹中胀满疼痛，心烦胸满不得安卧，乃属实证。因产后气血郁滞而成实，且以气滞偏重。"烦满不得卧"，是本症辨别的关键，旨在阐明此症腹痛之特点，是以胀满甚于疼痛，其病机当以气滞为主。因气郁化热，郁热扰心则烦，气机壅滞不畅则满；气滞血亦滞，气血郁滞，不通则痛。故本症当属气郁血滞，以气滞偏重之产后腹痛，治宜行气和血止痛，用枳实芍药散主治。

方中枳实破气散结，烧黑存性，既能入血分以行血中之气，又可减轻其攻破

作用,以芍药和血止痛配伍,两味等分为散,每服"方寸匕"表明药少量轻,病情不重,意在缓治。如谭日强谓:"方意是调和气血之滞,所谓通则不痛之轻剂也"。(《金匮要略浅述》)用大麦粥调服,大麦性味甘、咸、凉、入脾胃二经,能除热,益气调中,三味合用,使气血宣通,则满痛心烦诸症自解。

师曰:产妇腹痛,法当以枳实芍药散,假令不愈者,此为腹中有干血著脐下,宜下瘀血汤主之;亦主经水不利。(六)

下瘀血汤方

大黄二两　桃仁二十枚　䗪虫二十枚
(熬,去足)

上三味,末之,炼蜜和为四丸,以酒一升,煎一丸,取八合顿服之,新血下如豚肝。

语译　老师说:妇人产后腹中疼痛,按常规治法当用枳实芍药散,若服药后腹痛仍不愈,这是因脐下有凝着的瘀血,宜用下瘀血汤主治。

阐述　产后腹痛多属气郁血滞,一般投以枳实芍药散行气和血,即可痊愈,若不愈,表明非气滞为主,乃瘀血偏重,故枳实芍药散药轻力薄已不能胜病。"干血着脐下",是本症病因病理的概括,所谓"干血",多为瘀血久积,郁遏化热,热灼血干而形成,"脐下"乃胞宫所居之处,又时值产后,因而"干血着脐下"足以明示此为瘀热内结胞宫,胞脉阻滞之产后腹痛。正因如此,其症必具小

腹疼痛如刺、拒按或有块,痛甚于胀,其治又必以下瘀血汤逐瘀泄热,方能奏效,正如吴谦所说:"此为热灼血干,着于脐下而痛,非枳实、芍药之所能治也。……主之下瘀血汤,攻热下瘀血也。"(《医宗金鉴》)

方中用大黄入血分,荡热逐瘀,推陈致新;桃仁活血化瘀润燥;䗪虫善攻干血,破结逐瘀;三味共用,破血之力峻猛,为防伤正,用蜜为丸,以缓急润燥。以酒煎药丸,既能引药入血分直达病所,又可奏和血之功。因瘀热内结的经水不利,痛经、闭经等证,亦可用本方化裁为治。但本方仍属逐瘀之峻剂,非体壮症实者,慎勿妄投。服药后可见如豚肝的下瘀血。

产后七八日,无太阳证,少腹坚痛,此恶露不尽[①]**;不大便,烦躁发热,切脉微实,再倍发热。日晡时烦躁者,不食,食则谵语,至夜即愈,宜大承气汤主之。热在里,结在膀胱**[②]**也**。方见痉病中。(七)

注释　①恶露不尽:"恶露",指产妇分娩后,应流出的余血浊液。"恶露不尽"在此处为恶露排出不畅,未去尽之意。

②膀胱:此处泛指下焦部位。

语译　产后已经七、八天,又无太阳表症,只觉小腹坚硬疼痛,这是恶露未去尽的缘故;如果不解大便,并感觉烦燥发热,诊得脉象微实,再加倍发热,到下午申酉之时,烦躁更甚,不能食,若进食就有谵语症状,到夜晚又可渐趋好转,主治

宜用大承气汤,这是因为热聚结胃里,结在下焦所致。

阐述 本条文分三个问题讨论如下。

(1)本症的临床表现:可概括为两个方面。

①瘀血阻滞:从原文"产后七八日"至"此恶露不尽"一段,主要对产后瘀血内停胞宫的腹痛加以阐述。产后七、八日出现"少腹坚痛",关键在于"恶露不尽"、"无表症",所谓"恶露不尽",系指恶露排出不畅,去而未尽,则必有瘀血内停胞宫,又无表症,表明此少腹痛并非膀胱蓄血所致,乃为瘀血停留胞宫,胞脉阻滞不通而痛。

②胃肠结实:原文"不大便"至"至夜即愈",为阳明腑实的症候。"发热烦躁"是辨阳明腑实的重点,以日晡加剧者,因日晡为申时,阳明之气旺于申酉戌,故每当日晡之时,阳明之气旺则与邪剧争,因而发热烦躁更重,日晡时加剧发热,亦称"日晡潮热",此为阳明腑实已成的主要特征。"不食,食则谵语,至夜则愈"亦是阳明腑实证常见的兼症,因胃肠结实而不能食,如果勉强进食,食入必助长胃热,胃络上通于心,胃热盛则上扰神明而作谵语,入夜则阴长阳消,阳明气衰,邪热减轻,故谵语自愈。

(2)本证的病机:"热在里,结在膀胱也"两句,是对本症病机的概括。尤在泾说:"里即阳明,膀胱即少腹"(《金匮要略心典》),表明此热不在表,而在阳明;此瘀血不在上、中二焦,而在下焦,属产后瘀血内结胞宫,并阳明里实证。指出热邪结聚和瘀血停留的部位,旨在提示治疗应两相兼顾,既要重视胃肠结实谵语烦躁之急重病情,瘀血阻滞胞宫之腹痛也同样不容忽视。

(3)《金匮》注家对本条"症"与"治"的看法有所不同:

①血结热聚,治法是一举两得:正如尤在泾云:"盖谓不独血结于下,而亦热聚于中也。若但治其血而遗其胃,则血虽去而热不除,即血亦来必能去,而大承气汤中大黄、枳实均为血药,仲景取之者,盖将一举而两得之欤"。(《金匮要略心典》)

②两症在内,治法以下胃买:如李㑇曰:"此一节具两症在内,一是太阳蓄血症;一是阳明里实证。……宜大承气汤以下胃实"。(《医宗金鉴》)

③先有瘀血内结,后有阳明胃实:如陆渊雷说:"盖此条辞气,是先后两级,非平列两症"。(《金匮要略今释》)

④两种不同症治:一是血阻胞室之腹痛,宜用下瘀血汤;二是阳明胃实,治以大承气汤。如程云来说:"今产后非太阳症,而小腹亦坚痛者,此恶露未尽,热在里,结在膀胱也,宜下瘀血汤辈。若不大便烦躁发热,则热不在膀胱,而热在胃,切其脉亦微实也。日晡时,阳明向旺时也,当向旺时,是以再倍发热烦躁,则胃中实矣。胃实则不能食,食则谵语,转增其实也,宜大承气汤下之。此条前后简错,热在里八字,当在恶露不尽之下,未有大承气汤而下膀胱血结也"。(《金匮要略直解》)

上述四家之说，均以本条所论为两种症候，或有先后，或两症并列，唯在先后，并列上有所争论，对治疗用大承气汤亦持两种看法，一种认为两症俱见，而以阳明胃实为急，故用大承气汤下其胃实；另一种认为两症并见，用大承气汤是下胃实，去瘀血则一举两得。笔者从后一种说法，认为解释更加全面，用大承气汤既可泻热通便而去胃实，又可使瘀血随热去便通而下，从而收一举两得之效。

产后风①续之数十日不解，头微痛，恶寒，时时有热，心下闷，干呕，汗出，虽久，阳旦证续在耳，可与阳旦汤。即桂枝汤，方见下利中。（八）

注释 ①"产后风"：即"产后中风"，指产后感受风邪而致的病证，与《伤寒论》太阳中风证的含义一致。

语译 产后感受风邪而病，延续数十天仍然不解的，且有头微痛，恶寒，时时发热，心下痞闷，干呕，汗出的症状，虽延续日久，而阳旦症犹在，仍可用阳旦汤治疗。

阐述 产后气血俱伤，抗病力减弱，易招外邪侵袭，若感受风邪，其病在表，呈现出头微痛、恶寒、时时发热、汗出等症状的，此属太阳中风症，虽病程持续数十日不解，但只要太阳中风之候尚在，有斯症即用斯药，不必拘泥病程的长短，即或兼有"心下闷、干呕"之症，此亦如徐忠可所谓："太阳之邪欲内入而内不受者"。（《金匮要略论注》）是邪仍在太阳之表，故仍可与阳旦汤解表祛邪。

关于"阳旦汤"，后世注家有以下不同的说法：

（1）桂枝汤：如成无己说："阳旦，桂枝之别名"。（《注解伤寒论》）

（2）桂枝汤加黄芩：如徐忠可说："考《伤寒论》有阳旦汤，乃桂枝汤加黄芩"。（《金匮要略论注》）

（3）桂枝汤加附子：如魏念庭说："试观此条之用阳旦汤治风，与后条竹叶汤中加附子治风，则阳旦汤确为桂枝汤加附子"。（《金匮要略方论本义》）

（4）桂枝汤增桂加附子：如陈修圆说："阳旦汤方，坊本俱作桂枝汤加黄芩，今因《伤寒论》悟出是桂枝汤增桂加附子"。（《金匮要略浅注》）

根据本条所叙症候，以阳旦汤，即是桂枝汤之论为妥。

产后中风，发热，面正赤，喘而头痛，竹叶汤主之。（九）

竹叶汤方

竹叶一把　葛根三两　防风、桔梗、桂枝、人参、甘草各一两　附子一枚（炮）　大枣十五枚　生姜五两

上十味，以水一斗，煮取二升半，分温三服，温覆使汗出。颈项强，用大附子一枚，破之如豆大，煎药扬去沫。呕者，加半夏半升，洗。

语译 产后感受风邪，发热，面色红赤，气喘头痛，主治宜用竹叶汤。

妇人产后病脉证治第二十一

阐述 "产后中风",即所谓的产后气血两亏,正气大虚而易感受风邪,因风伤太阳之表,营卫失和而发热、头痛;元阳虚不能固守于下,虚阳上浮而面赤、气喘。

后世注家针对"面正赤",持以下两种不同解释。

(1)太阳阳明并病,面赤如同《伤寒论》48条之"面色缘缘正赤",如高学山云:"此条之中风,因其人之阳气本自虚寒,故风从太阳中入,即乘虚而传阳明之经腑……而太阳尚未罢之候也。太阳未罢,故头痛不止,胃腑受阳邪而化虚热,面为阳明之应,故正赤。"(《高注金匮要略》)

(2)虚阳上浮,面红如妆:如徐忠可云:"然面正赤,此非小可淡红,所谓面若妆朱,乃真阳上浮也。"(《金匮要略论注》)

笔者更加支持徐氏之说,认为其更加符合本条精神,以方药测症,当有面红如妆,竹叶汤中用人参、附子温阳益气以固其内,正是针对元阳不能自固,虚阳上浮而设。在临床上,也有素体阳虚之人,因产后气血俱伤,抗病能力减弱而感受风邪,以致出现表有风热,里为阳虚的复杂病症。

这就是说明产后正虚邪实,标热本寒之候,如果因病邪在表,而单纯解表散邪,则阳浮易脱,若因其正虚而单纯补正,则表邪不解,故以去邪扶正为治,表里兼顾,方用竹叶汤。

竹叶汤为补正散邪之方,方中竹叶、葛根、防风、桔梗、桂枝搜风散邪以解其外,人参、附子温阳益气以固里之虚脱;甘草、姜、枣调和营卫;因竹叶为其主药,故方名"竹叶汤"。即陈修园所谓:"以竹叶为君者,以风为阳邪,不解即变为热,热甚则灼筋而成痉,故于温散药中,先以此而折其势,即杜渐防微之道也。"(《金匮要略浅注》)本方佐使得法,邪正兼顾,为后世去邪扶正法之鼻祖。

妇人乳中虚①,烦乱呕逆②,安中益气,竹皮大丸主之。(十)

竹皮大丸方

生竹茹二分　石膏二分　桂枝一分
甘草七分　白薇一分

上五味,末之,枣肉和丸,弹子大,以饮服一丸,日三夜二服。有热者倍白薇,烦喘者加柏实一分。

注释　①乳中虚:"乳"字,在《脉经》中作"产"字,丹坡元简亦云:"在草蓐之谓"(《辑义》),即指产后一月内;《金匮要略论注》徐彬:"乳者,乳子之妇也";唐容川亦说:"妇人乳"作一读,谓乳子也。"中虚"作一句……乳汁去多,则中焦虚乏。(《补正》)集诸家之说,所谓"乳中虚",系指新产后哺乳期间,阴血耗伤,中焦虚乏。

②烦乱呕逆:心烦呕吐严重之意。如徐彬云:"烦而乱则烦之甚也,呕而逆则呕之甚也"。(《金匮要略论注》)

语译　新产后在哺乳期的妇人,若中气虚弱,心烦意乱,呕吐气逆,治以安

妇人产后病脉证治第二十一

中益气法,用竹皮大丸主治。

阐述 因产时失血的妇女,育儿哺乳,因多去乳汁而耗血,加之中气虚乏,气血资生之源不足,因而阴血偏虚,阴血虚则生内热,虚热上扰于心,心神失主则烦乱;虚热内扰犯胃,胃失和降则呕吐气逆。治以安中益气法,即清热降逆,补益中气,主治宜竹皮大丸。

方中竹茹、石膏甘寒清虚热,止呕去烦而致中安;白薇清虚热;桂枝辛温,能平冲降逆,与寒凉同用损其温燥之偏,而存其降逆之性;石膏大寒与辛温为伍,则清胃热而不损胃阳,合而用之,相得益彰;重用甘草,配伍枣肉,意在补益中气,化生液汁,共用诸药达到安中益气的目的。

产后下利虚极①,白头翁加甘草阿胶汤主之。(十一)

白头翁加甘草阿胶汤方

白头翁、甘草、阿胶各二两 秦皮、黄连、柏皮各三两

上六味,以水七升,煮取二升半,内胶令消尽,分温三服。

注释 ①虚极:极虚之意。谓产后阴血大虚,复下利重伤阴液。如《金匮要略释义》云:"产后阴血大虚,益以下利伤其脾胃津液,故曰虚极。"

语译 产后又下利,以致气血极虚,主治宜用白头翁加甘草阿胶汤。

阐述 妇人产后本营阴虚,又患上下利,其阴复伤,故云"虚极"。以方药测症,此"下利"当属痢疾,如唐容川云:"盖此下利,是言痢疾便脓血也。"(《金匮要略浅注补正》)故本证见发热腹痛、里急后重、大便脓血黏液等症状。其治当清热止利,养血滋阴,两相兼顾,宜用白头翁加甘草阿胶汤主治。

白头翁汤为治湿热痢疾的主方,功专清热、燥湿、凉血止利;加甘草补中以化生津液,阿胶滋阴养血。

【附方】

《千金》三物黄芩汤:治妇人在草蓐①,自发露得风②,四肢苦烦热,头痛者与小柴胡汤;头不痛但烦者,此汤主之。

黄芩一两 苦参二两 干地黄四两

上三味,以水八升,煮取二升,温服一升,多吐下虫。

注释 ①妇人在草蓐:草蓐,即草垫,古代妇女多在草垫上分娩,类似今之产床。

②发露得风:指产妇分娩时,因产床不洁或产后保养不慎而感受病邪。

语译 妇人在分娩时因产床不洁,或产后保养不慎而感受病邪,如果有手足发热而烦,头痛症状的,用小柴胡汤主治;如果没有头痛,只是手足发热而烦的,用三物黄芩汤主治。

阐述 妇人分娩时,因产床不清洁,或产后保养不慎而感受病邪,如果有手

足发热而烦的症状,且兼头痛以两侧为甚者,是邪在半表半里之间,属外感发热,治当和解清热,宜用小柴胡汤;如果只是手足发热而烦,无头痛者,为病邪已由表入里,血分有热之征,其治则当清热凉血、养血,故用三物黄芩汤主治。

方中黄芩、苦参清热除烦;地黄以养血凉血。方后云:"多吐下虫。"梁运通谓:"可能为苦参之苦寒伤胃气,引起呕吐,对宿有蛔虫的病人可使虫不安而出。"此说较妥。(《金匮释按》)

《千金》内补当归建中汤:治妇人产后虚羸不足,腹中刺痛不止,吸吸①少气,或苦少腹中急摩痛②引腰背,不能食饮;产后一月,日得服四、五剂为善,令人强壮,宜。

当归四两　桂枝三两　芍药六两　生姜三两　甘草二两　大枣十二枚

上六味,以水一斗,煮取三升,分温三服,一日令尽。若大虚,加饴糖六两,汤成内之,于火上暖令饴消。若去血过多,崩伤内衄③不止,加地黄六两,阿胶二两,合八味,汤成内阿胶。若无当归,以芎劳代之。若无生姜,以干姜代之。

注释　①吸吸少气:"吸吸"即吸气之声。"吸吸少气",指忍痛吸气时而发生气短不足之象。

②少腹中急摩痛:即少腹拘急挛痛。

③内衄:指内出血。

语译　《千金》中记载到:内补当归建中汤治妇人产后身体虚羸不足,腹中绞痛,在忍痛吸气时并发生气短,或苦于小腹拘急挛痛而牵引腰背作痛,不能饮食;产后一月内,每日服此方,连服四、五剂为好,为强身健体之方。

阐述　产后的妇女气血皆损,血海必然空虚,若中州健运,则气血易复。如果中焦虚寒,运化无权,化源不足,则气血愈虚,气血虚,在内不足以荣濡脏腑,充养经脉,故腹中拘急、绵绵而痛,或小腹拘急挛痛并牵引腰背作痛;在外不足以润泽肌肤、充养形体,故虚羸不足;脾虚胃弱,故短气食少。用内补当归建中汤主治,以建中州,益气血,缓急止痛。

本方即小建中汤加当归。方中当归和血养血;小建中汤调阴阳,建中气,并能缓急止痛。中气建,气血生化有源,诸虚之证亦自解。故本方亦为产后调补有效之剂,但因其性质偏于温性,只有素体阳虚而脾胃虚寒者而适宜此方,若素体阴虚而胃阴不足者,则不宜用之。

妇人杂病脉证并治第二十二

本篇对妇人杂病的病因、症候和治疗加以论述。

妇人杂病，是指除妊娠、产后疾病外，而以经、带、前阴和情志疾患为主的多种疾病。包括热入血室、脏躁、咽中炙脔、经水不利、带下、漏下、腹痛、转胞和前阴疾患等十余种病症。其中较为详细地论述了月经病、带下、腹痛等妇人常见病症的杂病。

篇中对妇人杂病的病因概括为虚、积冷、结气三个方面。"虚"即气血虚少；"积冷"是寒冷久积；"结气"指气机郁结。三者皆可导致月经不调，甚至闭经等一系列妇科疾病。

妇人杂病的诊治原则，为详审脉象的阴阳、虚实紧弦，以辨症候的寒热虚实，据证立法，依法制方。尤其在治法上，应内外相结合且剂型丰富多样，全书共用有九种剂型，本篇则占有八种之多。内治法包括膏、汤、丸、散、酒等剂型；外治法包括针刺、洗剂、坐药等剂型，开后世妇科病外治法的先河。

妇人中风，七八日续来寒热，发作有时，经水适断，此为热入血室①，其血必结，故使如疟状，发作有时，小柴胡汤主之。方见呕吐中。（一）

注释 ①血室：历来注家说法分歧，迄今尚纷无定论。一般认为，狭义的是指子宫；从广义而言，血室则包括肝、冲任二脉、子宫。

语译 妇人感受风邪，七八日后寒热复现，发作有一定的时间，经水正行恰又停止，此为表邪乘虚入血室，与血相搏，其血必结而不行，故寒热往来，跟疟疾的按时发作相类似，用小柴胡汤主治。

阐述 妇人患太阳中风症，本有恶寒、发热、汗出等症。但历时七八日，以上症状消退后，寒热又复现，且发作有时如疟状，故云："续来寒热，发作有时"。询知患者适逢经期，经行突然中断，此为表邪乘经行之虚，而袭入血室，热、血相击，经血郁结不行之故，即谓之"热入血室"。由于血室内隶于肝，肝与胆相表里，胆受肝邪，邪正相争，故见寒热往来，发作有时如疟之少阳症。仍属热邪初结血室，正气有驱邪外出之势，故治以小柴胡汤和利枢机，使邪从少阳转枢外出。

该方既可和解少阳，以除在表的如疟寒热，又可散血室的邪热，热邪解则血结自行，其病乃愈。正如尤在泾所云："仲景单用小柴胡汤，不杂血药一味，意谓热邪解而乍结之血自行耳"。（《金匮要略心典》）

妇人伤寒发热，经水适来，昼日明了，暮则谵①语，如见鬼状者，此为热入血室，治之无犯胃气及上二焦，必自愈。（二）

注释 ①谵：与"谵"同。《集韵》："谵，疾而寐语也"。

语译 妇人时值月经来潮之际感受寒邪而发热，昼日明了，入夜则语言失常，似乎见到了魔鬼一般，这是热入血室的症候，治疗应按热入血室的方法来处理。不可用攻下的药物伤中焦的胃气，也不可用发汗的药物伤上焦的清气、必自行痊愈。

阐述 妇人适逢月经来潮之际外感发热，虽月经畅利，但见昼日神志清楚，入夜则精神错乱，胡言乱语，如见鬼神之状、即所谓"昼日明了，暮则谵语"，此亦为热入血室之候。乃因热邪乘经期血室空虚而侵入，热扰血分所致。《灵枢·口问》篇云："卫气昼日行于阳，夜半则行于阴。"气为阳，昼日亦为阳，气分无热，故"昼日明了"，血属阴，为心所主，夜暮亦属阴，血分热盛，扰乱神明，故"暮则谵语"。病属下焦血室，治疗既不可因其谵语，而误作阳明胃实，以攻下剂损伤中焦之胃气，又不可因其发热，而误作表邪未解，以发汗剂损伤上焦之清气，亦不得误作热入心包而清上焦。但治其下焦血室，则其病自愈。

历代注家对原文"必自愈"一句，持有不同的看法，以下是较有代表性的几种论断：

（1）月经未停，不药自愈：如程云来说："似待其经行血去，邪热得以随血出而解也。"（《金匮要略直解》）；柯韵伯亦云："俟其经尽，则谵语自除，而身热自退矣。"（《伤寒来苏集》）

（2）治之而愈：如唐容川说："夫谵语重证，岂易自解，况此条明有'治之'二字，何得以为不须治之？……则治之二字，即是按法当与小柴胡汤也。"（《金匮要略浅注补正》）；黄树曾亦云："此节治之二字，殆即当与小柴胡汤之示也。"（《金匮要略释义》）；黄竹斋引《本事方》："小柴胡加地黄汤，治妇人室女伤寒发热，或发寒热，经水适来或适断，昼则明了，夜则谵语，如见鬼状。……即于小柴胡汤加生干地黄。"（《金匮要略方论集注》）；曹颖甫则认为"此症血热在下，但需攻瘀，其病当已。"主张用"桃核承气汤，抵当汤、丸，下瘀血汤，皆足以治之。"（《金匮发微》）

上述两种不同认识的着眼点也不一样，前者着眼于"必自愈"三字，后者则着眼于"治之"二字。纵观全文，叙症后，已明示其治疗要领，当"无犯胃气及上二焦"，何以言"不药自愈"呢？故笔者以为第二种说法可从，主治下焦血室，则病必自愈，但因月经未停，邪陷不深，故可参考黄氏之见，用小柴胡汤加生地，转枢邪气与凉血兼顾为好。至于曹氏主张用抵当汤、丸，下瘀血汤等攻下瘀热，虽言之有理，但应慎用之。

妇人中风，发热恶寒，经水适来，得之七八日，热除脉迟，身凉和，胸胁满，如结胸状，谵语者，此为热入血室也，当刺期门，随其实而取之。（三）

语译 正值月经来潮妇人，感受风邪而发热恶寒，患病已七八日，热退、脉迟、身已凉和，而见胸胁胀满，有如结胸之状，神识不清，语言失常的，此亦为热入血室，当刺肝募之期门穴，以泄肝经的实热，而散血室的瘀热，随其邪实所在而取之。

阐述 妇人正逢经期，月经来潮，而患太阳中风病，发热恶寒，历时七八日后，热退、脉迟、身凉和，但又见胸胁胀满，有如结胸状，谵语等症，此乃表热内陷血室，热与血结之候。表热已罢，故热退而身凉爽如常；瘀热受到阻滞，脉行不利则脉迟，血室属肝所主，肝之脉上络胸胁，下通胞室，瘀热上干，经脉不利，故胸胁胀满，状如结胸，实非血结于胸；谵语是由热扰血分，神明不安所致，故以针刺肝经募穴期门治之，意即泻其肝经实热，以散血室之瘀热。

阳明病，下血谵语者，此为热入血室，但头汗出，当刺期门，随其实而泻之，濈然汗出者愈。（四）

语译 下血谵语的阳明病，是由于热入血室，其症身无汗，只有头部出汗，当刺期门穴，随其邪实的所在而泄之，使浑身汗出潮润而愈。

阐述 患阳明病的妇人，虽不逢经期，但见前阴下血，并谵语、头汗出者，此为阳明里热炽盛，热邪循经侵入血室，里热熏蒸，迫血妄行之候。"谵语"，乃热扰血分，神明不宁，并不是阳明腑实里热的谵语，故昼静暮乱，如陈修园说："盖阳明之热，从气而之血，袭入胞宫，即下血而谵语"。（《金匮要略浅注》）身无汗而头汗出，是因肝与冲任之脉均上行，热陷血室，邪热熏蒸所致。热邪既陷血室，则应该按照热入血室的治法处理，故治疗仍刺期门穴以泻肝与血室的实热，去邪热，阴阳和，周身则汗出潮润，其病自愈。

妇人咽中如有炙脔①，半夏厚朴汤主之。（五）

半夏厚朴汤方： 千金作胸满，心下坚，咽中帖帖，如有炙肉，吐之不出，吞之不下。

半夏一升　厚朴三两　茯苓四两　生姜五两　干苏叶二两

上五味，以水七升，煮取四升，分温四服，日三夜一服。

注释 ①炙脔：肉切成块名脔，炙脔即烤肉块。

语译 妇人自觉咽中如有烤肉块梗阻不适，用半夏厚朴汤主治。

阐述 妇人自觉咽中不适，如有烤肉块梗阻滞般，咳之不出、吞之不下，但并不妨碍饮食吞咽，后世称之为"梅核气"。本病多因情志所伤而起，肝失条达而气机郁结,气郁则津液结聚而成痰,痰凝气滞搏结于咽喉所致。宜用半夏厚朴汤主治。

方中半夏、厚朴、生姜辛开苦降,以散结降逆;佐以茯苓利饮化痰;苏叶芳香轻浮,宣肺气而能解郁,诸药合用,可收开结化痰,顺气降逆之功。气顺痰消,则咽中自爽。

妇人脏躁,喜悲伤欲哭,象如神灵所作,数欠伸,甘麦大枣汤主之。(六)

甘麦大枣汤方

甘草三两　小麦一升　大枣十枚

上三味,以水六升,煮取三升,温分三服。亦补脾气。

语译　妇人脏躁病,喜笑悲伤想哭,似有神灵作祟,频数呵欠,伸懒腰,用甘麦大枣汤主治。

阐述　妇人患脏躁病,症见喜怒无常,无故悲伤欲哭,情绪多变幻,似有神灵附体,且频频呵欠,伸懒腰等,治用甘麦大枣汤补脾养心,缓急止躁。本条还需重点讨论以下两个问题。

(1)关于脏躁的病因病机:诸医家对脏躁的病因为情志所伤,并无异词。但对于脏躁病位则有多种不同理解:

①子宫:如尤在泾云:"脏躁,沈氏所谓子宫血虚,受风化热者是也。"(《金匮要略心典》)

②心脏:如吴谦云:"脏,心脏也,心静则神藏,若为七情所伤,则心不得静,

而神躁扰不宁也。"(《医宗金鉴》)

③肺脏:如曹颖甫说:"肺主悲,亦主哭、悲伤欲哭,病当在肺。"(《金匮发微》)

④不拘于何脏:如陈修园说:"脏属阴,阴虚而火乘之则为躁,不拘于何脏。"(《金匮要略浅注》)

⑤五脏:黄树曾说:"脏指五脏(心肝脾肺肾)而言,脏躁,谓五脏之全部或一部,津液阴血不足。"(《金匮要略释义》)

⑥心与肝:《金匮要略译释》指出:"关于脏躁病的病变所在,……假如从甘麦大枣汤的药物组成来看,……如认为本病的病变在心与肝,是比较合理的。"

总之,见仁见智,各有理由,但似不可从子宫之说,因脏躁病虽多见于妇人,而男子亦有之,其他几种说法皆有参考价值,若结合本病的症状分析,似以《释义》之说,病在五脏更全面。五脏各有五志,若五脏功能失调,五志发于外则变生情志失常诸症。喜为心之志、怒为肝之志,悲忧同为肺之志,心、肝、肺病,故喜怒无常,无故悲伤欲哭;肾病则"善伸数欠"(《内经》),脾病亦欠伸,如黄树曾所谓:"呵欠曰欠,伸,即俗所谓伸懒腰也,肾精虚则欠,胃阴虚亦欠,脾主四肢,脾气虚则伸。"(《金匮要略释义》)总之,本病的发生,多由情志不舒或思虑过度,肝郁化火伤阴,脏阴不足,虚火躁动所致,其病为五脏俱病,即病始于肝,而累及心、脾、肺、肾五脏。

(2)脏躁的治疗,重在治脾:脏躁乃五脏阴液亏损,虚火躁动的疾患。五脏

俱病，当以补脾为主，因为脾主运化，为津液、阴血生化之源，若脾气健旺，气血津液就会充沛，亦可资补他脏，五脏之阴充足，虚火自灭，脏躁诸症亦自平。此即《内经》所谓"脾为孤脏，中央土，以灌四傍"之意（《素问·玉机真脏论》）。故治用甘麦大枣汤，以补脾为主，兼养心肝。

方中三味药，皆性平而味甘，甘草、大枣甘缓，补中缓急而止躁；小麦甘润，养心肝，安心神，三味合剂，共成补脾养心，缓急止躁之效，实属治脏躁之良剂，补脾之佳方。

妇人吐涎沫，医反下之，心下即痞，当先治其吐涎沫，小青龙汤主之；涎沫止，乃治痞，泻心汤主之。（七）

小青龙汤方：见痰饮中。

泻心汤方：见惊悸中。

语译 针对妇人吐涎沫的病症，若医生误用下法，因而产生心下痞满，在治疗上，当先治其吐涎沫，用小青龙汤主治；涎沫止后，再治痞满，用泻心汤主治。

阐述 吐涎沫，为上焦有寒饮的征象，不仅妇人有此病症，男子亦有之，治当温化寒饮，不应攻下。若医生没有察明原因，反妄施攻下，则势必使中阳受损，寒饮内结遂成心下痞，此理同于伤寒误下成痞。值此寒饮与心下痞并存之际，当先去其寒饮，宜用小青龙汤以温散寒饮、俟吐涎沫止，再用甘草泻心汤以治痞。

在上呕吐涎唾，久成肺痈，形体损分②。在中盘结，绕脐寒疝；或两胁疼痛，与脏相连；或结热中，痛在关元，脉数无疮，肌若鱼鳞，时着男子，非止女身。在下未多，经候不匀，令阴掣痛，少腹恶寒；或引腰脊，下根气街，气冲急痛，膝胫疼烦。奄忽眩冒③，状如厥癫④；或有忧惨，悲伤多嗔⑤，此皆带下⑥，非有鬼神。久则羸瘦，脉虚多寒；三十六病⑦，千变万端，审脉阴阳，虚实紧弦；行其针药，治危得安；其虽同病，脉各异源；子当辨记，勿谓不然。（八）

注释 ①胞门：即子宫。

②损分：系指形体消瘦，与未病前判若两人。

③奄忽眩冒：奄忽，即倏忽。奄忽眩冒，即指忽然发生晕厥。

④厥癫：指昏厥、癫狂一类疾病。

⑤多嗔：指经常发怒。

⑥带下：有广义和狭义之分。广义的带下，是指带脉以下的病变，即泛指妇科杂病，如《史记·扁鹊传》记载：扁鹊"过邯郸，闻贵妇人，即为带下医。"狭义的带下，即专指亦白带下。

⑦三十六病：详见《脏腑经络先后病脉证》篇。

语译 妇人多因虚损、积冷、结气，导致多种月经之病，甚至闭经，时间久了，又因血分受寒，血凝气结，胞宫为寒邪所伤，经络瘀滞不通。

在上为胸肺受邪，以呕吐涎沫为其症状，日久寒邪化热，则肺痈形成，形体消瘦；在中为肝脾受邪，症见绕脐作痛，或两胁疼痛,与肝脏相连;或结热在中,痛在脐下关元,脉数,但周身并无疮患,肌肤为热所灼,枯燥如鱼鳞。发生这些症候的,并非都是女子,男子亦很有可能发生。在下为肝肾受病,虽然并不会太多地下血,但往往经候迟早不匀。阴部抽掣疼痛,小腹寒冷,或痛引腰脊,疼痛之根,起源于气街,即脐下五寸旁开二寸,又名气冲。发生冲气急痛,又连膝胫疼烦。甚则可出现猝然眩晕昏冒,状如昏厥、癫狂一类疾病,或忧惨悲伤,经常发怒。这些皆妇人杂病之症候,并非鬼神作祟。

病的时间长了,就会形体消瘦,脉象虚弱且多寒邪;妇人带下三十六病,变化多端,医家应该审脉之阴阳虚实紧弦,以针、药主治,方可转危为安。其病虽同而脉有异,应当仔细辨别记取,对上述道理不可掉以轻心!

阐述 本条原文三段,其内容概括如下。

(1)第一段"妇人病,因虚、积冷、结气,为诸经水断绝"五句,指出妇人杂病,皆因虚、积冷、结气三种原因而致。"虚"是气血虚少;"积冷"为寒冷久积;"结气"乃气机郁结。三者之中,任何一种为患,都会导致气血失调,脏腑功能失常,冲任二脉的损伤,而导致一系列的月经失调,甚至经闭等病。形成经闭,多先因虚损而致月经失调,经血不能如期畅行,继因寒冷积于胞宫,寒凝气滞血瘀,胞脉阻滞而为经闭。气滞血凝日久,血瘀痰结还可形成癥瘕。故原文谓"血寒积结,胞门寒伤,经络凝坚"。

(2)原文"呕吐涎唾"至"此皆带下,非有鬼神",为第二段,阐述虚、冷、结气所导致上、中、下三焦的病变情况。

若虚、冷、结气"在上",则影响于肺。如其人上焦阳虚,肺中虚冷,阳虚不能化气,气虚无力敷布水津而为饮,寒饮上逆则咳唾涎沫,即为虚寒肺痿;日久寒邪化热,或上焦素有郁热者,虚、冷、结气致病则易从热化,邪热壅肺,肺气不利,气不布津,痰涎内结,热伤肺络,则咳唾涎沫,或吐稠痰如米粥,胸痛而成肺痈。以上两种病症,皆易使津液受到损伤,久不愈则形体虚损而消瘦,故谓"形体损分"。

若虚、冷、结气"在中",可使肝脾功能受到影响,因素体不同,病或从寒化,或从热化。素体阳虚者,则病从寒化,可有两种轻重不同的寒疝和胁腹痛病症出现:重者寒气盘结于中焦,阴寒内聚而致绕脐疼痛之寒疝;中焦之部与肝脏相邻,寒结中焦,脾首当受病,可累及于肝,故轻者可见寒滞肝脾二经之胁腹痛。若素体阳旺者,则病从热化,亦可见脐下疼痛和劳热两种轻重不同的病症;其轻者,仅热结中焦,气机阻滞,热灼血干,瘀血停留而致脐下元部疼痛;其重者,虽脉数而身无疮疡之变,但因热伤营血,营阴耗损,不足以濡润肌肤,而致肌肤粗糙如鱼鳞状,即为劳热症。以上中上二焦的病变,男子亦可能发生,并不是妇女专有之病,故云:"时著男子,非止女身"。

若虚、冷、结气"在下",则可引起肝肾亏虚,精血不足,血海空虚等多种妇科疾病，可见于月经后期或经量减少；或因肝郁、肾虚、血海蓄溢失常，也可见月经先后无定，故谓"在下未多，经候不匀"，"未多"，指月经量少，"经候不匀"，即月经先后不定，经量或多或少；如虚寒相搏，结于下焦，则冲任受损，故前阴掣痛，小腹寒冷，严重者尚可牵引腰脊疼痛，疼痛之根，在于气街，即冲脉行经之气冲穴。因冲脉起于胞中，分三支循行，其一支行经气街，沿腹上行；一支与任、督二脉同会于会阴穴，向后上行于脊柱内；另一分支向下沿大腿内侧经膝胫下行，故冲脉有病，冲气攻冲急痛，以致腰脊痛、膝胫疼烦等症。此外，还可因情志不遂，气机失调，而发生突然昏厥的厥癫之类疾患；或表现为忧愁悲伤，时时发怒的症状。总之，虚、冷、结气在下焦所导致的种种病症、皆属妇人杂病范畴，并非鬼神作祟。

（3）末段论述凭脉辨证、已病早治、内外治结合是诊治妇人杂病的原则。原文"久则羸瘦，脉虚多寒"，"久"字，紧承上文，寓有早期治疗之意，即上述诸病应当及时治疗，若延久失治，则气血更虚，形体亦更加消瘦，以致形成正虚邪实之候，故谓"脉虚多寒"，"多寒"乃邪气盛邪气盛，则实。不仅如此，还可导致如妇人"三十六病"般更为复杂的病症。

妇人杂病，变化多端，错综复杂，所以，应当掌握凭脉辨证的原则，详审脉象的阴阳、虚实、紧弦，以辨证之寒热、虚实，据证立法，或用针灸，或用药物，或针药并投，切中病机，方可转危为安。就同病异脉之症，更当详加审察，辨明疾病根

源，以免误治。

问曰：妇人年五十所，病下利数十日不止，暮即发热，少腹里急，腹满，手掌烦热，唇口干燥，何也？师曰：此病属带下。何以故？曾经半产，瘀血在少腹不去。何以知之？其证唇口干燥，故知之。当以温经汤主之。（九）

温经汤方

吴茱萸三两　当归二两　芎䓖二两　芍药二两　人参二两　桂枝二两　阿胶二两　生姜二两　牡丹皮(去心)二两　甘草二两　半夏半升　麦门冬一升(去心)

上十二味，以水一斗，煮取三升，分温三服。亦主妇人少腹寒，久不受胎；兼取崩中去血，或月水来过多，及至期不来。

语译　问道：妇人年已五十左右，病前阴下血，数十日不止，傍晚发热，小腹里急，腹中胀满，手掌发热，唇口干燥，是什么原因呢？老师说：此病属带脉以下的病变，由于曾经小产，有瘀血停在小腹未去。怎么知道呢？因其症见唇口干燥，故可知瘀血停留于小腹，当以温经汤主治。

阐述　妇人已年过七七，正值精血虚、肾气衰、天癸竭、月经应当停止之年，而今下血数十日不止，皆属崩漏之候。病由"曾经半产，瘀血在少腹不去"，又结合方药测知，多因壮年之时曾经半产，损伤冲任气血，时至老年，冲任更虚，寒

邪乘虚客于胞中，寒凝血瘀，血不归经而下血淋漓不止。属冲任虚寒，瘀血内阻之漏下症，故见腹满里急，甚至刺痛、拒按等症。少腹急满，乃"胞中有寒，瘀不行也"（《医宗金鉴》）；唇口干燥，在此症中，并非因津亏，乃为瘀血不去则津液输布受阻，失于上濡所致，如李珥臣说："阳明脉挟口环唇，与冲脉会于气街……以冲脉血阻不行，则阳明津液衰少不能濡润。"（《金匮要略方论集注》）与本书第十六篇内"唇痿舌青"，"口燥、但欲漱水不欲咽"同理，皆为瘀血之征，故原文云："瘀血在少腹不去，何以知之？其症唇口干燥，故知之"。

关于"暮即发热"，"手掌热"的病机，有两种不同的解释。一种认为是阴虚生内热，如吴谦云："五心烦热，阴血虚也。"（《医宗金鉴》）一种认为是瘀血郁遏化热，如魏念庭说："积瘀成热，伤阴分，发邪火。"（《金匮要略方论本义》）尤在泾亦说："暮即发热者，血结在阴，阳气至暮不得入于阴，而反浮于外也。……手掌烦热，病在阴，掌亦阴也。"（《金匮要略心典》）后世多从第一种解释，但以病情和方药分析，本症下血数十日不止，阴血势必受到耗损，确有阴虚不能敛阳而生虚热的可能，但原文自释其病理，为"瘀血在少腹不去"，并以唇口干燥为瘀血内停之征象，且不作阴虚生热解，又观温经汤药物及功效，重在温养血脉以消瘀血，说明寒凝血瘀则是主要病理转归。由此可知，暮即发热、手掌烦热的病机，应以上述两种因素并存，而以瘀血郁遏化热为主要，似更加符合原文精神。

本病是以冲任虚寒为本，瘀血为标，故治疗不宜单纯用峻药活血消瘀，而应当重在温养血脉，生新去瘀，宜投以温经汤主治。

方中吴茱、生姜、桂枝温经散寒，桂枝兼通血脉；当归、川芎、芍药、阿胶、丹皮养血和营，行血祛瘀；麦冬、半夏润燥降逆；甘草、人参补益中气，诸药合用，具有温补冲任、养血行瘀，兼治标本的作用。

带下经水不利①，少腹满痛，经一月再见②者，土瓜根散主之。（十）

土瓜根散方： 阴癞肿亦主之。

土瓜根、芍药、桂枝、䗪虫各三两

上四味，杵为散，酒服方寸匕，日三服。

注释 ①经水不利：指月经过期不至或经行不畅。如徐忠可说："不利者，不能如期也"；尤在泾谓之"似通非通，欲止不上"之状。

②经一月再见：指月经一月两潮。

语译 妇人带脉以下的病变，月经不能如期而至，或月经循行不畅，小腹部满痛，月经一月两行，用土瓜根散主治。

阐述 "带下"：在此为广义的带下病，即泛指妇科疾病。妇人月经拖后，或经行不畅，并兼有小腹满痛之症。结合方药测知，当有小腹满痛拒按，或按之有硬块，月经量少淋漓，色紫黑有块，舌质紫黯或有瘀斑、脉弦或涩等脉证。或可见月经一月两潮。但无论月经过期不

至，或一月两潮，皆因瘀血停滞，冲任失调所致，故方投土瓜根散活血通瘀，使瘀血去而痛止，经行通畅，则月经自调。

方中土瓜根（即王瓜根）性味苦寒，无毒，以活血消瘀，清热导湿，桂枝辛温通阳化气，二药配伍，则本方略具温性，使之既有活血消瘀，通阳行滞之效，又不过于温燥，䗪虫破瘀攻坚，与导湿之土瓜根为伍，体现了水、血同治；芍药调营止痛，四剂合用，共奏化气行滞，活血通瘀之效。

寸口脉弦而大，弦则为减，大则为芤，减则为寒，芤则为虚，寒虚相搏，此名曰革，妇人则半产漏下，旋覆花汤主之。（十一）

旋覆花汤方： 见五脏风寒积聚篇。

语译 寸口脉弦而兼大，但比弦脉较为衰减，比大脉则又中空如芤。弦而衰减的脉，为寒的现象；若大而中空如芤的脉，为虚的现象。若虚和寒的脉象结合起来，则名为革脉，在妇女主患小产或漏下症，用旋覆花汤主治。

阐述 此条内容既见于《血痹虚劳病》篇，又见于《惊悸吐衄下血胸满瘀血病》篇，在虚劳病篇句首无"寸口"二字，文末为"男子亡血失精"，无"旋复花汤主之"六字，在血病篇中仅少"失精，旋复花汤主之"八字，三条原文虽基本相似，但所论各有侧重，虚劳中着意阐明精血亏损的虚劳脉象；血病中主论虚寒亡血；本条则主要阐述妇人杂病的脉象和

治法，乃属同中有异，应当仔细辨别。

妇人半产漏下，脉见弦减大芤，是虚寒相击之象，治用旋覆花汤疏肝散结，理血通络，好像方症不符，但对虚不可补，寒不可温，虚中挟滞的久漏之症，先以调肝理血为治，确有其临床实践意义。久漏往往多瘀，不宜专事补涩，当"先散结聚，而后温补"之。（《金匮要略心典》）

妇人陷经①，漏下黑不解，胶姜汤主之。 臣亿等校诸本无胶姜汤方，想是前妊娠中胶艾汤。（十二）

注释 ①陷经：即经气下陷，下血不止之意。如《金匮要略方论集注》引李珥臣曰："谓经脉下陷而血漏不止，乃气不摄血也。"

语译 妇人因崩漏经血下陷色黑，日久不解，用胶姜汤主治。

阐述 妇人经气下陷，前阴下血不止者，谓之陷经。如果下血量多势急，如山之崩，称为"崩中"；下血量少淋漓不断，如屋之漏，称为"漏下"。此症妇人前阴下血色黯、淋漓不断，故谓"漏下色黑不解"，乃由冲任虚寒，气不摄血所致，宜用胶姜汤主治。

关于胶姜汤，原书有方名而未载药，故注家有不同认识：

（1）阿胶与干姜：如魏念庭云："主以胶姜汤，入干姜于阿胶中，补阴用阳之义也。"（《金匮要略方论本义》）

（2）胶艾汤：如林亿云："想是前妊娠中胶艾汤"。（《金匮要略方论心典》）

妇人杂病脉证并治第二十二

(3)阿胶与生姜：如陈修园云："胶艾汤方缺，大约即阿胶、生姜二味也，盖阿胶养血和肝……生姜散寒升气，亦陷者举之、郁者散之、伤者补之育之之义也。"(《金匮要略浅注》)

(4)胶艾汤加干姜：如陆渊雷说："余意用千金大胶艾汤为是，即胶艾汤加干姜。"(《金匮今释》)

以上诸家之说，虽各据其理，但结合本证冲任虚寒，气不摄血，经气下陷的病理来看，魏氏之说用阿胶、干姜温中止血似更符。根据《内经》"陷而举之"的原则，如果以炮姜易干姜，再加人参、黄芪，其温中摄血之效尤佳。以方测症，仍具有下血色黯不泽、质清稀而无秽臭，小腹不痛，或隐痛、喜按喜温、精神萎靡、体倦乏力、脉象微弱等症。若属血虚寒滞，下血量少淋漓、色黯有块，小腹冷痛者，又可用胶艾汤和血止血，暖宫散寒。

妇人少腹满如敦①状，小便微难而不渴，生后②者，此为水与血俱结在血室也，大黄甘遂汤主之。(十三)

大黄甘遂汤方

大黄_{四两} 甘遂_{二两} 阿胶_{二两}

上三味，以水三升，煮取一升，顿服之，其血当下。

注释 ①敦：敦(duì对)是古代盛食物的器具，上下稍锐、中部肥大。

②生后：指生病之后，如《论注》云："如敦状，小便微难，是尿亦微有病而不甚也……更在生病后，则知余邪未清，故使血室不净。"

语译 妇人小腹胀满，其形如敦状隆起，小便略难而口不渴，若生病之后，余邪未清，是水、血在血室内俱结，用大黄甘遂汤主治。

阐述 妇人小腹胀满较甚，形如敦状，是有形之邪凝结下焦之征。通常有蓄水和蓄血两种情况，如因膀胱气化失常而蓄水，当有小便不利，口渴；若因于蓄血，当小便自利。现如今病人既不是小便不利，也不是自利，仅排便略有困难，且不口渴，意即膀胱气化功能略有障碍，其蓄水轻微。但不符于小腹如敦状胀满症，以此判断不独属蓄水，乃由生病之后，邪气干扰胞室，水血并结而致，故原文自释"此水与血俱结在血室也"，治以大黄甘遂汤，兼施攻血逐水法。

方中大黄攻瘀，甘遂逐水；配伍阿胶养血扶正，使攻邪而不伤正。

妇人经水不利下，抵当汤主之。亦治男子膀胱满急有瘀血者。(十四)

抵当汤方

水蛭_{三十个(熬)} 虻虫_{三十枚(熬,去翅足)}
桃仁_{二十个(去皮尖)} 大黄_{三两(酒浸)}

上四味，为末，以水五升，煮取三升，去滓，温服一升。

语译 妇人经水不通利，继而闭阻不下，用抵当汤主治。

阐述 第十条谓"经水不利",系指月经过期不至,或经行不畅;本条言"经水不利下",即指病由经水不利,继而发展为月经停闭,如尤在泾所云:"经水不利下者,经脉闭塞而不下,比前条下而不利者有别矣。"(《心典》)故第十条指的是病之初,而此跳为病之渐;彼属月经不调,此属闭经。妇人闭经的原因虽多,但总不离虚、实两端。虚者为精血不足,血海空虚、无血可下;实者乃邪气阻隔,脉道不通,经血不得下行。本条结合方药测知妇人闭经,应当属瘀血内结之实证。故除经水不利下以外,还具有小腹硬满疼痛,或腹不满,而病人自诉腹满,唇口干燥,小便自利,舌青或舌有瘀斑,脉象沉涩有力等症状,若病程日久,还表现为肌肤甲错等症状。治用抵当汤,破血逐瘀。

方中虻虫、水蛭皆为吮血虫类,专攻瘀血;大黄、桃仁逐瘀破血,四味药同用,遂成破血逐瘀之峻剂,非瘀血实热症,切勿轻投。本方就男子下焦蓄血亦可治,而见少腹急满之症。

妇人经水闭不利,脏坚癖不止①,中有干血,下白物②,矾石丸主之。(十五)

矾石丸方

矾石三分(烧)　杏仁一分

上二味,末之,炼蜜和丸,枣核大,内脏中,剧者再内之。

注释 ①脏坚癖不止:"脏",即子宫,谓子宫内有干血坚结不散。如沈明宗云:"脏,即子宫也。坚癖不止,上当作'散'字,坚癖不散,子宫有干血也。"(《编注》)

②白物:指白带。

语译 妇人经水闭塞而不通,子宫内有凝结的坚积不去,是其中有干血,又时下白带,用坐药矾石丸主治。

阐述 妇人经水闭塞不通,是因"脏坚癖不止",即因胞宫内停留瘀血,积久化热,热灼血干,则干血坚结不散,以致经血受阻而不得下行,实属瘀热内结之经闭。若干血日久不散,则可滞而为湿,郁而化热,湿热下注而下白物,此属干血经闭继发湿热带下。故除有经水闭塞不通以外,还有带下量多,色黄或赤、质稠黏、秽臭,或小腹痛、前阴瘙痒等症。治当先去其胞宫之湿热,用矾石丸为坐药,纳入阴中。

方中矾石酸、涩、寒,以收敛燥湿,解毒杀虫;杏仁苦润,以利气而润燥,佐之白蜜滋润,三味合用,具有清热除湿,敛涩止带,杀虫止痒之效。本方润涩为伍,既能止带,又不致干涩不适,实属简便效优的局部坐药。

妇人六十二种风,及腹中血气刺痛,红蓝花酒主之。(十六)

红蓝花酒方:疑非仲景方。

红蓝花一两

上一味,以酒一大升,煎减半,顿服一半,未止再服。

语译 妇人感受了六十二种风,导致腹中血气刺痛,用红蓝花酒主治。

妇人杂病脉证并治第二十二

阐述 所谓"六十二种风",即魏念庭所云:"此六十二种之风名,不过言风之致症多端,为百病之长耳,不必拘其文而凿求之。"(《金匮要略方论本义》)即泛指风邪。后世多从此说,但有"风自外入"和"风自内生"两种观点,如赵以德、尤在泾等认为是风邪自外入;尤氏说:"妇女经尽、产后、风邪最易袭入腹中,与气血相搏而作刺痛。"(《金匮要略心典》)黄坤载则认为因肝失所养而风自内生,谓"风疾总因荣血之瘀,风木之失养也。"(《金匮悬解》)但无论风自外入或风自内生,皆因风为病而起。风与气血相击,血瘀气滞,经脉阻滞不通,则腹中刺痛,痛如针刺,乃瘀血之征,故治以红蓝花酒活血行瘀,通经止痛。

方中红蓝花辛温活血通经,借酒之辛热,以助血行,血行风自灭,故方中不用驱风之药,而能治风血相搏之症。

妇人腹中诸疾痛,当归芍药散主之。(十七)
当归芍药散方:见前妊娠中。

语译 妇人腹中的多种疾痛,皆可用当归芍药散主治。

阐述 妇人腹痛的原因甚多,如凡寒、热、虚、实、气以及食诸因,皆可致腹痛。所谓"妇人腹中诸疾痛",诸者众也。许多也。从所用方药来看,旨在说明妇人腹痛,多由情志所伤,以致肝脾失调,脾虚湿阻,气血郁滞而致。故治用当归芍药散,以调肝脾,理气血,利水湿。

本证与妊娠病篇中"妇人怀妊,腹中㽲痛"的病机,同为肝郁脾湿,气血郁滞,俱可见腹中㽲痛、脘腹胀满、小便不利、甚则下肢浮肿等症。故治疗皆投以当归芍药散。

妇人腹中痛,小建中汤主之。(十八)
小建中汤方:见前虚劳中。

语译 妇人腹中疼痛,用小建中汤主治。

阐述 妇人腹痛绵绵、喜温喜按,并伴有心悸虚烦,面色无华、神疲纳少、大便溏薄、舌质淡红、脉细涩等症。此为脾胃虚寒之腹痛。因脾胃虚寒,生化无权,气血不足,一则脏腑经脉失养;二则血虚气少,气血运行不畅,而致的腹痛诸症。故用小建中汤温中培土,以复生化之源,脾胃健运,气血充盈、流畅,则腹痛自愈。

问曰:妇人病饮食如故,烦热不得卧,而反倚息者,何也?师曰:此名转胞①不得溺也。以胞系了戾②,故致此病,但利小便则愈,宜肾气丸主之。方见虚劳中。(十九)

注释 ①胞:在此同"脬",即膀胱。
②胞系了戾:胞系,指膀胱之系;"了",通"缭";戾者,扭转之意。故胞系了戾,即膀胱之系绕绕不顺。

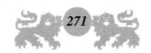

语译 问道：妇人病，饮食如常，但感觉烦热不得卧，反而倚床呼吸，这是什么原因呢？老师答道：此病名为转胞，病人不能小便，是因膀胱之系缭绕不顺，只须利其小便，则病可愈。宜用肾气丸主治。

阐述 此为妇人病转胞。何谓"转胞"呢？系指因胞系了戾，水道闭塞，而致的以小便不通、脐下急痛为主症的一种病症。如原文云："此名转胞不得溺也，以胞系了戾，故致此病"。"胞系了戾"，即膀胱之系缭绕不顺，是转胞的主要病理，导致这一病理的原因甚多。本条论述的是肾阳虚的转胞症，当以"饮食如故"、"不得溺"为辨证的重点。饮食如故，表明中焦无病；不得溺，意即病在下焦膀胱，并以方投肾气丸测知，乃因肾阳虚，膀胱失于温煦，气化失常，水道不利所致，正如吴谦云："主之肾气丸，以温行下焦阳气，阳气化则溺出，诸病自解矣。"（《医宗金鉴》）由于肾阳虚，膀胱气化失常则小便不通，尿液停留于膀胱，故脐下胀满急痛；水道不通，浊阴上逆，致使上焦肺气的宣降受到影响，故烦热不得卧而反倚息。治宜投以肾气丸温阳化气，使肾阳充，气化行，则小便通利，而诸证自已。

蛇床子散方，温阴中坐药①。（二十）

蛇床子散方

蛇床子仁

上一味，末之，以白粉少许，和令相得，如枣大，棉裹内之，自然温。

注释 ①坐药：系指药纳入阴中的外治法。古人席地而坐，坐时两膝着地，臀部压在脚跟上，故谓之坐药。

语译 妇人阴中寒冷，用温阴中坐药蛇床子散主治。

阐述 妇人阴寒，即前阴寒冷，为肾阳虚，寒湿凝着下焦所致。常伴有的症状有带下量多、质清稀、腰痠重、阴部瘙痒等。治疗当"温阴中"，故以蛇床子散作坐药，直达病所，以温其受邪之处，如沈明宗说："胞门阳虚受寒……但寒从阴户所受，不从表出，当温其受邪之处，则病得愈。"（《金匮要略编注》）

本方主药为蛇床子为，配合少许白粉而成，具有温肾散寒，燥湿杀虫之效。对于方中之"白粉"，有两种说法，赵以德认为"白粉即米粉，借之以和合也"，（《金匮玉函经二注》）而《药徵》则认为"白粉即铅粉，今胡粉也"。根据原方白粉的用量仅少许，故在临床实践中多以铅粉为外用药，因铅粉具有解毒、杀虫、生肌，故似可从。但铅粉有毒，用之宜量小，且不宜连续使用，若阴部有所糜烂者，则不可用。

少阴脉滑而数者，阴中即生疮，阴中蚀疮烂者，狼牙汤洗之。（二十一）

狼牙汤方

狼牙三两

妇人杂病脉证并治第二十二

上一味,以水四升,煮取半升,以绵缠筋如茧①,浸汤沥阴中,日四遍。

注释 ①以绵缠筋如茧:筋,即筷。将绵缠裹筷子上,如蚕茧大。

语译 少阴脉滑而兼数的,必是前阴生疮,前阴生疮腐蚀糜烂的,治用狼牙汤洗涤。

阐述 本条着重以脉象阐释阴中生疮的病理。"少阴脉滑而数者",曹颖甫谓之"少阴脉,手太阴动脉之尺部也,属下焦,脉滑而数,属下焦湿热。"(《金匮发微》)即阐明少阴脉指两尺脉,尺脉以候肾,肾主前后二阴,阴中为肾之窍,脉滑为湿,数主热,故少阴脉滑而数是为下焦湿热盛的征象。若湿热蕴结于前阴,时间久了就会热瘀血腐而蚀烂成疮,以致痒痛交加,时时带下秽臭,黄稠如脓,或也有白相杂其中,出现腹痛等症丛生。治用狼牙汤,洗涤阴中,旨在清热燥湿,杀虫止痒。

本方仅狼牙一味,狼牙,并非狼之牙,而是狼牙草,但狼牙草究系何药?后世多认为无据可查,《医宗金鉴》与《金匮要略浅注》均主张以狼毒代之。但狼毒为大毒之品,阴疮蚀烂症,是否当用,还有待进一步考证。此外,据考《中药大辞典》中,在仙鹤草条下,有狼牙草为仙鹤草别名的记载。近年有人以仙鹤草煎浓汁冲洗阴道,治疗滴虫性阴道炎所致的阴部湿痒症,或熬膏调蜜外涂,治疮疖痈肿,痔肿等。故以仙鹤草代之,似有参考价值。

胃气下泄,阴吹①而正喧②,此谷气之实③也,膏发煎导之。(二十二)

膏发煎方:见黄疸中。

注释 ①阴吹:指前阴排气有声,如后阴矢气状。
②正喧:指前阴排气频繁,声响连续不断。
③谷气之实:即大便不通。

语译 胃气下泄,前阴吹气,连续不断,喧然有声,此为大便不通所致,治用膏发煎导之。

阐述 病人前阴排气有声,如后阴矢气状,甚至因排气频繁,而声响连续不断,故病名阴吹。形成阴吹的原因甚多,原文"谷气实","胃气下泄",则着重阐明因胃肠燥结,胃气下泄而致阴吹的病理。结合方药测知,此因血虚津亏,胃肠燥结而大便不通,胃中下行之气,不得遵循常道从后阴排出,而被迫从前阴出,下行之气通过狭窄的阴道,故而发出声响,即为阴吹病。治用膏发煎养血润燥,通导大便,大便一通,气归常道,阴吹亦止。

小儿疳虫蚀齿方:疑非仲景方。(二十三)

雄黄　葶苈

上二味,末之,取腊日猪脂熔,以槐枝绵裹头四五枚,点药烙之。

阐述 小儿因喂养不当,积滞饮食,以致出现能食易饥,大便溏结不调,睡眠不安,多汗、龋齿、面黄肌瘦等脾胃虚损,营养不良的症候,此乃"疳积"。小儿患疳积病,因胃中积滞饮食,易化生湿热,湿热熏蒸,则可见牙龈糜烂,或湿热郁遏而生虫,牙齿为虫所蛀蚀等口齿疾患。可用小儿疳虫蚀齿方外治。

本方中雄黄、葶苈、猪脂、槐枝均有行气活血,消肿杀虫之功,以猪脂初熔,乘热烙其患齿,则更具有直接杀虫的作用。

杂疗方第二十三

明清以来的注家如赵以德、尤怡等，对自此以下三篇均认为并非仲景原著，或疑宋代林亿等在整编《金匮要略方论》时，采录仲景以后其他医家及民间流传的验方，为充实该书内容而著，故多数注家删去不释。但也有注家通过考证《肘后方》《千金方》《外台秘要》《小品方》《古今录验》诸书，证实其为仲景遗文。有的明确提出"这是仲景根据古代医籍记载与搜集民间有效验方而辑成的"，故确有必要予以注释，使该书成为全璧。鉴于三篇内容丰富（计205条，载方57首），为后世中医急症学、食疗学及防病学的发展奠定了基础，无论在理论指导，还是临床实践方面皆有重要科学价值，且至今有的方法与方剂仍在被广泛运用，因此应站在历史唯物主义高度，本着实事求是的科学态度，加以继承、整理、发扬与研究。

本篇主要提出了对急慢性内外科杂症的处理方法，对后世中医对急症的处理，有着深远影响。所谓杂疗方者，虽非《伤寒论》六经之专方，亦非《金匮》前二十二篇杂病门之要药所能疗治之方，却为救治危重死症之要方，方剂虽杂，但代表了多种治法，故仲景单独成篇，归类以备急用。

本篇共计十六条，载方二十二首，病症十多种，除第一、二、四条是论述五脏虚热疗法，伤寒愈后的调治外，其他十三条论述的皆是各种危急重症、卒死、自缢死、溺死的急救方法，至今仍实用价值很大。

退五脏虚热，四时加减柴胡饮子方：
（一）

冬三月加柴胡八分　　白术八分　　陈皮五分　　大腹槟榔四枚并皮子用　　生姜五分　　桔梗七分　　春三月加枳实减白术共六味　　夏三月加生姜三分　　枳实五分　　甘草三分共八味　　秋三月加陈皮三分共六味

上各蛀咀，分为三贴①，一贴以水三升，煮取二升，分温三服；如人行四五里进一服②，如四体壅③，添甘草少许，每贴分作三小贴，每小贴以水一升，煮取七合，温服，再合滓为一服。重煮，都成四服。疑非仲景方。

注释　①分为三贴：贴又作帖，包裹黏贴之意。分为三贴，即将上述药物组合，分为三份。

②如人行四五里进一服：指人行四五里所需时间（二三十分钟）服药一次。

③四体壅：壅与臃通，肿也。四体壅即肢体浮肿。

阐述 五脏受邪致病寒热，用柴胡饮子方，当随四季时令的变更，加减药味治疗之。方之主药为中柴胡为和解表里阴阳，白术扶养脾土，桔梗、陈皮通利上中二焦之气，槟榔畅达腹中之气，生姜佐柴胡向外宣透，佐槟榔从内消导。冬三月稍加柴胡以助生生之气，春三月增枳实转动其发陈之机，又恐白术燥脾阻遏肝气的条达，减而不用；夏令热盛则气伤，湿盛则气滞，故加甘草佐白术助气胜湿，又加生姜、枳实宣通气滞；时至秋令，气候容平，只稍加陈皮温中理脾。上述是随季节加减调治之法。方后所云"如四体壅，添甘草少许"者，脾虚也。

对本条注解，徐彬认为虚邪作热，别于实邪；陆渊雷谓即内伤，方意在于行气；黄竹斋谓此乃预防邪郁少阳之法，颇有高见。

长服诃梨勒丸方：疑非仲景方（二）

诃梨勒煨、陈皮、厚朴各三两

上三味，末之，炼蜜丸如梧子大，酒饮服二十丸，加至三十丸。

阐述 临床常见由饮食不节、肠胃积滞而成的病，故古代养生方，长服多消导之药。使腠理不壅，九窍不闭，气血自调。今人每喜用滋腻以为补养，终致气壅邪滞。"本方三味皆利气行滞之物，蜜丸酒服，使血分之气，亦无滞也。"（《金匮要略方论集注》），其主药诃子酸涩而温，涩肠下气，治久泻、久痢、脱肛、便血，煨用暖胃固肠。故诃梨勒丸实为固脾利气，正邪兼顾之剂，小量长服可也。

吴谦认为，《金匮·妇人杂病篇》"胃气下泄，阴吹而正喧，此谷气之实也"之下，当有本条"长服诃梨勒丸"六字，而"膏发煎导之"当是衍文。还有"盖诃梨勒丸，以诃梨勒固下气之虚，以厚朴、陈皮平谷气之实"（《医宗金鉴》）的说法，此说仅供参考；程林、陆渊雷等人就"长服"，皆认为三味皆破气行气，非补益之品，无长服之理；高学山、黄竹斋等认为本方治上膨下滑病症，寓消于补，使气血调畅，用之得法，亦可长服。笔者认为，本方用理气消导之品，制成养生长服之剂，既降且收，使六腑通畅，气血条达，与今人嗜好滋补之品不同，凡老人便秘，气滞食停，或气痢下重者，用此方必有良效。且民间有以大黄末为丸长服而致高寿一法，与此条其旨相同。故"长服"一说，可从。

三物备急丸方：见《千金》司空裴秀为散用亦可。先和成汁，乃倾口中，令从齿间得入，至良验。（三）

大黄一两　干姜一两　巴豆一两去皮心熬，外研如脂

上药各须精新，先捣大黄、干姜为末，研巴豆内中，合治一千杵，用为散，蜜和丸亦佳，密器中贮之，莫令歇。主心腹诸卒暴百病，若中恶①客忤②，心腹胀满，卒痛如锥刺，气急口噤，停尸③卒死④者，以暖水若酒服大豆许三四丸，或不下，捧头起，灌令下咽，须臾当差，如未差，更与三丸，当腹中鸣，即吐下便差。若口噤，亦须折齿灌之。

注释　①中恶：古人所谓中邪恶鬼祟致

杂疗方第二十三

病者,可见卒然心腹刺痛,闷乱欲死,腹大而满,甚至吐血。详见《诸病源候论·中恶候》。

②客忤:谓卒犯邪客之气,使人突然昏厥窒息,如不急治,则气不返而死。详见《诸病源候论·卒忤候》。

③停尸:又名遁尸。言病气停遁在肌肉血脉之间,令人心腹胀满刺痛,气息喘急,旁攻两胁,上冲心胸,瘥后复发。

④卒死:属中恶病诸候之一,因虚而遇贼风,阴气偏竭于内,阳气阻隔于外,暴绝如死。或可见心腹痛,或身体沉重,不能饮食。详见《诸病源候论·卒死候》。

阐述 心腹暴卒诸病,如中恶、客忤、停尸、卒死者,乃因寒邪积滞、气机痞塞,症颇危急,故用巴豆辛热峻下,开通闭塞,干姜温中,助巴豆以祛寒,大黄荡涤肠胃,推陈致新,监制巴豆之毒,三药共用,共奏攻逐寒积之效;本方治卒起暴急寒实之病,非速投本方,不能获效,方名"备急",是宜常备以应急需之意。服后或吐或泻,务使邪去正安,所以方后云:"当腹中鸣,即吐下便差"。

吴谦强调"管吹入鼻中之法为良"(据《兰台轨范》在原文"若口噤"后,作"若上噤者,须化从鼻孔用苇管吹入,自下于咽。");陆渊雷强调酒服助药力,其功更大;黄竹斋则详细阐述了三物备急丸之药理。皆可从。

治伤寒令愈不复①,紫石寒食②散方:见《千金翼》(四)

紫石英、白石英、赤石脂、钟乳碓炼、栝蒌根、防风、桔梗、文蛤、鬼臼③各十分

太一余粮十分烧　干姜、附子炮去皮　桂枝去皮各四分

上十三味,杵为散,酒服方寸匕。

注释 ①不复:指伤寒病虚寒之体不再因外寒或因饮食失节、劳伤过度而诱发。

②寒食:指服药后须冷食以助药力。

③鬼臼:药名,为小檗科植物八角莲的根茎,苦辛平。《本经》谓"主杀蛊毒,辟恶气,逐邪解百毒。"

阐述 伤寒之后,肝肾阳虚,卫阳表疏,易因外寒而诱发,故当温肝肾而固卫阳,以生津止渴之品佐,防其复发而调治之。用温润之紫石英,补肝脏之气血;辛咸而寒之寒水石,补肾脏之精汁;辛甘大温而黏涩之赤石脂,填肠胃之空虚;辛甘而温,及去水住气之钟乳,暖命门之火;甘咸微寒,及利水留气之太乙余粮,温化膀胱之水;五石之性剽悍,将辛温补气之姜附,带入脏腑,以聚根藏气,逐邪透发之鬼臼,封固而直行之;然后以桔梗为佐用以开提经脉,桂枝佐以通行卫阳,而总交防风以固密之,则脏腑内温,卫气外实,免寒邪复中之患。伤寒愈后,有烦渴之余症,而致病水饮者不少,况本方为补气行阳之剂,"此生津之栝蒌根,止渴之文蛤,又与利水之太乙余粮相为照应耳。"(《高注金匮要略》)

关于原文"寒食"的理解,徐彬认为恐是将"寒食调服";陆渊雷云"谓之寒食者,服药后须冷食,冷水浴,减衣薄覆卧故也";《嫩真子》则认为"服金石人不可食热物,服之则两热相激,故名谓之寒食",其理可从。

黄竹斋谓本方"即风引汤之变方也"；徐彬则从病后"收摄余邪，调和阴阳之法"论述紫石寒食散方之义，皆可参考。

救卒死方：（五）
薤捣汁，灌鼻中。

阐述 卒死，指的是由阴阳之气乖离，上下不通而偏竭所致。若阴邪闭塞关窍者，可以薤捣汁灌鼻中，盖薤味辛而属阳，有辟阴邪、通阳气之功，肺主气，鼻为肺窍，自鼻而入外邪者，仍令其从鼻而出，亦通窍取嚏醒神之意也。《千金药方》用韭汁，则辛开之力不及于薤。

又方： 雄鸡冠，割取血，管吹内鼻中。

阐述 此方指得是用阳物以胜阴祟之"厌胜"法。雄鸡冠乃阳气精华聚集之处，其血乃顶中之阳，甘温无毒，今用管吹至内鼻中，是指健康者将鸡冠血或合热酒含在口内，而病者则以苇管或笔管插入鼻孔中，使气连药吹之，其药自能下咽，气通则嚏自开，达到杀邪救卒死的目的。

猪脂如鸡子大，苦酒一升，煮沸灌喉中。

阐述 猪脂滑窍而助胃气，能通肤中之阳，苦酒（醋）煮沸则香气扑鼻，灌之可敛正去邪，而达到醒脑的目的。

鸡肝及血，涂面上，以灰围四旁，立起。

阐述 风气通于肝，面为诸阳之会，用鸡肝及血涂于面上，则气血风火，两相感召，且以灰围四旁，以火土之余温暖卫气，则卫气外实，反注有力，阳气通行，必站立而起也。

大豆二七粒，以鸡子白并酒和，尽以吞之。

阐述 大豆既可解百毒，又可生胃阳，鸡子白破留血，则可通肾阳，二味借酒性之辛热用来通行阳气，故能救中恶猝死。

原文"大豆"，一般指黑大豆，高学山则认为是"蚕豆"，其说仅供参考。

救卒死而壮热者方：（六）
矾石半斤，以水一斗半煮消，以渍脚，令没踝。

阐述 血之与气，并走于上，则为大厥，厥则暴死，厥阳独行，故卒死而壮热。历节病篇矾石汤能治脚气冲心，如今用收涩之矾，温暖之汤以浸脚，使其没过脚踝，亦为收敛逆气，引热下行之义。

对于本条，徐彬认为乃"邪热搏肾，矾最能解肾阴之毒"（《金匮要略论注》），吴谦谓矾"收摄阳气"；高学山之注颇详，可从。

救卒死而目闭者方：（七）

杂疗方第二十三

骑牛临面,捣薤汁灌耳中,吹皂荚末鼻中,立效。

阐述 阳气下陷,邪气内着,则卒死而目闭,宜抱病人俯骑牛背,侧面枕临之,使人挽牛缓行,以牛之呼吸引动病者的呼吸,实为人工呼吸的变法。盖凡兽皆有臊气,唯牛臊久闻不觉其臭,牛与人呼吸相接,得其温暖,有引动阳气之意;捣薤汁灌耳中以勾通心肾之气;皂荚末吹鼻中,取嚏开窍,使气上接于胸。目前在农村民间,本条所述之方仍作急救法之一。古人还有用牛腹热血保暖复苏急救箭伤卒死法者。

救卒死而张口反折者方:(八)
灸手足两爪后十四壮了,饮以五毒诸膏散①有巴豆者。

注释 ①五毒诸膏散:《肘后方·卷八》载"裴氏五毒神膏疗中恶暴百病方"云:"雄黄、朱砂、当归、椒各二两,乌头一升,以苦酒渍一宿,猪脂五斤,东面陈芦煎五上五下绞去滓,内雄黄、朱砂末搅,令相得毕,诸卒百病温酒服如枣核一枚,不差更服,得下即除,四肢有病可摩痈肿诸病疮皆摩傅之,夜行及病冒雾露皆以涂人身中佳。"《千金要方·卷七》有"裴公八毒膏",即裴氏五毒膏加巴豆、莽草、薤白。

阐述 太阳经脉行身之背,阳明经脉行身之前,环唇挟口,邪中于经,卒然而死,则有张口反折之状。爪甲为三阴三阳十二经之终始,灸之以接引阳气,则阳回气通而苏,颜面挛急得以缓和,并饮以五毒诸膏散之有巴豆者,即《千金要方》裴公八毒膏之类,其膏主治卒中风毒,腹中绞刺痛,尸厥奄忽不知人,也有温通阳气之功。高学山认为这是由于阴寒食滞之气所致,五毒诸膏散并不是专指何方,取其温热犀利,流贯真阳之意,其理可从。

救卒死而四肢不收,失便者方:(九)
马屎一升,水三斗,煮取二斗以洗之,又取牛洞稀粪也一升,温酒灌口中。灸心下一寸、脐上三寸、脐下四寸,各一百壮,差。

阐述 卒死而四肢不收,是阳气不达四末而有外脱之象;大小便失禁,乃正气衰微不能统摄,阳欲下脱之征,总属阴阳隔绝不通。臭物者皆能解毒杀邪,马屎性温,煮水洗之,收涩阳气。牛粪入脾,缓其肠胃下注之势,温酒灌之,以挽其阳气之下脱。灸上、中、下三焦穴位(即巨阙、建里、中极),能复三焦之阳,回其垂绝之气。此方是在偏僻山区,就地取材以急救之法。

救小儿卒死而吐利,不知是何病方:(十)
狗屎一丸,绞取汁以灌之;无湿者,水煮干者,取汁。

阐述 李时珍谓狗屎性热,有小毒,但能治霍乱食积,解一切毒。小儿无知,手攫得物,辄以入口,故卒死吐利,不知

何病者,很有中毒之嫌。徐彬谓粪乃已消之滓,病邪得之如其消化,类相感也。近来,有用狗粪以治噎膈,用狗屎中骨末以治腹痛,可悟其理。故中寒食积之吐利,用性热发阳气、温中化滞之狗屎法,可供研究参考。

尸蹶①,脉动而无气,气闭不通,故静而死也,治方:**脉证见上卷**。(十一)

菖蒲屑,内鼻两孔中吹之,令人以桂屑着舌下。

注释 ①尸蹶:指突然昏倒不省人事,状若昏死。或兼见手足逆冷、言语错乱、呼吸低微。属于比较严重的休克。蹶、蹷、厥相通。

阐述 尸厥是指昏不知人而脉搏仍在跳动,表明营气未绝,因其气息闭塞如尸体之静而不动,故名之。治以菖蒲末放入鼻中,通调肺气,芳香醒神,兼能开窍豁痰;又用肉桂末纳于舌下,开其心窍,通其血脉,以取速效。心肺开通,气血流畅,上焦阳气自能宣发,可愈尸厥。

又方:剔取左角发方寸,烧末,酒和,灌令人喉立起。

阐述 此治尸厥方实出自《素问·缪刺论》,剔左角之发者,以左角为阳气之所在,五络(手足少阴太阴、足阳明之络)之所绕。五络皆竭,令人身脉皆动,而形无知,致成尸厥。故剔其五络之血余补其脱竭,和以酒灌者,助药力而行血、发阳气也。陆渊雷认为此方有解除

脑栓塞的作用。

救卒死,客忤死:还魂汤主之方。《千金方》云:主卒忤鬼击飞尸,诸奄忽气绝,无复觉,或已无脉,口噤拗不开,去齿下汤。汤下口不下者,分病人发左右,捉捩①肩引之。药下复增取一升,须臾立苏。(十二)

麻黄三两去节。一方四两　杏仁去皮尖,七十个　甘草一两炙《千金》用桂心二两

上三味,以水八升,煮取三升,去滓,分令咽之,通治诸感忤。

注释 ①捉捩:捩,音义与"拉"同。捉捩,即捉拉也。

阐述 凡卒死和客忤死者,多因正不胜邪,阳气骤闭而死。肺朝百脉,为一身之宗,故用还魂汤通表散邪以复正,其中麻黄升阳透邪出表,杏仁利肺,合炙甘草调中扶正,全方旨在通动阳气,则可还魂。

又方:韭根一把　乌梅二十七个　吴茱萸半升,炒

上三味,以水一斗煮之,以病人栉①内中,三沸,栉浮者生,沉者死,煮取三升,去滓分饮之。

注释 ①栉:梳篦之总称。《本草纲目》谓治霍乱转筋等疾。

阐述 韭根具有辛温通阳作用,乌梅酸敛入肝又有开关之力,吴茱萸苦温,降浊阴,温肝阳,阴降阳通关开,故魂自

还之。

方后注以病人梱内入煮沸之药中,观其沉浮以验生死。徐彬谓浮为阳,沉为阴,"浮则其人阳气未绝,沉则久已有阴无阳,故主死。"(《金匮要略论注》);程林、陆渊雷、郑艺文诸家则曰:"无理而不可为信。"

救自缢死,旦至暮,虽已冷,必可治;暮至旦,小难也,恐此当言阴气盛故也。然夏时硬短于昼,又热,犹应可治。又云:心下若微温者,一日以上,犹可治之方。(十三)

徐徐抱解,不得截绳,上下安被卧之,一人以脚踏其两肩,手少挽其发,常弦弦①勿纵之;一人以手据胸上,数动之;一人摩捋②臂胫,屈伸之。若已僵,但渐渐强屈之,并按其腹,如此一炊顷,气从口出,呼吸眼开,而犹引按莫置,亦勿苦劳之,须臾,可少桂枝汤及粥清,含与之,令濡喉,渐渐能咽,及稍止,若向令两人以管吹其两耳,罙好③,此法最善,无不活也。

注释 ①弦弦:犹言紧紧。
②捋(lǔ 旅或 luō 罗):用手指顺着抹过去。亦即抚摩意。
③罙(音深)奸:即大奸之意。

阐述 此为自缢的急救法,实则人工呼吸的急救技术。若吊死是从早到晚,表明阳气有余,阳主生,尽管尸体冷了也必可治;若从夜到早的,表明阴气有余,阴主死,故救治稍难,恐与阴气盛或言语岔争、气盛不散有关。从暮至旦固属难治,而遇夏时夜短于昼,气候炎热,皆阳气有余,犹应可治。又谓:心下若微温者,虽一日以上可治,表明阴阳经络虽突然壅闭,而脏腑尚存真气,心阳尚未脱绝,犹可救疗。其法如下:解救时不可骤然截绳之上下,因自缢者气已壅闭,如果绳突然暴断,其气虽通而奔走运闷,故其气反而不能还,即不得复生。应当慢慢抱住解下绳结,使其仰卧被上,令一人用脚蹬住死者两肩,以手揪住头发,把头向上拉紧,使其脖颈通顺;令一人以手按摩揉压缢者胸部,使其恢复胸式呼吸,而另一人则按摩并屈伸其臂、腿;若自缢者已经僵硬,则渐渐强使其身体弯曲,并揉按腹部,使之恢复腹式呼吸。这样经过一顿饭时间,就会使缢者气从口出,恢复呼吸而两眼睁开。此时应继续按摩,且不可置之不理,但不能拨弄运动太过,隔一会儿,可以喂其少许桂枝汤(或官桂汤)及粥,一则宣通阳气,一则濡养胃气,使含润喉咙,渐渐能吞咽。稍停,更令二人以笔管吹其两耳,以达通气之功,则效更佳,此法最好,无不活者。

凡中暍死,不可使得冷,得冷便死,疗之方:(十四)

屈草带,绕暍人脐,使三两人溺其中,令温。亦可用热泥和屈草,亦可扣瓦椀底,按及车缸①,以着暍人,取令溺须得流去,此谓道路穷,卒无汤,当令溺其中,欲使多人溺,取令温,若汤,便可与之,不可泥及车缸。恐此物冷,暍既在夏月,得热泥土,暖车缸,亦可用也。

注释 ①车缸：又名车辖，即车轴铁辖头。

阐述 夏月中暑昏仆而死，名曰"中暍死"，多半因正虚或饮食失节，劳役过度，受暑热所侵，客邪郁闭，关窍窒塞所致，切忌用冷水、冷物以冷敷冷浴，否则暑热在内郁遏，不得宣发，寒热相激，其病更剧。治以屈草带（取草绳草鞭，屈作圆圈）绕暍者脐中，使人溺之令温，或热泥车缸着脐，此为在穷乡僻壤、仓卒间难以取得药物时的应急措施，皆为温熨法，因气海、关元等穴皆在脐下，得热则阳通窍开而愈。

救溺死方：（十五）

取灶中灰两石余，以埋人，从头至足，水出七孔，即活。

上疗自缢溺暍之法，并出自张仲景为之，其意殊绝，殆非常情所及，本草所能关，实救人之大术矣。伤寒家数有暍病，非此遇热之暍。见《外台》、《肘后》目。

阐述 水所淹溺之人，水从孔窍入内，灌注脏腑，气机壅闭，死于窒息，故取温暖干燥之灶中灰（新烧之草木灰）埋人，外温阳气，内渗水湿，气血流通，水出孔窍而愈，此急救法具有一定的疗效，可参之。

治马坠及一切筋骨损方：见《肘后方》（十六）

大黄 一两，切浸汤成下　　**绯帛** 如手大烧灰
乱发 如鸡子大烧灰用　　**久用炊单布**① 一尺
烧灰、败蒲 一握三寸　　**桃仁** 四十九枚，去皮尖熬　　**甘草** 如中指节，炙剉

上七味，以童子小便，量多少，煎成汤，内酒一大盏，次下大黄，去滓，分温三服，先判败蒲席半领，煎汤浴，衣被盖复，斯须，通利数行，痛楚立差，利及浴水赤，勿怪，即瘀血也。

注释 ①炊单布：烧火蒸饭时铺在甑上面以防蒸气外泄的布单，据《本草纲目》载有消肿解毒之效。

阐述 从马背高处坠下的患者，伤损筋骨内外，血瘀气结，首当活血行瘀镇痛，故方中以逐瘀之桃仁、大黄为主，绯帛能疗金疮出血，消肿止痛，乱发消瘀止血，童便引瘀下行，炊布散滞消肿，甘草缓急和诸药，酒助药力，疗内脏瘀血滞气，再加败蒲席灰破血行气，以之煎汤沐浴，暖以衣被，可促使全身经络气血地运行，收内消外散之效，则痛楚立除。方后所云"浴水赤"，当是败蒲席之色，绝非瘀血。后世对急性创伤地救治，多取法于此法，故可视其为伤科之祖方。

禽兽鱼虫禁忌并治第二十四

我国古代的食疗学,是我国医药学重要的组成部分,而《金匮要略》的"禽兽鱼虫禁忌并治第二十四"和"果实菜谷禁忌并治第二十五"则是论述动物类、植物类食品饮食卫生的专篇,讲究饮食卫生又是科学膳食的重要组成部分,因而也应视其为中医食疗学的专篇,有着非常重要的学术价值。

本篇对动物类食品的饮食卫生,作了着重论述,以及预防食物中毒,和各种食物中毒的治疗方药,贯穿着预防与治疗相结合的思想。本篇共有 101 条,载方 21 首。其中有一条是论禁忌不洁食物的原由和疗法;有一条是论述五脏之病,有五味之禁忌,以及四时宜食和不宜食的规律;有 83 条则是对各种不洁动物类食品的辨别方法、食物中毒引起的各种疾病,以及相混饮用某些食物不利于健康的原理、妊娠饮食禁忌等加以论述;有 16 条则是对各种食物中毒的治法和方药加以论述。

凡饮食滋味以养于生,食之有妨,反能为害,自非服药炼液,焉能不饮食乎? 切见时人,不闲调摄,疾瘝竞起;若不因食而生,苟全其生,须知切忌者矣。所食之味,有与病相宜,有与身为害,若得宜则益体,害则成疾,以此致危,例皆难疗。凡煮药饮汁以解毒者,虽云救急,不可热饮,诸毒病①,得热更甚,宜冷饮之。(一)

注释 ①诸毒病:凡毒物(包括食物、药物、虫兽伤和秽浊之气)进入机体引起的疾病,统称诸毒病。

阐述 凡饮食精华可以养生,若不知禁忌,食之无益,反能为害。除服药炼丹而辟谷的所谓道家不饮食(指不食五谷和肉类,但可服食黄精、百合、何首乌等)外,任何人都要依赖饮食来维持生存。而常见当时的人,不知调养摄生之法,以致疾病丛生。没有一个人不是靠饮食而生的,但要想使自己的身体能够安全无恙,健康长寿,对饮食的服用与禁忌,应该有所知晓。人类所吃的食物,有的是适宜治病的,有的则有害于身体。如果食之得宜,则有益于身体;食之不宜,则能为害而引起疾病。且会由于饮食不当,而致疾病转危,例皆难于治疗。又凡煮药饮汁以解毒病,虽在于救急使用,切不可乘热而饮。凡邪毒必热,热饮则诸毒病得热更甚,故解毒药宜冷后饮服,多偏甘寒而不宜辛热。

禽兽鱼虫禁忌并治第二十四

肝病禁辛，心病禁咸，脾病禁酸，肺病禁苦，肾病禁甘。春不食肝，夏不食心，秋不食肺，冬不食肾，四季不食脾。辩曰：春不食肝者，为肝气王，脾气败，若食肝，则又补肝，脾气败尤甚，不可救。又肝王之时，不可以死气入肝，恐伤魂也。若非王时即虚，以肝补之佳，余脏准此。（二）

阐述 肝属木，肝病者若食辛味，辛能伤肝助肺，故肝病禁辛；心属火，心病若食咸味，咸能伤心助肾，故心病禁咸；脾属土，脾病若食酸味，酸能伤脾助肝，故脾病禁酸；肺属金，肺病若食苦味，苦能伤肺助心，故肺病禁苦；肾属水，肾病若食甘味，甘能伤肾助脾，故肾病禁甘。

四时皆又有不宜食者，如春季肝旺脾弱，若食肝则肝得补，肝旺脾受克而更弱，故曰不可救，此乃春不食肝的机理。肝旺时食肝不但伤脾，且肝木所藏之魂，因死气入肝而伤；若非肝旺即肝虚时，食肝以补其肝虚则佳。余脏亦依此类推。

丹波元坚云："……或肝气太盛，因而生病，亦宜辛味以制之，更在心智变通，不可全执定论，他脏效此。"（《述义》）此说可从。

凡肝脏，自不可轻瞰，自死者弥甚。（三）

阐述 古人认为诸畜兽临杀之时必有所惊，肝有所忿，绝气归肝，食之不利。肝脏为解毒器官，必藏有毒质，所以不宜轻轻易食用，若兽自死者，必为肝脏中毒或患疫疠，其更不可食之。

凡心皆为神识所舍，勿食之，使人来生复其报对矣。（四）

阐述 自西汉末年，佛教初传以后，汉地人士谬以原有的魂魄之说，结合了三世因果，以为佛教主张人死精神不灭而再生，这种解释其与佛教教义不符。且佛教徒是不分肉食、素食的，也并不以心为神智（灵魂）所舍。故此条乃林亿诠释《金匮要略方论》时附入儒术医者的误解，具有迷信色彩，应予批判。中医所谓心脑器官，仍可食之。

凡肉及肝，落地不着尘土者，不可食之。猪肉落水浮者，不可食。（五）

阐述 肉类及肝，传染中毒，腐败水肿，故落地不沾尘土的，不可食。诸肉类（不限于猪肉）日久腐败产气，故置水中浮鼓于外的，亦不可食。

诸肉及鱼，若狗不食，鸟不啄者，不可食。（六）

阐述 较之人类，飞鸟禽兽的视、味、听、嗅觉灵敏，故狗、鸟等不食的肉或鱼，必为腐败有毒，人绝不可食。

诸肉不干，火炙不动，见水自动者，不可食之。（七）

阐述 肉类久放必自干，若久放而

禽兽鱼虫禁忌并治第二十四

不干,表明已腐败水肿,故不可食;肉被火烤炙可收缩而动,若腐败水肿,则火炙不动;肉腐产气,入水则自动出气。此乃物理异常现象,与毒有关,皆不可食。

本条之义,高学山以"郁热传染"作解;任应秋则将"动"与"不动"作腐败气味的改变与不改变,皆可供参考。

肉中有如朱点者,不可食之。(八)

阐述 肉中有朱点,即恶血所聚而形成的瘀斑出血点,必为疫疠之畜肉,或为感染包囊虫之肉,皆为有毒不可食。"朱点"亦作"米点"。

六畜肉,热血不断者,不可食之。父母及身本命肉①,食之令人神魂不安。(九)

注释 ①本命肉:指自己的生辰时肖所属之肉。

阐述 宰杀牲畜,血热之气还未消散之际,便不忍心吃。父母及自己的生辰时肖所属之肉,即使无毒,也不可食。如生于丑时(1~3时)者,因丑属牛,即使牛肉无毒,也不能吃。这是因有一定的心理作用,食后则神魂不安,古人认为此乃仁人孝子之心。其实不必拘泥于此。

食肥肉及热羹,不得饮冷水。(十)

阐述 吃肥肉和热油汤、肉汁,因系浓腻的脂肪,故不要同时饮用冷水,因脂肪得冷,则凝固不化,冷热相搏于胃肠,则易致消化系统的疾病。

诸五脏及鱼,投地尘土不污者,不可食之。(十一)

阐述 本条相同于第五条精神,不再赘析。

秽饭,馁鱼①,臭肉,食之皆伤人。(十二)

注释 ①馁鱼:鱼烂自内出外之意。《尔雅·释器》:"肉谓之败,鱼谓之馁。"

阐述 凡是污秽之饭、馁烂之鱼及臭肉,皆有细菌毒素,不利于脏腑而患病,故曰"食之皆伤人"。

自死肉口闭者,不可食之。(十三)

阐述 凡牲畜自死之肉,不是中毒则为染疫,不论口闭与否,都不可食。口闭则毒不外泄,更不应食。

六畜自死,皆疫死,则有毒,不可食之。(十四)

阐述 疫毒能使六畜(即马、牛、羊、鸡、犬、猪)致死,其肉亦必有毒,故不可食。

兽自死,北首①及伏地者,食之杀

禽兽鱼虫禁忌并治第二十四

人。(十五)

注释 ①北首：头朝北方。

阐述 古人认为，凡兽向北自死及死不僵直，斜倒而伏地者，一则感北方阴寒毒厉之气而暴死；二则死兽有灵知，故食之有害。此条有待进一步考究。

食生肉，饱饮乳，变成白虫①。一作血蛊。(十六)

注释 ①白虫：又名寸白虫，今名绦虫。

阐述 吃生肉，或饱饮乳酪，则生湿热，若内有绦虫卵或幼虫未经煮沸消毒的，人食用后则会变成寸白虫。

疫死牛肉，食之令病洞下，亦致坚积，宜利药下之。(十七)

阐述 疫死牛肉，有毒，食之则病洞泻，为去毒自下的反应。若肉毒壅阻、气滞血瘀，或可致坚痞积聚，皆当用利药攻下之，借以消积导滞，排出疫毒于体外。

脯①**藏米瓮**②**中有毒，及经夏食之，发肾病。(十八)**

注释 ①脯(fǔ 府)：干肉。
②米瓮(wèng 蕹)：即米缸。

阐述 干肉贮藏在米缸里，郁蒸湿热，或者在夏季发霉腐坏的，皆有毒，腐气入肾，则发肾病；入脾胃则胃肠病。

治自死六畜肉中毒方：(十九)
黄檗屑，捣服方寸匕。

阐述 六畜自死必因毒疫，畜肉变质，食之则中毒，临床上还有恶心呕吐、胸膈饱满、烦闷、腹痛腹泻，甚则发热、震颤等症，因苦寒之黄柏为清热解毒药，利下焦而泻膀胱，导热毒外出，故用为散剂，散解其毒。

治食郁肉漏脯中毒方：郁肉，密器盖之，隔宿者是也。漏脯，茅屋漏下，沾着者是也。
烧犬屎，酒服方寸匕，每服人乳汁亦良。饮生韭汁三升，亦得。(二十)

阐述 密器中过夜的肉类，若受病菌污染，或为茅草屋漏所湿的肉脯，皆可导致食物中毒。如治野葛芋毒、山中毒菌欲死者，"饮粪汁一升即活"(《肘后》)，人屎苦寒无毒，主治"时行大热狂走，解诸毒"(《别录》)。白狗屎，"主诸毒不可入口者"(苏恭唐本草)；"烧犬屎、生韭汁俱能温胃中之阳气以化腐"(《高注金匮要略》)，人乳汁"滋枯润朽"，亦有解毒作用。单用韭汁解坏肉和鱼蟹中毒，此方临床医家至今仍在延用。

治黍米中藏干脯，食之中毒方：(二十一)
大豆浓煮汁，饮数升即解，亦治狸肉漏脯等毒。

禽兽鱼虫禁忌并治第二十四

阐述 本条精神基本同于十八、二十条，可互参，大豆汁亦能解毒。

治食生肉中毒方：（二十二）
掘地深三尺，取其下土三升，以水五升，煮数沸，澄清汁，饮一升即愈。

阐述 此乃地浆解毒法，甘寒清热解毒和中，不仅解肉毒。《本草纲目》中地浆注弘景云："枫上菌，食之令人笑不休，饮此即解。"掘地三尺见黄土有泉渗出，可取此方。

治六畜鸟兽肝中毒方：（二十三）
水浸豆豉，绞取汁，服数升愈。

阐述 食六畜鸟兽之肝而中毒者。豆豉为黑大豆酿造，能解诸毒，并有一定促吐作用，故服之可愈。

马脚无夜眼者，不可食之。（二十四）

阐述 凡马皆有夜眼在前两足膝上，赖此夜行。如无夜眼，则不能夜行，以其形异，必有疾病。高学山认为无夜眼者，乃肝毒闭结全身，故戒食其肉。《本草纲目》引张鼎称"食之令人癫"，有待研讨。

食酸马肉，不饮酒，则杀人。（二十五）

阐述 马肉辛、苦、冷有毒，无不酸者。食骏马肉心闷，故饮酒以解之。但怎样才算有毒的骏马，尚待进一步考究。

马肉不可热食，伤人心。（二十六）

阐述 马属火，善走心，心为火脏，故不可热食，吃了则会妨害人体的心脏，当冷食之。亦有谓应该热食，并不伤人心者，存疑待考。

马鞍下肉，食之杀人。（二十七）

阐述 马鞍下肉，久经汗渍，臭烂有毒，特别是呈乌色彻肉里者，吃了会妨碍人体。若去其腐肉，则可食。

白马黑头者，不可食之。（二十八）

阐述 凡马遍身白色唯头黑者，有毒。若食其脑，令人癫，但其理待考。

白马青蹄者，不可食之。（二十九）

阐述 凡马全身为白，唯四蹄青黑，有毒，不要吃。其理待考。

马肉独肉共食饱，醉卧大忌。（三十）

阐述 若一块吃马肉和独肉（即猪肉），不一定生病，但若大饱大醉而眠睡，易损伤脾气，可致急性胃肠炎，宜禁忌。

**驴、马肉，合猪肉食之，成霍乱。（三

禽兽鱼虫禁忌并治第二十四

十一)

阐述 驴肉性发,食之动风;马肉性悍;猪肉性腻。诸肉其性相逆,故杂食之,可致呕吐、腹泻等胃肠病。

马肝及毛不可妄食,中毒害人。(三十二)

阐述 马肝脏有毒,以及食物不洁,发现有马毛的,谨防食用中毒,妨害人体。

治马肝中毒,人未死方:(三十三)
雄鼠屎二七粒,末之,水和服,日再服。屎尖者是。

阐述 李时珍谓:雄鼠屎气味甘,微寒无毒,入足厥阴肝经,其所治皆厥阴血分之病;程云来以马食鼠屎则腹胀,故用鼠屎治马肝中毒,取物性相制之意,可参。在临床上,应用雄鼠屎有活血化瘀、解毒消积的作用。

又方:人垢①**取方寸匕,服之佳。**

注释 ①人垢:即人头垢,包括头发灰垢,有引吐解毒之效;高学山认为系人身体肤皮毛所积之垢秽,亦能引吐,均可参。

阐述 头垢,气味咸,苦温有毒,系人汗液所结,服后要吐,此可治马肝中毒者,亦谓以毒解毒之意。

治食马肉中毒欲死方:(三十四)
香豉二两　杏仁三两
上二味,蒸一食顷,熟杵之服,日再服。

阐述 马死必腹胀,食马肉中毒兼腹胀欲死者,用香豉解毒降气,杏仁利肺泄气,则毒胀自消。

又方:煮芦根汁,饮之良。

阐述 马性喜芦,芦根味甘性寒,诸肉毒能解,有利尿解毒之功,尤善解病马之毒。

疫死牛,或目赤,或黄,食之大忌。(三十五)

阐述 染疫而死的牛,两目或赤、或黄,表明毒气内传肝胆脾胃,应忌食。

牛肉共猪肉食之,必作寸白虫。(三十六)

阐述 本条当与第十六条互参,牛肉性滞,猪肉动风,入胃不消,酿成湿热则生虫。若未煮熟,无异于生食,则可能感染寸白虫。任应秋谓"必,审也"(《金匮要略语译》)故非"必然"生寸白虫。

青牛肠,不可合犬肉食之。(三十七)

阐述 水牛之肠,性温难化;犬肉性

热,故不可共食。其理不明,有待进一步研究。

牛肺从三月至五月,其中有虫如马尾,割去勿食,食则损人。(三十八)

阐述　三月至五月,乃春夏相交湿热郁蒸之季,牛食水草入胃,若有肺吸虫或蛔虫幼虫,便可随之入肺,肺即腐败,发黏扯丝如马尾状,此时当割去肺脏,否则食即伤人。但三至五月牛肺亦有无虫者,食之则不会妨害于人。

牛羊猪肉,皆不得以楮木桑木蒸炙,食之令人腹内生虫。(三十九)

阐述　本条所言,其理难解,不可尽信。

啖蛇牛肉杀人,何以知之?啖蛇者,毛发向后顺者,是也。(四十)

阐述　牛误吃蛇而被毒死(或牛食毒蛇盘卧之草),人再吃死牛肉,也会中毒。要知牛吃蛇中毒而死,若死牛全身的毛向后顺(即牛毛前指),皮毛发紧,毛骨悚然者即是。

治啖蛇牛肉,食之欲死方:(四十一)
饮人乳汁一升,立愈。

阐述　啖蛇牛肉有毒,食之者欲死,故饮人乳汁甘寒解毒而愈。

又　方

以泔洗头,饮一升,愈。
牛肚细切,以水一斗,煮取一升,暖饮之,大汗出者愈。

阐述　米泔甘凉,以之洗头去垢,而饮头垢泔汁者,既取头垢涌吐其毒,米泔且能解毒。牛肚即牛胃,甘温益气,补养脾胃,又能解毒,暖饮大汗毒亦随汗泄之意。故皆治啖蛇牛肉中毒者。

治食牛肉中毒方:(四十二)
甘草煮汁,饮之即解。

阐述　甘草解百毒,亦可治食牛肉中毒者,至今临床医家广泛运用甘草解各种药物之毒。

羊肉其有宿热者,不可食之。(四十三)

阐述　羊肉性大热,若平常患有伏热之病,或属热性体质者,则不宜吃羊肉,食之必发热。

羊肉不可共生鱼酪食之,害人。(四十四)

阐述　羊肉和生酢鱼(用盐和红曲作调料腌的鱼)、乳酪(动物乳汁加工成的半凝固食品)混合一起食用,易得寄生虫病,妨害人体。

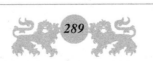

禽兽鱼虫禁忌并治第二十四

羊蹄甲中有珠子白者，名羊悬筋，食之令人癫。（四十五）

阐述 羊蹄甲里如生有白色斑点的，名"羊悬筋症"，食用这种羊肉，能使人害癫病，任应秋云："得癫疾，可能是害羊痫风的附会"。难明其理。

白羊黑头，食其脑，作肠痈。（四十六）

阐述 《本草纲目》称羊脑有毒，并引孟诜曰："发风病，和酒服，迷人心，成风疾。男子食之，损精气，少子。白羊，黑头，食其脑，作肠痈"。不明其理。如今，食羊脑为补益者的大有人在。

羊肝共生椒食之，破人五脏。（四十七）

阐述 羊肝与生椒，其性辛温，一起食之，则风火闭结之暴毒深入五脏，健康受损。恐此条言过其实。

猪肉共羊肝和食之，令人心闷。（四十八）

阐述 猪肉滞闭血脉，羊肝性腻，共食之，则气滞而心胸痞闷。但同食二肉者，一般尚未发现什么问题。

猪肉以生胡荽同食，烂人脐。（四十九）

阐述 生胡荽辛热之气特重，得腻结固恋之猪肉，则辛热中聚，气重之性外透，故素体热盛者过食之，偶然会出现肚脐溃烂。单味生胡荽恐有细菌和寄生虫卵污染，亦不可食，但不一定人脐烂。

猪脂不可合梅子食之。（五十）

阐述 猪脂滑利腻膈，梅子酸涩收敛，其性相反，若一起食之，则恋塞胃膈，胃脘气浊，故忌之。

猪肉和葵食之，少气。（五十一）

阐述 猪肉腻而滞气，葵菜滑而腻气，腻滑的特性会使人肠胃疏泄下注，故胸中少气。此条有待进一步研究。

鹿肉不可和蒲白①作羹，食之发恶疮。（五十二）

注释 ①蒲白：苏敬云："蒲白乃蒲蒻，一名蒲笋（笋）。"

阐述 鹿肉性温，单独食用烹调后的鹿肉，会出现心烦、失眠、口干舌燥的反应。蒲白性辛，合鹿肉作羹食之，辛热之气行于肉腠而发恶疮。此条应活看。

麋脂①及梅李子，若妊妇食之，令子青盲，男子伤精。（五十三）

注释 ①麋脂：为鹿科动物麋鹿的脂肪。

禽兽鱼虫禁忌并治第二十四

阐述 麋脂辛温滑利,梅李子清凉酸涩,若孕妇食用过多,会有亏肝气,可能使胎儿眼睛受损,而致色盲,胎教慎之。若男子食用过多,会耗伤肾精,使精气受损,致阳痿。本条亦应活看。

獐肉不可合虾及生菜、梅、李果食之,皆病人。(五十四)

阐述 獐肉食之动气,虾能动风热,生菜、梅李动痰,一起食用易致风痰热气病。

痼疾人不可食熊肉,令终身不愈。(五十五)

阐述 久治不愈的痼疾,不宜吃熊肉,因熊肉甘腻,虽有补虚羸之功,但也有恋邪之弊,病根难于拔除。本条所论,亦当活看。

白犬自死,不出舌者,食之害人。(五十六)

阐述 狗死必吐舌,白狗无故自死,死后并未吐出舌头的,多为中毒之兆。食用这种狗肉,会妨害人体。

食狗鼠余,令人发瘘疮①。(五十七)

注释 ①瘘疮:即瘰疬。

阐述 食用了狗或老鼠咬嚼过的残余饮食,因其唾液毒错综复杂,人若不慎食之则毒散筋络,会生瘰疬,甚而溃疡。此条宜活看。

治食犬肉不消成病方
杏仁一升,合皮熟研用

上一味,以沸汤三升和取汁,分三服,利下肉片,大验。

阐述 狗肉有健脾胃、壮肾阳之功,但性甚燥热,若过食不消,热阻食滞则心下坚满或腹胀,火热伤阴扰心,则口干大渴,忽发热或妄语如狂,热毒下注则洞泄不止。《本草纲目》谓狗肉畏杏仁。即所谓杏仁性滑利气,服之利下,狗肉之积则愈。

妇人妊娠,不可食兔肉、山羊肉及鳖、鸡、鸭,令子无声音。(五十九)

阐述 兔肉辛平,补中益气、凉血解毒;羊肉甘热,暖中祛寒、温补气血;鳖肉甘平,滋阴凉血;鸡肉甘而微温,益气补虚;鸭肉滋阴补虚、利尿消肿。故妊娠期间,当视其体质的偏阴偏阳,据具体情况选用以上营养补品。

本条涉及妊娠饮食宜忌以及胎教的内容,如合食相反之物,则有害无益。至于令子无声音之说,或谓同类相感所致,或谓"此皆臆说"(陆渊雷语)者,存疑待考。

兔肉不可合白鸡肉食之,令人面发黄。(六十)

禽兽鱼虫禁忌并治第二十四

阐述 不要一起食用兔肉与白鸡肉,吃了动湿热,易致面色发黄。此条要活看。

兔肉着干姜食之,成霍乱。(六十一)

阐述 兔肉酸寒属阴,干姜辛热属阳,二物性味相反,故合食之则胃气不和,易致霍乱吐泻。但如果烹饪得法,则不会导致霍乱。

凡鸟自死,口不闭,翅不合者,不可食之。(六十二)

阐述 鸟自死必敛翅闭口,今反见口大张,翅不收,其死怪异,很可能是传染中毒致死之迹象,故不可食用。

诸禽肉肝青者,食之杀人。(六十三)

阐述 凡是各种禽兽的肉及肝脏,一旦出现青黑色且有光亮的,皆因传染中毒所致,人若食用了它们的肉则会中毒致死。

鸡有六翮①四距②者,不可食之。(六十四)

注释 ①翮(hé核):本指羽毛中间的硬管,此处代指翅膀。
②距:鸡脚爪。

阐述 生六个翅膀、四只脚的鸡,古人认为属怪异之禽,恐其有毒,故不可食。

乌鸡白首者,不可食之。(六十五)

阐述 乌鸡的头本应为黑色,今反见白色,且色彩怪异,恐其有毒,最好也不要食用。此相似于46条白羊黑头之意。

鸡不可共葫蒜①食之,滞气。一云鸡子。(六十六)

注释 ①葫蒜:即大蒜,因出胡地,故名。

阐述 不要共吃鸡肉和大蒜,鸡能动风,蒜能动痰,合食之则发动风痰,气机壅滞而短气。《千金》引黄帝云:"鸡子白共蒜食之,令人短气"可参。此条当活看。

山鸡不可合鸟兽肉食之。(六十七)

阐述 山鸡常食虫蚁或乌头、半夏,所以大多有毒,正好相反于鸟兽肉,故不要一起食用。《名医类案》载有多食山鸡苦脑中痛,后世用甘草汤解毒而愈的医案,表明本条有理可据。

雉①肉久食之,令人瘦。(六十八)

注释 ①雉(zhì制):一种鸟,又名野鸡。

禽兽鱼虫禁忌并治第二十四

阐述 雉肉酸而微寒,有小毒,善食虫蚁,与蛇交,变化有毒,可致发痔及疮疥,"味酸性敛,故久食令人亦瘦"(《高注金匮要略》)。

鸭卵不可合鳖肉食之。(六十九)

阐述 鸭蛋甘寒,多食易发冷气;而鳖鱼性冷,亦发冷气,故不可共食二物。

妇人妊娠,食雀肉,令子淫乱无耻。(七十)

阐述 雀肉性淫,妊娠间的妇人,若食用,会使胎儿淫乱无耻,故禁食,属"胎养"内容,此条仅供研究参考。

雀肉不可合李子食之。(七十一)

阐述 雀肉性热味甘,虽有壮阳益气之功,但遇李子性寒酸涩,则热性不行而滞气,故不可共食。本条有待进一步研究。

燕肉勿食,入水为蛟龙所嗷。(七十二)

阐述 李时珍认为:燕肉酸平有毒,若食用则损人神气,故不可食。致于谓蛟龙嗜燕,吃燕者不可入水之说,其理甚虚玄,不可完全相信。

鸟兽有中毒箭死者,其肉有毒,解之方:(七十三)
大豆煮汁,及蓝汁,服之解。

阐述 因中毒箭而亡的鸟兽,其肉必有毒,可以用大豆汁解乌头毒。蓝汁,即蓝实(蓼蓝的果实)汁,其叶或全草(大青)及叶的加工制成品(青黛、蓝靛),其根(板蓝根)均有解毒之功。《品汇精要》载蓝实"解毒药、毒箭、金石药毒、狼毒、射罔毒"。而盐汁只能解虫蟹毒,不能解乌头毒。

鱼头正白,如连珠至脊上,食之杀人。(七十四)

阐述 鱼头上有如同珠子般白色斑点,一连串到脊背上的怪鱼,恐有毒,食之妨害人体。本条尚待进一步研究。

鱼头中无腮者,不可食之,杀人。(七十五)

阐述 古人认为鱼头上没有腮的鱼,故不能出水散毒,属畸形怪鱼,不能食,《千金》谓:"食之发痈疽";《名医类案》载有中无腮鲤鱼毒之医案可证。

鱼无肠胆者,不可食之,三年阴不起,女子绝生。(七十六)

阐述 没有肠管和胆的怪鱼不要吃,食后,可致男子阳痿或女子不孕。高学山认为:上述三条,当通指河豚鱼(即鯸鲐鱼)而言,其解毒法可参后第96条。

禽兽鱼虫禁忌并治第二十四

鱼头似有角者,不可食之。(七十七)

鱼目合者,不可食之。

阐述　头上长似有角或不睁眼睛的怪鱼,一定有毒,皆不可食用。

六甲日,勿食鳞甲之物。(七十八)

阐述　古人认为六甲日,有六甲之神以值日,故甲子日勿食龟鳖鱼等鳞甲之物,食则犯忌,害人心神。此属迷信之说,不必拘泥于此。鳞甲之物,但若烹饪得当,任何时日皆可食。

鱼不可合鸡肉食之。(七十九)

阐述　《金鉴》谓:"鱼属火,善动;鸡属木,生风",若食用鱼和鸡肉过者,则风火相煽。此条宜活看。

鱼不得和鸬鹚肉食之。(八十)

阐述　鸬鹚,即以鱼为主要食物的野禽,因其相制而相犯,故不宜合食二物。此条需活看。

鲤鱼鲊不可合小豆藿食之,其子不可合猪肝食之,害人。(八十一)

阐述　高学山谓:"小豆即赤豆,摘其嫩叶为菜曰藿"(《高注金匮要略》),鲤鱼鲊与小豆叶(藿),其味皆咸,咸能胜血,如果合食之则成消渴。也不要合食鲤鱼子合猪肝,合食之人神伤。此条宜活看。

鲤鱼不可合犬肉食之。(八十二)

阐述　鲤鱼和狗肉,其性皆属热,不宜一起食用,否则恐致中消及内痈热毒之患。此条宜活看。

鲫鱼不可合猴雉肉食之。一云不可合猪肝食。(八十三)

阐述　鲫鱼性走脾胃,猴喜动,野鸡属火,三者一起食用,易生热疮或吐泻,胃燥肠结。还有一种说法,不能同猪肝共食,可致痈疽。此条仍宜活看。

鲤鱼合鹿肉生食,令人筋甲缩。(八十四)

阐述　鲲鱼,即鲇鱼,又称鮧鱼,本有治风冷冷痹之功,但若与酸温之鹿肉合食,反易动风病,筋脉失荣,而致筋脉爪甲挛缩。

青鱼鲊[①]不可合生胡荽,及生葵,并麦中食之。(八十五)

注释　①青鱼鲊:鲊以盐糁酝酿而成,俗所谓糟鱼、醉鲞是也。唯青鱼为最美,补胃,醒脾,温营,化食,但既经糟醉,皆能发疥、动风,诸病人均忌。(参《随息居饮食谱》)

阐述 青鱼鲊不宜与生荽、生葵菜、麦酱等共食，免得动风热、发痼疾、作消渴、生虫积。

鳝鳝不可合白犬血食之。(八十六)

阐述 鳅，即泥鳅，有暖胃壮阳之功；鳝鱼甘热，"多食动风，发疥"（见《随息居饮食谱》）；白犬血性热动火。故不宜合食三者，否则风热易动。

龟肉不可合酒果子食之。(八十七)

阐述 龟能潜阳，肉味酸温，酒性散，果子酸收，其性有异，食之令人生寒热，故不可合食。

鳖目凹陷者，及厌下有王字形者，不可食之。(八十八)

阐述 鳖鱼两眼凹陷，和鳖甲上的纹呈"王"字形的，怪异有毒，食之有害。本条虽有一定的参考价值，但仍需进一步研究。

其肉不得和鸡鸭子食之。(八十九)

阐述 多食鳖肉滞脾恋湿，多食鸡子生热动风，多食鸭子滞气滑肠，故不可合食三物。此条宜活看。

龟鳖肉不可合苋菜食之。(九十)

阐述 龟和鳖的肉，其性涩敛，而苋菜其性滑利，因其性相反，故不可一起食用。《名医类案·卷十二·食忌》曾载有鳖苋不可同食之医案，此系古人经验，可供研究参考，也并非完全可信。

虾无须及腹下通黑，煮之反白者，不可食之。(九十一)

阐述 虾子无须，失虾之形，腹下面通呈黑色，乃阴秽之毒，煮沸后又变成白色，反虾之色，物既反常，绝非一般的菜虾，必内聚毒素，不宜随便吃。本条尚待进一步研究。

食脍①，饮乳酪，令人腹中生虫，为瘕。(九十二)

注释 ①脍(kuài 快)：切细的畜兽及鱼之肉。作法见鱼鲙。

阐述 吃生脍腥物，或饮酸寒黏滞之乳酪，如果消毒不良，则易感染寄生虫，严重的可变成瘕聚（或胃肠痉挛似瘕块）。《后汉书·华佗传》载陈登食生鱼脍致"胃中有虫"案可证。有学者认为本条与本篇第16条，系肝吸虫等寄生虫感染。

鲙①食之，在心胸间不化，吐复不出，速下除之，久成癥病，治之方：(九十三)

橘皮一两　大黄二两　朴硝二两

上三味，以水一大升，煮至小升，顿服即消。

注释 ①鲙：时珍云："刽切而成，故谓之鲙，凡诸鱼之鲜活者，薄切，洗净血腥，沃以蒜姜醋五味，食之，是也。"

阐述 过多地食用鲙，生冷鱼毒停聚胃脘，食积气滞，久成癥瘕，所以主以行气解毒、消食导滞、攻下瘕块之药，用橘皮行气并解鱼毒，朴硝（或芒硝）、大黄攻下癥块而食积消，令不消化之鲙食从大便而去。

食鲙多，不消，结为癥病，治之方：（九十四）
马鞭草
上一味，捣汁饮之，或以姜叶汁饮之一升，亦消。又可服吐药吐之。

阐述 食鲙过多，鱼毒结聚不化而成癥瘕，用马鞭草苦寒的特性破血消症、解毒杀虫，或以姜叶汁解鱼毒而消积理气，或用瓜蒂散之类的东西引吐食鲙之物。

食鱼后中毒，两种烦乱，治之方：（九十五）
橘皮
浓煎汁，服之即解。

阐述 以橘皮治食毒、鱼毒两种烦乱逆气，有消食解毒、除烦降逆之功。

食鯸鮧鱼中毒方：（九十六）
芦根煮汁，服之即解。

阐述 鯸鮧鱼，即河豚鱼，有毒，而河豚畏芦根，故芦根汁可解其毒，此法极其灵验，因此广泛流传。

蟹目相向，足斑目赤者，不可食之。（九十七）

阐述 若螃蟹的两目相互对视，且足上有斑纹，两目发红，故可知不是一般的蟹，谨防中毒，不宜食用。此条尚待进一步研究、确定。

食蟹中毒，治之方：（九十八）
紫苏
煮汁，饮之三升。紫苏子捣汁，饮之亦良。

阐述《诸病源候论》谓：蟹食水莨，水莨有大毒，故蟹（未经霜者）煮食之多有中毒，"令人闷乱，精神不安"，紫苏子"利膈宽肠，解鱼蟹毒"。（《本草纲目》）

又方：（九十八）
冬瓜汁，饮二升，食冬瓜亦可。

阐述 鱼蟹毒及酒毒，可用冬瓜汁解其毒，体现了利水排毒的治法。

凡蟹未遇霜，多毒，其熟者，乃可食之。（九十九）

阐述 凡是没有经过霜的螃蟹，因

食水茛菪多有毒气（霜后食稻则毒小），不要生吃；如煮熟了，则无毒，可吃。

蜘蛛落食中，有毒，勿食之。（一〇〇）

阐述 蜘蛛是毒虫，若掉在食物中，谨防食物粘染毒气，不要食之。《名医类案·卷十二》载："一人被蜘蛛咬，腹大如孕妇，饮羊乳而愈。"可资参考。

凡蜂蝇虫蚁等，多集食上，食之致瘘。（一〇一）

阐述 蜂、蝇、虫、蚁，皆为有毒之物，又是传染各种疾病的媒介物，尤其喜欢聚集在食物上。人误吃后，湿热之毒则会流传于肌肉经络，易生各种瘘疮，甚则可致霍乱疫疠之病。

果实菜谷禁忌并治第二十五

果实、菜谷以五味供养人体,《内经》云:"五谷为养,五果为助,五菜为充。"古人对果实菜谷的烹调食用很讲究法度。仲景亦非常重视其临床应用,如用大枣、葱、薤白、粳米、米粥、浆水(淘米泔水)、粳米、米粉、苡仁、小麦、大麦、赤小豆、豆豉、大豆黄卷等。

本篇对果实、菜谷等植物类食品的饮食卫生情况加以针对性地论述,以及预防和治疗果实菜谷等食物中毒的方法和方药。本篇条文计88条,载方14首。其中70条论食品的饮食卫生、不洁食品的辨别法、四季饮食和病者、妊娠饮食禁忌;有5条论矾石、商陆、葶苈、水银、苦楝引起的中毒症状;有13条论述误食不洁植物类食品而引起中毒的治疗方、药。

果子生食生疮。(一)

阐述 生吃果子,未注意清洁消毒,则有较多机会感染病毒的,易生疮疖或湿热腹胀作泄。

果子落地经宿,虫蚁食之者,人大忌食之。(二)

阐述 果子落地,经过一个晚上则会腐烂,虫蚁咬过则有毒,人食之则恐患淋巴腺肿等疾患,所以为大忌。

生米停留多日,有损处,食之伤人。(三)

阐述 生米停放多日,若发现有虫鼠咬过的痕迹,或者湿热霉变,此米必有毒,吃了会伤害人体。

桃子多食令人热,仍不得入水浴,令人病淋沥[①]**寒热病。(四)**

注释 ①淋沥:丹波元简;"案;淋沥,寒热连绵不已之谓。……程及《医宗金鉴》以为癃,误。《千金》黄帝云:饱食桃,入水浴,成淋病,此是别义。"(《金匮要略辑义》)

阐述 食多了酸甘性热的桃子,则会消化不良。此时即使心里烦热者,仍不要洗冷水澡,以免患感冒,卫气与水寒相争,导致长期缠绵不已地恶寒发热。或者兼湿热内郁而患淋病(指小便短涩、淋漓不爽、尿道刺痛)。

杏酪不熟,伤人。(五)

阐述 杏酪又名杏酥,是由杏仁为

原料加工制成,能润五脏,清肺燥,去痰喘,但若杏酥酿造未成熟(杏仁浸泡未透,其味苦涩),苦杏仁则有毒,吃后则会到果仁中毒的症状(如恶心、头昏眼花、呼吸困难、口唇发绀、突然昏倒等),健康受损,甚至中毒而亡。临床可用杏树根皮60~90克,煎水口服。

梅多食,坏人齿。(六)

阐述 梅子味酸,能损坏齿面珐琅质,故多食则牙齿最容易受蚀而坏。

李不可多食,令人胪胀①。(七)

注释 ①胪胀:胪,《说文》云:"皮也。"《广韵》云:"腹前曰胪。""胪胀",《通雅》谓"腹臕胀也。"

阐述 李子甘酸苦涩而走肝,故多食则肝气郁滞而满中,必使肚腹臕胀。

林檎①不可多食,令人百脉弱。(八)

注释 ①林檎:首载于宋《开宝本草》,又名来禽,文林郎果,二月开粉红花,故俗名花红。

阐述 林檎酸涩而甘,多食"涩气"(据《本草纲目》),会致人全身血脉不通畅。

橘柚多食,令人口爽①,不知五味。(九)

注释 ①口爽:《尔雅·释言》云:"爽,差也,忒也(变更之意)"《老子》云"五味令人口爽",口爽即味觉差失更改之意。

阐述 橘子或柚子肉皆性寒味酸,能恋膈生痰聚饮,饮聚膈上则令人口淡,味觉差失,不能辨别其他味道。

梨不可多食,令人寒中,金疮产妇亦不宜食。(十)

阐述 因梨子甘酸性凉,具有缓泻作用,脾胃虚寒者不应该多吃,多吃了会令人患寒饮病症。因梨寒而凝滞血脉,故有创伤的人和产妇因其气血不足也不应该食用。但肺胃热燥者却不一样,多食有利无害。

樱桃杏多食,伤筋骨。(十一)

阐述 樱桃和杏子都是酸寒性的水果,过酸则伤筋,过寒则伤骨,故过食之则筋骨受伤。

安石榴不可多食,损人肺。(十二)

阐述 安石榴味酸涩,酸涩滞气生痰,肺气宜利不宜滞,滞则肺气受损,又能损齿令黑,故不宜多食。

胡桃不可多食,令人动痰饮。(十三)

果实菜谷禁忌并治第二十五

阐述 胡桃本能润肺消痰,但以其性热而味涩滞,多食则动火煎熬津液成痰,因涩积润而成湿成饮,故有恶心、吐水诸症呈现。

生枣多食,令人热渴,气胀。寒热羸瘦者,弥不可食,伤人。(十四)

阐述 生枣,即新枣中的生者,味甘辛而气热,过食之,辛热则令人渴,甘则令人气胀。至于时作寒热而又肌肉消瘦者,往往多脾胃阴虚,虚热更甚,则不可食,吃了可增热渴诸症,有害健康。

食诸果中毒,治之方。(十五)
猪骨烧灰
上一味,末之,水服方寸匕。亦治马肝漏脯等毒。

阐述 《医宗金鉴》谓:"以猪骨治果子毒,物性相制使然,治马肝毒者,以猪畜属水,马畜属火,此乃水克火之义。治漏脯毒者,亦骨肉相感之义耳。"此大多解释为五行生克的说法,仅供参考。

木耳赤色,及仰生者,勿食。菌仰卷及赤色者不可食。(十六)

阐述 木耳及诸菌皆复卷而生,若仰卷则变异,呈红色的则有毒,呈现以上特点的皆不可食用。《续名医类案·卷二十二》载有因误食木耳,中毒(与蛇毒有关)而死之医案,可参。

食诸菌中毒,闷乱欲死,治之方:(十七)
人粪汁饮一升,土浆饮一二升,大豆浓煮汁饮之。服诸吐利药,并解。

阐述 食用诸菌中毒,闷乱欲死,则可知热毒在胃,以人粪汁解热毒,并可催吐;以地浆水清暑解毒;以大豆汁消肿毒;或服其他吐利方药,使毒气上下分消。以上诸法,诸菌中毒皆可解。

食枫树菌而笑不止,治之以前方。(十八)

阐述 吃枫树上所生菌而笑不止者,因心主笑,是毒气入心的缘故。治用十七条所用方,如地浆之类可解其毒。

误食野芋,烦毒欲死,治之以前方。其野芋根,山东人名魁芋,人种芋,三年不收,亦成野芋,并杀人。(十九)

阐述 野芋辛冷有毒,若人食之,中其毒,则胃脘胸膈,麻且干,毒气入肺,烦乱欲死,土浆、豆汁、粪汁皆可解其毒。

蜀椒闭口者有毒,误食之戟人咽喉,气病欲绝。或吐下白沫,身体痹冷,急治之方。(二十)
肉桂,煎汁饮之,饮冷水一二升。
或食蒜,或饮地浆。
或浓煮豉汁饮之,并解。

阐述 腹面开裂,或背面亦稍开裂的干燥蜀椒果皮,其味辛辣,性热有毒,而闭口之蜀椒,其毒更甚,凡用蜀椒,须去闭口者。因辛则戟人咽喉,甚则脾肺肠胃气机闭阻,麻辣则令人吐下白沫。气闭而阻隔营卫,身体则痹冷,故以冷水、地浆之寒凉以解热毒,饮浓豉汁,吐以去毒。而肉桂与蒜,皆大辛大热之物,乃因其通血脉,辟秽邪,以热治热,是从治之法,故合用以解椒毒。

正月勿食生葱,令人面生游风①。(二十一)

注释 ①游风:有二说,一指鼻疮、面窦、粉刺。(参《辑义》)二指赤游风,突然发作,游走不定,皮肤红晕、光亮、浮肿,形如云片,瘙痒、灼热,即血管神经性水肿。(参《简明中医辞典》)

阐述 正月间,风气发动,勿多食生葱,因葱味辛散,通阳气而走头面,食生葱则过于发散,引动风邪,而病头面生游风。

二月勿食蓼,伤人肾。(二十二)

阐述 蓼分为水蓼、马蓼、毛蓼多种,一般食用蓼茎。二月间为肝木正旺之际,而蓼味辛散,辛能走肾,肾主闭藏,故过多地食蓼,反伤肾精并使肝木的滋生繁荣受到影响。

三月勿食小蒜,伤人志性。(二十三)

阐述 小蒜辛热臭浊有毒,夺气伤神,三月阳气盛,志根于肾,性统于心,食之则人肾志心性受伤。

四月、八月勿食胡荽,伤人神。(二十四)

阐述 四月阳气盛而心火正旺,八月阴气敛而肺气主旺。胡荽辛温,芳香走窍,若此时食之,人神必伤,"损胆气,令人喘悸,胁肋气急,口味多爽"(《千金要方》),即心藏神而肺藏魄也。

五月勿食韭,令人乏气力。(二十五)

阐述 春食韭菜则香,五月其臭味很浓;夏食则臭,最好不吃。古人认为脾恶臭而主四肢,以其辛温升发太过,故令人乏气力。但韭乃常食之菜,此意谓不宜过食之。

五月五日勿食一切生菜,发百病。(二十六)

阐述 五月五日端午节,是阳盛之时,人当养阳以顺时令,若食用生菜,则苦寒伤中,易致百病。宜活看此条。

六月、七月勿食茱萸,伤神气。(二十七)

阐述 六月阳气盛张,七月阴微将敛,若食辛热走气之"食茱萸"(功同吴

果实菜谷禁忌并治第二十五

茱萸而力弱），则神气受到损伤，咽喉不通彻（《千金要方》）。

八月、九月勿食姜，伤人神。（二十八）

阐述 八、九月当秋，主收敛清肃，而姜辛热而辣，多食则辛散泻肺而伤人神，使"心中洞洞然"（《高注金匮要略》）。

十月勿食椒，损人心，伤心脉。（二十九）

阐述 十月乃心阳主持卫气之际，而蜀椒热且辛辣，走气伤心，过多地食用则心阳、卫气受损，耗及心脉。

十一月、十二月勿食薤，令人多涕唾。（三十）

阐述 生薤气味冷滑，辛散走泄肺胃气，故则令人多鼻涕口唾，十一、十二月正值寒冷季节，故更不相宜。

四季勿食生葵，令人饮食不化，发百病，非但食中，药中皆不可用，深宜慎之。（三十一）

阐述 脾旺寄于四时之季月，此时勿吃生葵，因其滑利伤脾，如果食之则会导致消化不良，还会致其他疾病；不仅在饮食里不宜吃，就是作为药用，也应审慎。

时病差未健，食生菜，手足必肿。（三十二）

阐述 患时行热病初愈，但体力仍未健壮，便吃了许多生菜，生冷损伤脾阳，脾阳不运，水湿留滞肌肤，势必手足浮肿。提示刚刚病愈的患者，应知将息。

夜食生菜，不利人。（三十三）

阐述 若晚上多吃了苦寒的生菜，脾阳难运，不助于消化。

十月勿食被霜生菜，令人面无光，目涩心痛，腰疼，或发心疟[①]，疟发时手足十指爪皆青，困委。（三十四）

注释 ①心疟：《三因方》云："病者心烦，欲饮清水，反寒多，不甚热，乍来乍去，以喜伤心，心气耗散所致，名曰心疟。"则心疟为寒多热少之疟疾，类似牝疟。

阐述 十月，初冬之季，也是心阳主持卫气之时，不应食被寒霜打过的生菜，否则致于生菜性冷，经霜更寒，寒冷之物，能伤心阳，所以致颜面血色不荣而无光采，两目干涩，心胸和腰部疼痛，客寒与心阳相争，甚至可传变心疟病症，发作时，手、足十指（趾）头和爪甲皆呈郁血性的青紫色，精神亦困倦委顿。

葱韭初生芽者，食之伤人心气。（三十五）

果实菜谷禁忌并治第二十五

阐述 辛热的葱和韭菜,本为心之所恶,而其初生之芽还未长成熟,其抑郁之气未伸,食之能使人神明昏浊涣散,故使人的心气受到损伤。当活看此条。

饮白酒食生韭,令人病增。(三十六)

阐述 白酒性浮生湿,生韭菜辛温动热,共食二者,湿热相合,易使湿热病情加重,如喘咳眩晕、冲气之类。

生葱不可共蜜,食之杀人,独颗蒜弥忌。(三十七)

阐述 不要共食生葱和蜂蜜,吃了令人利下,对身体有影响,而更应忌辛臭之独颗蒜与蜂蜜一块食用。此条共食生葱与蜜"杀人"之说,不可尽信。临床实践中有用蜂蜜半斤,鲜葱适量切碎,调匀,每次口服二两,有补虚和胃、温通理气、诱蛔下行的作用,可治疗蛔虫性不全肠梗阻。

枣和生葱食之,令人病。(三十八)

阐述 生枣辛热而甘,多食助湿热而热渴膨胀,如果将其与辛温的生葱一并食用,则使人五脏不和。

生葱和雄鸡、雉、白犬肉食之,令人七窍经年流血。(三十九)

阐述 生葱和雄鸡、雉鸟、白狗等肉,皆具辛浮温热之性,乃生风发火之物,共食之则血气不和,易动风热,可致人七窍经常出血。凡阴虚阳旺之人尤当忌之。

食糖、蜜后,四日内食生葱蒜、韭,令人心痛。(四十)

阐述 糖(饴、饧)、蜜和生葱、蒜皆相反,故吃了糖或蜂蜜后的四天内,如果吃了生葱和大蒜,可能使人心腹疼痛,表明古人食忌之慎。

夜食诸姜蒜葱等,伤人心。(四十一)

阐述 人之气昼行于阳而夜行于阴,晚上若多食生姜、大蒜、大葱等辛热性的食物,阴血最容易受到损伤、扰动心阳,起刺激兴奋作用,使人不寐。

芜菁根多食之,令人气胀。(四十二)

阐述 芜菁,又名蔓菁、诸葛菜,其根叶苦温辛甘,与羊肉合食之甚美,本可常食,但食用过多则动气壅中,使人气胀。

薤不可共牛肉作羹食之,成瘕病,韭亦然。(四十三)

阐述 不宜将薤白、韭菜、牛肉一块做成肉羹食用,否则难于消化,易引起瘕积病症。

果实菜谷禁忌并治第二十五

莼多病(食)，动痔疾。(四十四)

阐述 莼(chún 纯)，为睡莲科植物莼菜的茎叶，又名水葵，嫩者可食，其性甘寒而极滞腻，但如果过多地食用则使人气壅，甚至败动胃气，腹冷痛，致广肠血脉瘀滞而发痔疾。

野苣不可同蜜食之，作内痔。(四十五)

阐述 野苣，《本经》名苦菜，苦寒无毒，本能治痔。而蜂蜜熟则性温，多食之则易生诸风湿热。如果同食野苣与蜜，则物性相忌，逼迫阳热下达广肠，易生内痔。

白苣不可共酪同食，作䘌虫。(四十六)

阐述 白苣，似莴苣而叶色白(莴苣茎用名莴笋)性味苦寒。乳酪味甘性热，若合食之，一寒一热而成湿，湿成则生蚀䘌，故不可合食。

黄瓜食之，发热病。(四十七)

阐述 黄瓜，又名胡瓜，甘寒有小毒，生熟皆可食，但不可多食，多食则动寒热，损阴血，积瘀热，令人虚热上逆少气。今天的人们普食之，切不宜过量。

葵心不可食，伤人；叶尤冷，黄背赤茎者勿食之。(四十八)

阐述 冬葵叶的嫩心，以及黄背之叶及赤茎皆有毒，因其苦冷而滑，吃后脾胃与心之阳气易受到损伤，故不宜食。

胡荽久食之，令人多忘。(四十九)

阐述 胡荽辛温熏臭，散气开窍，长时间食用则伤耗心血，减退人的记忆力，故令人多忘。

病人不可食胡荽及黄花菜①。(五十)

注释 ①黄花菜：黄瓜菜之别名，三、四、五月开黄花，气味甘、微苦、微寒，无毒，通结气，利肠胃。(据《本草纲目·卷二十七》)

阐述 病人气血虚弱，故不宜吃破气、耗气、耗血的胡荽与黄花菜，否则病前会加重。

芋不可多食，动病。(五十一)

阐述 芋属于难消化的食物，如果吃多了，则滞气困脾生胀满，使人易患肠胃病。

妊妇食姜，令子余指①。(五十二)

注释 ①余指：即多生的第六指(趾)。

阐述 本条实属妊娠"胎教"、"胎养"的内容。孕妇的所视、所思以及其他

果实菜谷禁忌并治第二十五

心理状态会作用于胎儿,使其先天发育受到影响,所以古人非常强调孕妇的精神心理因素。当孕妇食姜时,心感此物有如枝指,会联想到其指(趾)有如姜形。虽此不一定必然造成胎儿发育畸型,但必要注意妊娠期间的饮食营养,故后世医家多把生姜列为妊娠禁忌药,有一定研究价值。

蓼多食,发心痛。(五十三)

阐述 蓼实辛温,如果多食,辛能散气,温燥耗血,使人发心气痛。

蓼和生鱼食之,令人夺气,阴咳疼痛。(五十四)

阐述 共食过多的蓼子和生鱼鲊,因蓼子降气,生鱼寒冷,故使人肺气夺失,气夺失则为阴咳(气壅逆为阳咳)疼痛。或谓阴核(即阴囊,睾丸也)疼痛者,乃湿热下注使然。

芥菜不可共兔肉食之,成恶邪病。(五十五)

阐述 芥菜气味辛热,香烈发散,过食之使人真元神气受到损耗,兔肉甘寒酸冷,二者物性相反,故不可共食,否则发生险邪恶病。

小蒜多食,伤人心力。(五十六)

阐述 小蒜辛热耗气,力因于气,多食者气耗,所以人的心力会受到损害。

食躁或躁方:(五十七)
豉
浓煮汁饮之。

阐述 食躁谓因食菜中毒而见烦躁、嘈杂闷乱之状,乃因食入于胃,胃中虚火上浮于胃脘。所谓"或躁"者,或不必因食而自作烦躁之意,皆阴虚而火冲脘膈之候。豉能滋阴解毒、降火止躁,故饮其煮熟的浓汁,使烦躁得平。

程林谓本条之"躁"必指某一有毒食物之讹,此处必有误;陆渊雷认为是"食菜烦躁"四字之误;任应秋谓"式"字亦可作"制"字解,"式躁"是"制止烦躁"之意。以上诸论,各有所据,皆可供参考。

钩吻与芹菜相似,误食之,杀人,解之方:《肘后》云:与茱萸食芥相似。**(五十八)**
荠苨八两
上一味,水六升,煮取二升,分温二服。钩吻生地傍无他草,其茎有毛者,以此别之。

阐述 钩吻辛温,有大毒,别名野葛、断肠草,钩吻者,言其入口即钩入喉吻也。因其与芹菜相似,误食之,其中毒主症为眩晕、四肢发麻、肌无力、吞咽困难、昏迷、虚脱、呼吸困难、口腔咽喉灼痛、腹痛腹泻、恶心呕吐、瞳仁散大、复视、睑下垂,甚至麻痹等。荠苨俗名甜桔梗,甘寒无毒,本草称其疗钩吻毒、百药毒,可知为解毒药。

菜中有水莨菪①,叶圆而光,有毒,误食之,令人狂乱,状如中风,或吐血,治之方:(五十九)
甘草
煮汁,服之即解。

注释 ①水莨菪:生在水边的莨菪,《本草图经》称天仙子,含莨菪碱、阿托品。

阐述 误食菜中的水莨菪苗叶,则热毒大发,昏人神明而散心气,故使人狂乱,犹如中风魔般,或血随气涌而吐血。甘草解毒清热,故用它可解莨菪毒。

春秋二时,龙带精入芹菜中,人偶食之为病,发时手青腹满,痛不可忍,名蛟龙病,治之方:(六十)
硬糖①二、三升
上一味,日两度,服之,吐出如蜥蜴三五枚,差。

注释 ①硬糖:即饧。饴之清者曰饴,稠者曰饧,强硬如锡也。

阐述 自古传说中的蛟龙,不过是想象中的神话,据本条原文,服硬糖后,吐出如蜥蜴三五枚,亦可症并并不是所谓蛟龙,如果谓为蛟龙,实际上不过是如蜥蜴类的一种寄生虫,大抵是蜥蜴虺蛇,遗精于芹菜中,寄生虫病发时则见手青腹满,痛不可忍之状,故用甘缓解毒之硬糖治之差矣。

食苦瓠中毒,治之方:(六十一)
黍穰①煮汁,数服之解。

注释 ①黍穰:有两说。李时珍谓稷之黏者为黍;高学山谓高粱(蜀黍)茎中之软白者,均可参。

阐述 苦瓠,即苦壶芦,其瓤及子,苦寒有毒。过多地食用,令吐利不止。黍穰茎并根,辛热有小毒,因其物性相畏,故饮煮熟的黍穰汁,苦瓠毒可解。

扁豆,寒热者,不可食之。(六十二)

阐述 扁豆性滞,甘温益气,故患有发热恶寒表症者不可食之,以免留恋外邪。

久食小豆①,令人枯燥。(六十三)

注释 ①小豆:《本草纲目·卷二十四》谓即赤小豆。

阐述 久食赤小豆,过于利水,甚去油腻,渗泄津血,则使人肌瘦,皮肤枯燥,或身重。

食大豆等,忌啖猪肉。(六十四)

阐述 吃了大豆(即黄豆)壅气,故同时切忌再吃腻膈的猪肉,否则难于消化,尤小儿忌。

果实菜谷禁忌并治第二十五

大麦久食,令人作疥。(六十五)

阐述 疥,俗疥字。麦入心,长时间食用就会导致心气盛而内热,诸疮疡均属心火,故作疥(或癣)。但一般情况下,食用大麦者并不生疥疮,《千金要方·卷二十六》云"大麦久服,令人多力健行",而程林又云"大麦下气,久食之手足则会痿弱而懈惰。"然而懈不通疥,可能是先有疥疮,吃大麦后又复发。中医上习惯麦面为禁忌发物之一,应引起注意。

白黍米不可同饴蜜食,亦不可合葵食之。(六十六)

阐述 白黍米气味甘温,久食使人多热烦,饴糖、蜂蜜味甘,亦令人中满,更不可合食,否则引动宿热;有痼疾的人,亦不要一块吃物性相反的白黍米和冷滑,否则痼疾更难治疗。

荍麦面,多食令人发落。(六十七)

阐述 荍(音乔)麦,即荞麦,酸而微寒,食之难消,久食动风,令人头眩,若与猪、羊肉共食,可致须眉脱落。李时珍又曰:"荞麦最降气宽肠,故能炼肠胃滓滞,而治浊带泄痢、腹痛上气之疾。气盛有湿热者宜之,如果脾胃虚寒人食之,则大脱元气而落须眉,非所宜矣。"可从。

盐多食,伤人肺。(六十八)

阐述 盐味咸而走血,多食则聚饮生湿入肾,肾与肺相通,肺恶饮与湿,所以肺亦伤,善咳而发哮喘,令人失色肤黑,损筋力,水肿消渴者亦当忌之。

食冷物,冰人齿。食热物,勿饮冷水。(六十九)

阐述 食用了过冷的食物,齿面骤冷而收缩,人的牙齿最易损坏;刚刚食用过热烫的食物,不要立即又喝冷水,寒热相搏,脾胃乃伤,可致吐泻或转湿症。

饮酒,食生苍耳,令人心痛。(七十)

阐述 苍耳苦温有毒,苦先入心,而酒性纯阳,故饮酒后又食生苍耳,酒能托引苍耳毒性危害心脏,使人发心痛。

夏月大醉汗流,不得冷水洗着身,及使扇,即成病。(七十一)

阐述 在天热醉酒大汗的夏季,不宜洗冷水澡,否则易患黄汗病,因"黄汗之为病……以汗出入水中浴,水从汗孔入得之。"或者任性地扇风取凉,即成漏风病,正如《素问·风论》所云"饮酒中风,则为漏风。漏风之状,或多汗,常不可单衣,食则汗出,甚则身汗喘息,恶风,衣常濡,口干善渴,不能劳事",可从。

饮酒大忌灸腹背,令人肠结。(七十二)

果实菜谷禁忌并治第二十五

阐述 腹部多募穴,乃经气结聚之处,背部多俞穴,是转输经气之处。酒性热而畅血行,灸用苦辛气温之艾,能通十二经、利气血。所以饮酒后血热妄行,此时再灸腹背经穴,火力虽微,内攻有力,两阳相熏灼,热燥留结肠胃,则令人肠结。甚或可令阴虚阳亢、精神错乱。

醉后勿饱食,发寒热。(七十三)

阐述 醉后肝气已经大伤,再不要吃得太饱了,否则肝胆之气肆行,木来侮土,损伤脾胃,使营卫畅行受到影响,"中气无所容,而出格于卫,阳并于外则热,阴干于表则寒,故发寒热。"(《高注金匮要略》)

饮酒食猪肉,卧秫稻穰①中则发黄。(七十四)

注释 ①秫稻穰:秫,即黏粟、赤粟也。一般以高粱来代秫米。稻穰,即稻秆,一般叫做谷草。

阐述 饮酒时食猪肉,饱醉之后睡卧在高粱和稻草中,腠理开而湿热内入脾胃,浸淫血分,郁热以行,致全身发黄疸。

食饴多饮酒,大忌。(七十五)

阐述 食大甘之饴糖,又过量饮酒,则湿热易留恋中焦或生呕闷满冒诸症,为大忌。所谓"酒家忌甘"是也。此理相似于《伤寒论》所云:"若酒客病,不可与桂枝汤,得之则呕,以酒客不喜甘故也"。

凡水及酒,照见人影动者,不可饮之。(七十六)

阐述 无论是水或酒,若人没有动而照见人影自摇动的,说明此人已病,毒气流溢而发生错觉,其理与杯弓蛇影相似,故忌让其再饮酒。

醋合酪食之,令人血瘕①。(七十七)

注释 ①血瘕:瘕属积聚的气分病,肿块时聚时散,疼痛转移不定,血瘕则又波及血分,据本条则与大酸伤肝而血溢有关。

阐述 醋主酸敛,乳酪黏滞,合食二者必然伤肝,血流不畅而作血瘕,《千金要方》云:"食甜酪竟,即食大酢(笔者注:酢乃酒醋本字),变作血瘕及尿血"。可知血瘕与大酸伤肝而血溢有关。

食白米粥勿食生苍耳,成走疰①。(七十八)

注释 ①走疰,走者,邪淫皮肤,去来击痛,游走无有常所;疰者住也,言其病连滞停住,死又注易傍人也。详见《诸病源候论·走注候》。

果实菜谷禁忌并治第二十五

阐述 白米粥甘温,气薄味淡,既能淡渗利小便,又"能使胃中精悍顿起"(《高注金匮要略》);生苍耳茎叶则苦辛微寒,有搜风之功。如果吃了白米粥再食生苍耳,则生苍耳"寒以约热,令精悍之气,欲行不行,不行故掣痛"(《高注金匮要略》),经络虚损招引邪气,反致走注疼痛。

食甜粥已,食盐即吐。(七十九)

阐述 甜稀粥令人中满而恋膈,而咸则涌泄,故若又食以过量的盐,可能立即导致呕吐。

犀角筯①搅饮食,沫出,及浇地坟②起者,食之杀人。(八十)

注释 ①筯(zhù柱):即箸,筷子。
②地坟:《国语》:"寘鸩于酒,置堇于肉,公祭之地,地坟,与犬,犬毙。"韦昭注云"坟,起也",又范宁注谷梁云"地贲,贲,沸起也"。陆渊雷按"地坟"云:"是毒质与土化合生气之故"。

阐述 若用犀角筷子捣绞饮食,便会产生白色泡沫,是筯欲化毒之象。或者将饮食倒在地上,似煮沸般地喷起很高,表明这饮食里有毒质,食之会伤害人体。此系古代鉴别饮食中毒的一种方法,可供参考。

饮食中毒烦满①,治之方:(八十一)
苦参三两　苦酒一升半

上二味,煮三沸,三上三下,服之,吐食出即差,或以水煮亦得。

注释 ①满:即懑,与闷字同义。

阐述 饮食中毒,热则烦,毒则胀闷而满。酸苦涌泄为阴,故用苦参之苦,苦酒之酸以治之。醋可"杀鱼肉菜及诸虫毒气",本是"措置食毒"之佳品,故苦参、苦酒合用以涌泄烦满、解热消胀,饮食中毒可除。

又　方

犀角汤亦佳。

阐述 犀角聚犀之一切精灵,为足阳明清胃解毒之要药。胃为水谷之海,饮食药物必先入胃,故犀角能解胃中及一切诸毒。

贪食、食多不消,心腹坚满痛治之方:(八十二)
盐一升　水三升
上二味,煮令盐消,分三服,当吐出食,便差。

阐述 食盐咸寒微辛,李时珍谓"吐药用之者,咸引水聚也,能收豆腐与此同义"。即用食盐涌泄之功,使宿食吐出,故食多不消而心腹坚满痛者,一吐便差。

矾石生入腹,破人心肝,亦禁水。(八十三)

果实菜谷禁忌并治第二十五

阐述 生明矾酸涩而寒，若误食入腹，因其刺激性很强，使心肝脏气受到大大损伤，同时还不能多饮水，否则，矾溶化后，更伤耗人体津液，于健康不利。临床上，明矾入丸散内服不宜不超过3克，过量则可引起口腔、喉头烧伤、呕吐、腹泻。

商陆，以水服，杀人。（八十四）

阐述 商陆苦寒，沉降下行，专于行水，同大戟、甘遂功，故脾虚水肿者忌用，煎水过服，可使体温升高、心动较速、呼吸急迫、恶心呕吐、腹痛腹泻、眩晕、血压下降、昏迷，甚至心肌麻痹而亡。

葶苈子，傅头疮，药成入脑，杀人。（八十五）

阐述 葶苈子固然可以外用敷疮，但是性能下走。如果头部生疮敷葶苈子，则苦寒之药性引疮毒攻脑，妨害生命，宜慎用。

水银入人耳及六畜等，皆死。以金银着耳边，水银则吐。（八十六）

阐述 水银进入耳中，或者六畜吃了，因其中毒（流涎、恶心呕吐、咽喉疼痛、腹痛腹泻、血尿、呼吸困难、发绀等），都可致死亡，但如果把金银首饰及时放在耳边，犹磁石之引针，则可以把水银吸引出来。

苦练无子者杀人。（八十七）

阐述 苦练，即苦楝，其实名"金铃子"。苦楝若不结子实的，毒性大。入药当用雌者（结实的苦楝树白色根皮），毒性较小。中苦楝皮毒，反应为头晕头痛、恶心、腹痛、思睡，甚至麻痹呼吸中枢而死亡。苦楝子的中毒症状为恶心呕吐、腹泻、心悸、呼吸困难、阵发性抽搐，甚者死亡。

凡诸毒，多是假毒以投，无知时宜煮甘草荠苨汁饮之，通除诸毒药。（八十八）

阐述 一般情况下，可饮食的食物，是不会中毒的，若中毒，则是人为。即乘食者不慎，把毒投入食物中所致。若发现中毒，但又不知所受何毒时，则合煮甘草和荠苨水以饮之。这是因为二物为通解诸毒的妙药，可消解一切禽兽鱼虫、果实菜谷的毒性反应。徐彬以本方为培本解毒之药，概取甘凉为解，可从。